痛みの理学療法シリーズ

非特異的腰痛のリハビリテーション

赤坂清和
竹林庸雄／監修

三木貴弘／編集

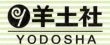

謹告

　本書に記載されている診断法・治療法に関しては，発行時点における最新の情報に基づき，正確を期するよう，著者ならびに出版社はそれぞれ最善の努力を払っております．しかし，医学，医療の進歩により，記載された内容が正確かつ完全ではなくなる場合もございます．

　したがって，実際の診断法・治療法で，熟知していない，あるいは汎用されていない新薬をはじめとする医薬品の使用，検査の実施および判読にあたっては，まず医薬品添付文書や機器および試薬の説明書で確認され，また診療技術に関しては十分考慮されたうえで，常に細心の注意を払われるようお願いいたします．

　本書記載の診断法・治療法・医薬品・検査法・疾患への適応などが，その後の医学研究ならびに医療の進歩により本書発行後に変更された場合，その診断法・治療法・医薬品・検査法・疾患への適応などによる不測の事故に対して，著者ならびに出版社はその責を負いかねますのでご了承ください．

編集の序

　本書は，腰痛のなかでも「非特異的腰痛」に的を絞ったものです．理学療法士の強みは何かと聞かれたら，「臨床推論（クリニカルリーズニング）」だと考えます．そのような意味で，画像所見では特定できず，原因が複雑に絡み合っている非特異的腰痛は，理学療法士が主役となるものだと感じています．その臨床推論の手助けとなるのが，本書のコンセプトとなっている「Classification（分類）」です．非特異的腰痛という大きなものを細かく分類し，それによって介入方法を定めるという考えです．その分類の基準となるのは，本シリーズのコンセプトとなっている『痛み』です．痛みの考え方はここ十数年で医学生物モデルから生物心理社会モデルへの変換という，大きなパラダイムシフトが生じています．痛みの発生原因はさまざまであり，どの組織が損傷されているかに収まらず，対象者の考え方・心理面・認知面などが影響するため，生物心理社会モデルに基づいた考え方が必要です．本書はそれらのことを念頭に置き，なおかつ最新のエビデンスを多くとり入れ，どのような臨床推論を経て意思決定，そして介入を行うかを意識して構成されています．初学者にも理解をしやすいように写真を多くとり入れ，一部には動画を盛り込みました．また，ケーススタディも加え，臨床場面をイメージしやすいように工夫しました．

　私自身，オーストラリアに留学した際にこの考え方に出会いました．多くのエビデンスや考え方にふれ，それらを日本に紹介したいと強く思っておりました．それから数年後，本書を編集する機会をいただき，本日に至ります．本書のコンセプトにご理解いただき，執筆を承諾してくださった先生方，ご多忙のなか監修を引き受けていただいた赤坂清和先生・竹林庸雄先生，本書の刊行までにさまざまな御助言など多大なるご尽力をいただいた羊土社の鈴木美奈子氏と小林和葉氏に心より感謝を申し上げます．そして私を支えてくださった家族や友人，職場の仲間にも．誰1人欠けてもこの書籍は完成しませんでした．

　最後に，読者に読んでいただきこの書籍は完成します．1人でも多くの方々に手にとっていただき，読者皆さんの手でこの書籍を発展させていただけることを願っております．

2018年10月

札幌円山整形外科病院リハビリテーション科
三木貴弘

監修の序1

　本書では，編集の三木貴弘先生を中心に理学療法の大きな対象領域の1つである非特異的腰痛についてのリハビリテーションがまとめ上げられている．日常の理学療法で診療することの多い非特異的腰痛について，一部の方に対しては，関節モビリゼーションや運動療法，物理療法によく反応し改善がみられるのに対して，一部の方に対しては，十分なアウトカムを導き出すことに困難さを感じている医師や理学療法士は多いのではないかと推察する．

　非特異的腰痛には非常に多くの病態と要因が関連していると考えられているが，われわれ医療従事者が適切に治療できていないこともその原因であると考えられている．徒手理学療法士の中にも徒手理学療法の限界を感じ，疼痛や心理などの関連する学際領域の専門家とともに非特異的腰痛に対する新しい治療のフレームを構築し，世界を牽引しているのが，豪州パースにあるCurtin大学のProf Peter O'Sullivan先生のグループであり，三木先生の留学先でもある．

　本書は，非特異的腰痛をより適切に理解し，改善に対するこれまでのリハビリテーションの考え方を豊かにするとともに，多くの臨床家に受け入れられ，この分野におけるさらなる発展に寄与することについて祈念申し上げる．

2018年10月

埼玉医科大学保健医療学部理学療法学科
埼玉医科大学大学院理学療法学
赤坂清和

監修の序2

　腰痛の大部分は重篤な基礎疾患がなく，明らかな疼痛の原因が特定できず，また下肢神経症状を伴わない，非特異的腰痛とよばれるものである．ほとんどの非特異的腰痛は発症から1カ月以内に自然軽快するが，遷延もしくは再発をくり返し，慢性腰痛に移行する例も少なくない．非特異的腰痛の原因・病態を科学的根拠にもとづいて明確に説明することは困難であるため，治療方法は手術治療よりも保存治療が主体となる．その保存治療には，薬物療法，理学療法，運動療法，患者教育など多数の選択枝があるが，それらはこれまで経験的に，あるいは観念的な考えに基づき教育され，踏襲されてきた．

　「腰痛は温めるのと冷やすの，どちらが効くのか？」．日常診療においてよく聞かれる質問であるが，われわれは適切な回答をもち合わせていない．本書では，科学的根拠に基づき，客観的な視点で腰痛のリハビリテーションを再考している．リハビリテーションを継続するには，医療者と患者との相互コミュニケーションが大切であり，そのためには臨床所見に由来する生物医学的要因のみでなく，社会心理的要因にも考慮する必要性を説いている．さらに，腰痛の評価と分類を行うことで，より実践的かつ効率的なリハビリテーションの介入方法を論じている．本書は，リハビリテーションの関係者だけでなく，腰痛にかかわるすべての医療者に読んでいただく価値のある有益な内容である．

2018年10月

札幌円山整形外科病院 院長
竹林庸雄

痛みの理学療法シリーズ
非特異的腰痛のリハビリテーション

目次

- 編集の序 ……………………………………………………… 三木貴弘　3
- 監修の序1 …………………………………………………… 赤坂清和　4
- 監修の序2 …………………………………………………… 竹林庸雄　5

第1章　腰痛の基礎知識
1. 腰痛の疫学 …………………………………………………… 福谷直人　12
2. 腰椎と骨盤帯の解剖学 ……………………………………… 松村将司　18
3. 腰椎と骨盤帯の運動学 ……………………………………… 越野裕太　27
4. 腰痛が生じるメカニズム …………………………………… 西上智彦　31

第2章　腰痛を適応で分ける
1. 腰痛のRed flags 〜理学療法の適応外〜 ……………… 三上兼太朗，三木貴弘　36
2. 特異的腰痛 ………………………………………………… 小熊大士，盛　智子　42
3. 非特異的腰痛 〜生物心理社会モデルにもとづいて〜 ……………… 三浦拓也　49
4. 急性腰痛 〜考え方とマネージメント〜 ……………… 中村幸之進，三木貴弘　54

第3章　非特異的腰痛の評価
1. 主観的評価 〜たかが問診，されど問診〜 …………………… 江戸英明　62
2. 客観的評価 ………………………………………………… 渡邊勇太，永井勇士郎　79

第4章　非特異的腰痛のClassification

- ❶ Classificationとは何か？ ……………………………………………… 三木貴弘　101
- ▶movie ❷ 骨盤帯痛と腰痛を分類する
  〜非特異的骨盤帯痛の評価と分類〜 ………………………… 斎藤寛樹　106
- ❸ 中枢性感作由来の疼痛を分類する ………………………… 田中克宜，西上智彦　121
- ❹ Motor control障害とMovement障害を分類する
  ………………………………………………………………………… 日髙惠喜，三木貴弘　127
- ❺ 心理社会的要因が腰痛に与える影響と評価方法 ……… 齋藤　雄，三木貴弘　137

第5章　腰痛のClassificationにもとづいた介入

- ❶ 非特異的腰痛に対する介入の基本的な考え方 ……………………… 三木貴弘　150
- ▶movie ❷ 骨盤帯痛に対する介入 …………………………………………… 斎藤寛樹　156
- ▶movie ❸ Motor control障害に対する介入 …………………………… 三木貴弘　169
- ▶movie ❹ Movement障害に対する介入 ………………………………… 谷口英一　187
- ❺ 中枢性感作由来の腰痛に対する介入 ……………………… 田中克宜，西上智彦　205
- ❻ 心理社会的要因の影響が強い場合の介入 ………………… 齋藤　雄，三木貴弘　213

第6章　ケーススタディ

- Case ❶ 長時間の立位で腰痛が生じる症例 …………………………… 三木貴弘　222
- Case ❷ 腰部の動きが硬く，動かすことへの恐怖感が強い症例 … 三木貴弘　226
- Case ❸ 妊娠・出産後に腰背部に疼痛が出現した症例 ……………… 三木貴弘　230
- Case ❹ 痛みへの執着が強く，不安感が強い症例 …………………… 三木貴弘　234

● 索引 …………………………………………………………………………………… 238

執筆者一覧

◆ 監修

赤坂　清和	埼玉医科大学保健医療学部理学療法学科, 埼玉医科大学大学院理学療法学
竹林　庸雄	札幌円山整形外科病院 院長

◆ 編集・執筆

三木　貴弘	札幌円山整形外科病院リハビリテーション科

◆ 執筆 (掲載順)

福谷　直人	株式会社バックテック
松村　将司	杏林大学保健学部理学療法学科
越野　裕太	NTT東日本札幌病院リハビリセンター
西上　智彦	甲南女子大学看護リハビリテーション学部理学療法学科
三上兼太朗	整形外科北新病院リハビリテーション科
小熊　大士	札幌円山整形外科病院 副院長
盛　　智子	札幌円山整形外科病院リハビリテーション科
三浦　拓也	福島県立医科大学会津医療センターリハビリテーション科
中村幸之進	西東京かとう整形外科リハビリテーション科
江戸　英明	LIFEREADY PHYSIO + PILATES
渡邊　勇太	札幌円山整形外科病院リハビリテーション科
永井勇士郎	札幌円山整形外科病院リハビリテーション科
田中　克宜	田辺整形外科上本町クリニック
斎藤　寛樹	Curtin University The master of clinical physiotherapy (2015年卒業)
日髙　惠喜	札幌円山整形外科病院リハビリテーション科
齋藤　　雄	台東区立台東病院リハビリテーション室
谷口　英一	背骨・骨盤コンディショニング こしラボ

動画視聴ページのご案内

本書内で ▶movie マークのある稿では，
本文や図に対応した動画を視聴することができます．

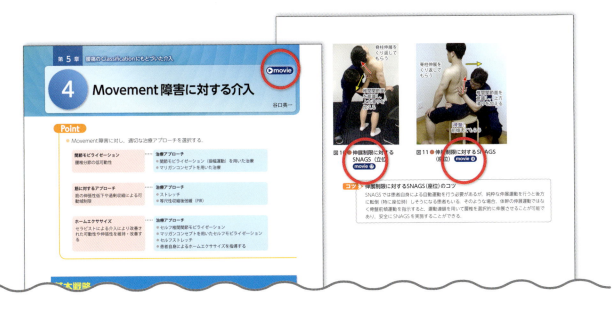

下記の方法でアクセスいただけます

利用手順

1 羊土社ホームページにアクセス（下記URL入力または「羊土社」で検索）

https://www.yodosha.co.jp/

2 [書籍・雑誌購入特典 利用・登録] ページに移動
羊土社ホームページのトップページに入り口がございます

3 書籍・雑誌購入特典等の利用・登録 欄に下記コードをご入力ください

コード： **eux** - **yuoj** - **dfip** ※すべて半角アルファベット小文字

4 本書特典ページへのリンクが表示されます

※ 羊土社会員の登録が必要です．2回目以降のご利用の際はコード入力は不要です
※ 羊土社会員の詳細につきましては，羊土社HPをご覧ください

脊椎の構造と名称

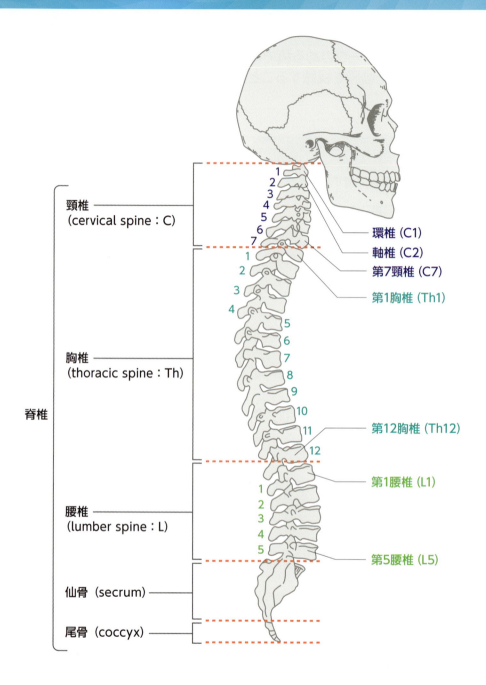

痛みの理学療法シリーズ
非特異的腰痛のリハビリテーション

第1章　腰痛の基礎知識　　12

第2章　腰痛を適応で分ける　　36

第3章　非特異的腰痛の評価　　62

第4章　非特異的腰痛のClassification　　101

第5章　腰痛のClassificationにもとづいた介入　　150

第6章　ケーススタディ　　222

第1章 腰痛の基礎知識

1 腰痛の疫学

福谷直人

Point

- 健康でない状態で生活する年数は全疾患のなかで腰痛がトップであり，その疾病損失は1990年に比べ，約60％悪化している．

腰痛の定義	部位：疫学上では，「肋骨下縁から下殿溝（下殿溝のひだ）」 有症期間：発症から3カ月以上を慢性と定義 原因：医師の診察や画像所見により病態が明確化できる特異的腰痛と，それ以外の非特異的腰痛に分類される
有病率	点／月／年／生涯有病率はそれぞれ，18.3％／30.8％／38.0％／38.9％である
危険因子	危険因子として，肥満・喫煙・栄養・睡眠・運動習慣・職業関連因子・心理社会的要因がある
自然経過	非特異的腰痛は，発症後3カ月で33％の患者が改善するが，1年後にいまだ痛みを感じている者は65％にも及ぶ

1 はじめに

　"腰痛"は世界規模で活発に疫学研究が行われている分野の1つである．global burden of disease studyでは，各疾病・傷害の原因や影響などについて調査をしており，健康でない状態で生活する年数（years lived with disability：YLDs）を指標としている．この調査結果から，腰痛は1990年から最新の2013年まで常にトップを占めており，かつ，その疾病損失の程度は1990年に比べ，2013年では約60％悪化している[1]．

　日本では，厚生労働省が「国民生活基礎調査の概況」において，病気やけがなどで自覚症状のある者の人口千人当たりの割合（有訴者率）を公表しているが，腰痛は男性の第1位，女性の第2位であり，この順位はほぼ不動である[2]．これらのデータは，これまでの腰痛治療やリハビリテーションおよび予防対策が，さほど効果を上げていないとも解釈できるデータといえる．その理由の1つとして考えられるのが，**非特異的腰痛**の存在である．Deyoらは，医師の診察や画像所見により病態が明確化できる特異的腰痛は，プライマリケアにおいて約15％しか認められず，その他の約85％は，原因が明らかにできない非特異的腰痛と報告し，その重要性を説いている[3,4]．本稿では，非特異的腰痛を中心とした腰痛の疫学について紹介，解説していく．

> **Evidence** 日本人研究グループによる非特異的腰痛解明に向けた取り組み
>
> 山口大学が，非特異的腰痛とされる320名の腰痛患者（平均年齢55.7歳，男女各160名，平均罹患期間433日，平均欠勤日数2.7日）に関して，診察と診断的ブロックを行うことで，対象者の78％は局所的な要因（椎間関節性27％，筋筋膜性22％，椎間板性16％，仙腸関節性7％）があることを報告した[5]．しかしながら，本結果は，諸外国では腰痛を発症すると，まず総合診療医（general practitioner）が診察をするが，日本では初診から整形外科医が診察を行うといった，医療制度の違いを考慮する必要がある．また，この研究でも問診と画像所見，理学所見のみでは腰痛患者の約80％が原因のわからない非特異的腰痛になると報告しており，たとえ疼痛の発生部位を突き止めたとしても，そのことが直接的な治療戦略につながらない場合も多くある．そのため，これまで非特異的腰痛とされていたものが明確に診断できるようになったという解釈には注意が必要である．

2 腰痛の定義

腰痛について簡単に定義することは難しく，あいまいな部分も一部含まれるが，一般的に，「部位」「有症期間」「原因」などにより定義される．

1) 部位

疫学研究においては，「肋骨下縁から下殿溝（下殿溝のひだ）」までの範囲を「腰」の場所と定義し，下肢痛を伴った場合も含むとしたうえで，これを図示して調査を行うことが推奨されている[6]．一方で，腰痛診療ガイドライン2012では，Hagenらの報告を採用し，「触知可能な最下端の肋骨と殿溝の間の領域」という定義を用いている[7]．この部位の定義により有病率が異なるため，腰痛にかかわる議論をする場合，部位の定義は共通認識をもつべきである[8]．

2) 有症期間

発症からの期間が，4週間未満を**急性**，4週間以上3カ月未満を**亜急性**，3カ月以上を**慢性**とすることが一般的であるが，急性と亜急性を発症からどの期間で分けるかについての一定の見解は得られていない[9]．慢性腰痛に関しては，3カ月以上というコンセンサスはほぼ得られている．

3) 原因

脊椎・神経・内臓・血管・心因性の5つに分類される（表1）[10]．このなかでも，特異的腰痛と非特異的腰痛に分類できる．特異的腰痛は①重篤な器質的疾患の可能性がある場合（骨折・感染・腫瘍など），②神経症状を伴う場合（症候性の椎間板ヘルニアや脊柱管狭窄症など）であり，非特異的腰痛は，**明確な器質的異常や神経学的所見の異常がない腰痛**をいう．詳細は**第2章-3**にて解説する．

表1 ● 腰痛の原因別分類

原因	疾患
脊椎由来	・腰椎椎間板ヘルニア ・腰部脊柱管狭窄症 ・分離性脊椎すべり症 ・変性脊椎すべり症 ・代謝性疾患（骨粗鬆症，骨軟化症など） ・脊椎腫瘍（原発性または転移性腫瘍など） ・脊椎感染症（化膿性脊椎炎，脊椎カリエスなど） ・脊椎外傷（椎体骨折） ・筋筋膜性腰痛 ・腰椎椎間板症 ・脊椎靱帯骨化症 ・脊柱変形など
神経由来	・脊髄腫瘍 ・馬尾腫瘍など
内臓由来	・腎尿路系疾患（腎結石，尿路結石，腎盂腎炎など） ・婦人科系疾患（子宮内膜症など） ・妊娠 ・その他（腹腔内病変，後腹膜病変など）
血管由来	・腹部大動脈瘤 ・解離性大動脈瘤など
心因性	・うつ病 ・ヒステリーなど

「日本整形外科学会診療ガイドライン委員会，腰痛診療ガイドライン策定委員会：腰痛診療ガイドライン 2012, P13, 2012, 南江堂」より許諾を得て転載.

3 有病率

世界的な疫学研究（54カ国165研究）によると，点/月/年/生涯有病率はそれぞれ，18.3%/30.8%/38.0%/38.9%である[8]．点および月有病率では，男性に比べ女性の方が高いが，年および生涯有病率においては，性差は認められていない．先進国の方が有病率は高いが，都心と地方では差がない[8]．

一方で，日本における生涯有病率は83%であり，腰痛により社会生活を休んだことがある者は4人に1人に上る[11]．さらに50歳以上の日本人を対象にした慢性腰痛の横断調査では，特異的慢性腰痛は9.3%，非特異的慢性腰痛は15.4%であることが報告されている[12]．

4 腰痛の危険因子

腰痛は再発をくり返しやすいため，腰痛の既往歴が1番の予測因子であるが，その他の**危険因子**について説明する[13〜15]．

1) 生活習慣にかかわる危険因子

1 肥満（BMI）

近年発表された10編のコホート研究をまとめたメタアナリシスでは，過体重や肥満が腰痛発症の危険因子であり，これには性差はないとしている[16]．さらに，30〜69歳を対象とした11年間の前向きコホート研究では，ベースライン時のBMI高値は慢性腰痛の予測因子であり，女性においては，BMI高値と腰痛の再発に関連性が認められている[17]．

2 喫煙

13編のコホート研究を含むメタアナリシスでは，非喫煙者と比較して，過去および現在の喫煙者は腰痛の発生率が高く，かつ，現在の喫煙と腰痛発症の関連性は成人期よりも青年期において強いことが報告されている[18]．さらに，青年期の喫煙量と腰痛発症の間に量依存性があることも報告されている[19]．

3 栄養

縦断的研究を含まないメタアナリシスによると，ビタミンD欠乏が腰痛発症に関連し，特に60歳未満（特に女性）にその傾向が強いことが示されている[20]．しかし，ビタミンDと痛みの強さには量的関係性は認められないとしている[21]．一方で，慢性腰痛のリスク要因に着目した前向き研究では，両者の関連性は認められなかったと報告している[22]．

4 睡眠

前向きコホート研究において，睡眠障害は腰痛や痛みの強さと関連し，腰痛発症のリスクを50〜60％上げることが報告されている[23,24]．

5 運動習慣・運動機能

過去数ヵ月の間，腰痛の経験がない双子高齢者（70〜100歳）を対象としたコホート研究では，熱心な運動習慣をもつ高齢者は腰痛の発症率が低いことを報告している[25]．スポーツへの参加や余暇時間の身体活動量は，慢性腰痛の発症リスクを11〜16％低下させる[26]．なお，体幹筋力や脊柱の可動性，余暇時間のスポーツや運動における脊椎への機械的負荷と腰痛発症の間には一貫した見解は得られていない[27,28]．

2) 仕事にかかわる危険因子

腰痛の有病率は職業により異なり，腰痛の月有病率は看護師で30％，オフィスワーカーで22％，営業職で19％，運送業で31％であった[29]．仕事における腰への累積負荷は，腰痛発症の危険因子であり，座り仕事と比較して，高い身体活動が求められる仕事は，慢性腰痛発症のリスクを増加させることがわかっている[30,31]．支障度が高い腰痛の危険因子として，人間工学的要因の他に，心理社会的要因も着目されている[5,29,32〜34]．

3) 心理社会的要因

急性および亜急性腰痛の経過に対するうつ病の影響を調査したシステマティックレビューでは，ベースライン時のうつ病の症状は，フォローアップ時の腰痛のアウトカム悪化と関連していたことを報告している[35]．非特異的腰痛の予後不良因子に関するシステマティックレビュー

では，恐怖回避思考が亜急性腰痛の予後不良因子であることが示唆されている[36]．非特異的腰痛と心理社会的要因の関係については，**第2章-3**にて詳細を解説する．

5 自然経過

　急性腰痛は，発症後1カ月で腰痛の程度は，発生時の痛みの程度の58％まで急速に改善し，発症後3カ月までは緩徐に改善していく[37]．さらに，非特異的腰痛に関するシステマティックレビューでは，発症後3カ月に腰痛患者の33％が改善したが，1年後にいまだ痛みを感じている者は65％にも及ぶことが明らかになっている[38]．

文献

1) Global Burden of Disease Study 2013 Collaborators：Global, regional, and national incidence, prevalence, and years lived with disability for 301 acute and chronic diseases and injuries in 188 countries, 1990-2013: a systematic analysis for the Global Burden of Disease Study 2013. Lancet, 386：743-800, 2015
2) 厚生労働省：平成28年 国民生活基礎調査の概況．(http://www.mhlw.go.jp/toukei/saikin/hw/k-tyosa/k-tyosa16/dl/16.pdf)
3) Deyo RA, et al：What can the history and physical examination tell us about low back pain? JAMA, 268：760-765, 1992
4) Deyo RA & Weinstein JN：Low back pain. N Engl J Med, 344：363-370, 2001
5) Suzuki H, et al：Diagnosis and Characters of Non-Specific Low Back Pain in Japan: The Yamaguchi Low Back Pain Study. PLoS One, 11：e0160454, 2016
6) Dionne CE, et al：A consensus approach toward the standardization of back pain definitions for use in prevalence studies. Spine (Phila Pa 1976), 33：95-103, 2008
7) Hagen KB, et al：The updated cochrane review of bed rest for low back pain and sciatica. Spine (Phila Pa 1976), 30：542-546, 2005
8) Hoy D, et al：A systematic review of the global prevalence of low back pain. Arthritis Rheum, 64：2028-2037, 2012
9) Koes BW, et al：An updated overview of clinical guidelines for the management of non-specific low back pain in primary care. Eur Spine J, 19：2075-2094, 2010
10) 「腰痛診療ガイドライン2012」(日本整形外科学会・日本腰痛学会/監，日本整形外科学会診療ガイドライン委員会・腰痛診療ガイドライン策定委員会/編)，南江堂，2012
11) Fujii T & Matsudaira K：Prevalence of low back pain and factors associated with chronic disabling back pain in Japan. Eur Spine J, 22：432-438, 2013
12) Iizuka Y, et al：Prevalence of Chronic Nonspecific Low Back Pain and Its Associated Factors among Middle-Aged and Elderly People: An Analysis Based on Data from a Musculoskeletal Examination in Japan. Asian Spine J, 11：989-997, 2017
13) Henschke N, et al：Characteristics of patients with acute low back pain presenting to primary care in Australia. Clin J Pain, 25：5-11, 2009
14) Hestbaek L, et al：The course of low back pain in a general population. Results from a 5-year prospective study. J Manipulative Physiol Ther, 26：213-219, 2003
15) Matsudaira K, et al：Potential risk factors for new onset of back pain disability in Japanese workers: findings from the Japan epidemiological research of occupation-related back pain study. Spine (Phila Pa 1976), 37：1324-1333, 2012
16) Zhang TT, et al：Obesity as a Risk Factor for Low Back Pain: A Meta-Analysis. Clin Spine Surg, 31：22-27, 2018
17) Heuch I, et al：Body mass index as a risk factor for developing chronic low back pain: a follow-up in the Nord-Trøndelag Health Study. Spine (Phila Pa 1976), 38：133-139, 2013
18) Shiri R, et al：The association between smoking and low back pain: a meta-analysis. Am J Med, 123：87.e7-87.35, 2010
19) Feldman DE, et al：Smoking. A risk factor for development of low back pain in adolescents. Spine (Phila Pa 1976), 24：2492-2496, 1999
20) Zadro J, et al：Mapping the Association between Vitamin D and Low Back Pain: A Systematic Review and Meta-Analysis of Observational Studies. Pain Physician, 20：611-640, 2017

21) Zadro J, et al：Mapping the Association between Vitamin D and Low Back Pain: A Systematic Review and Meta-Analysis of Observational Studies. Pain Physician, 20：611-640, 2017
22) Heuch I, et al：Is there an association between vitamin D status and risk of chronic low back pain? A nested case-control analysis in the Nord-Trøndelag Health Study. BMJ Open, 7：e018521, 2017
23) Pakpour AH, et al：Persistent and Developing Sleep Problems: A Prospective Cohort Study on the Relationship to Poor Outcome in Patients Attending a Pain Clinic with Chronic Low Back Pain. Pain Pract, 18：79-86, 2018
24) Mork PJ, et al：Sleep problems, exercise and obesity and risk of chronic musculoskeletal pain: the Norwegian HUNT study. Eur J Public Health, 24：924-929, 2014
25) Hartvigsen J & Christensen K：Active lifestyle protects against incident low back pain in seniors: a population-based 2-year prospective study of 1387 Danish twins aged 70-100 years. Spine (Phila Pa 1976), 32：76-81, 2007
26) Shiri R & Falah-Hassani K：Does leisure time physical activity protect against low back pain? Systematic review and meta-analysis of 36 prospective cohort studies. Br J Sports Med, 51：1410-1418, 2017
27) Hamberg-van Reenen HH, et al：A systematic review of the relation between physical capacity and future low back and neck/shoulder pain. Pain, 130：93-107, 2007
28) Bakker EW, et al：Spinal mechanical load as a risk factor for low back pain: a systematic review of prospective cohort studies. Spine (Phila Pa 1976), 34：E281-E293, 2009
29) Matsudaira K, et al：Prevalence and correlates of regional pain and associated disability in Japanese workers. Occup Environ Med, 68：191-196, 2011
30) Coenen P, et al：Cumulative low back load at work as a risk factor of low back pain: a prospective cohort study. J Occup Rehabil, 23：11-18, 2013
31) Heuch I, et al：Physical activity level at work and risk of chronic low back pain: A follow-up in the Nord-Trøndelag Health Study. PLoS One, 12：e0175086, 2017
32) Matsudaira K, et al：Assessment of psychosocial risk factors for the development of non-specific chronic disabling low back pain in Japanese workers-findings from the Japan Epidemiological Research of Occupation-related Back Pain (JOB) study. Ind Health, 53：368-377, 2015
33) Matsudaira K, et al：Potential risk factors of persistent low back pain developing from mild low back pain in urban Japanese workers. PLoS One, 9：e93924, 2014
34) Kawaguchi M, et al：Assessment of potential risk factors for new onset disabling low back pain in Japanese workers: findings from the CUPID (cultural and psychosocial influences on disability) study. BMC Musculoskelet Disord, 18：334, 2017
35) Pinheiro MB, et al：Symptoms of depression as a prognostic factor for low back pain: a systematic review. Spine J, 16：105-116, 2016
36) Wertli MM, et al：The role of fear avoidance beliefs as a prognostic factor for outcome in patients with nonspecific low back pain: a systematic review. Spine J, 14：816-36.e4, 2014
37) Pengel LH, et al：Acute low back pain: systematic review of its prognosis. BMJ, 327：323, 2003
38) Itz CJ, et al：Clinical course of non-specific low back pain: a systematic review of prospective cohort studies set in primary care. Eur J Pain, 17：5-15, 2013

第 1 章 腰痛の基礎知識

2 腰椎と骨盤帯の解剖学

松村将司

> **Point**
> - 腰椎の構造，構成している関節，補強している靱帯を理解する．
> - 骨盤帯の構造，構成している関節，補強している靱帯を理解する．
> - 代表的な体幹筋，胸腰筋膜の起始・停止・作用について理解する．

1 腰椎の解剖学

1) 腰椎（図1）

　腰椎は他の椎骨に比べて厚く大きく，下位の骨ほど大きい．腰椎における**横突起**は発生学的には肋骨に由来することから正確には**肋骨突起**とよばれる．本来の横突起は**副突起**とよばれ，横突起の基部から後方に出た小さな突起である．**乳頭突起**は上関節突起の後外側縁が突き出したもので，固有背筋の付着部となっている．

2) 腰椎の関節（図2a）

　腰椎は，**椎間関節**と椎間円板を含む**椎体間の関節**を有している．
　椎間関節は，上位椎骨の下関節突起と下位椎骨の上関節突起によって形成される平面関節であり，滑膜関節である．椎間関節の関節面の角度は脊柱の部位によって異なり，脊柱が運動できる方向を決めている（図2b）．

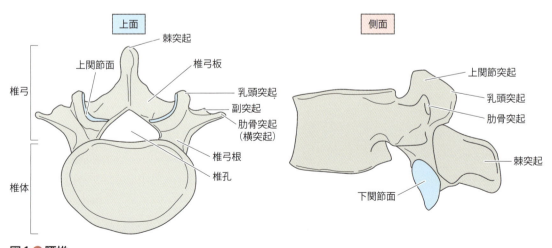

図1 ● 腰椎

椎間円板を含む**椎体間の関節**は線維軟骨結合による機能的関節であり，正式な関節名称は存在しない．椎間円板は周縁部の線維輪とそれに囲まれた中心部の髄核からできている．髄核はゼラチン状の物質からできており，80％は水分である．

3) 腰椎の靱帯（図3）

脊柱の靱帯は，**黄色靱帯・前縦靱帯・後縦靱帯・棘上靱帯・棘間靱帯・横突間靱帯**で構成されている．

黄色靱帯は，上下の椎骨の椎弓板の間を連結し，脊柱管の後壁をつくっている．脊柱の屈曲を制限し，椎間板を過度な圧迫から保護している．弾性線維を多く含むことから黄色に見えるため，黄色靱帯とよばれる．

前縦靱帯は椎体の前面を幅広く覆い，後頭骨底から仙骨前面まで連続し，椎体と椎間円板に付着している．**後縦靱帯**は椎孔の前面を縦走する狭い靱帯で，大後頭孔前縁から仙骨管前壁まで連続し，椎体と椎間円板に付着する．**前縦靱帯**は，腰椎の過度な前彎を制限している．**黄色靱帯**と**後縦靱帯**は，脊柱管を前後から挟むように位置するため，脊髄の保護にもかかわっている．

棘上靱帯は棘突起の後端を上下につないで縦走し，過度な屈曲を制限している．**棘間靱帯**は上下の棘突起間に位置し，前方は黄色靱帯まで連続し，後方は棘上靱帯と融合する．**横突間靱帯**は上下の横突起（肋骨突起）間を連結し，椎骨の側方への動揺を抑制している．

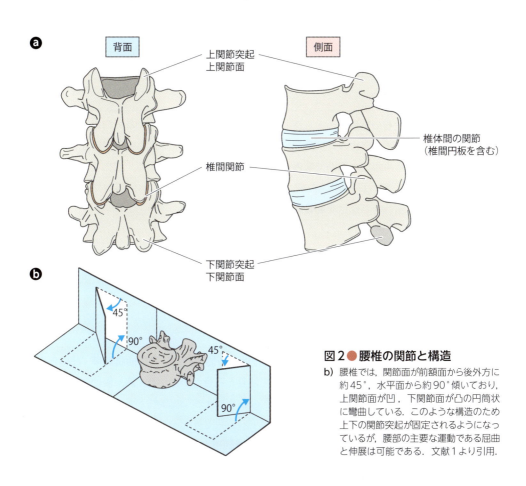

図2 ● 腰椎の関節と構造

b) 腰椎では，関節面が前額面から後外方に約45°，水平面から約90°傾いており，上関節面が凹，下関節面が凸の円筒状に彎曲している．このような構造のため上下の関節突起が固定されるようになっているが，腰部の主要な運動である屈曲と伸展は可能である．文献1より引用．

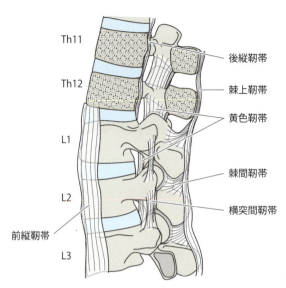

図3 ● 腰椎の靭帯

2 骨盤の解剖学

1) 骨盤（図4）

　骨盤は左右の**寛骨**と**仙骨・尾骨**から構成される．寛骨は小児期までは腸骨・恥骨・坐骨の3つに分かれており，寛骨臼部で軟骨によって連結している．およそ16〜18歳頃に癒合して単一の骨となる．

2) 仙腸関節（図4a）

　仙骨と左右の**寛骨**でつくられる関節であり，脊柱にかかる全身の荷重を下肢に伝える．仙骨外側面にあるL字状の耳状面と，腸骨外側面の耳状面との間にある滑膜性の関節であるが，関節面にある不規則な凹凸で噛み合う．可動性がきわめて乏しく，約2°といわれている[2]．加齢とともにしばしば線維化し，完全に骨化することもある．なお，前方で左右の寛骨が線維軟骨を介して結合する部位を**恥骨結合**とよぶ．

3) 腰仙関節

　L5と**仙骨**でつくられる関節であり，椎間関節と椎間円板を含む椎体間の関節からなる．椎間関節は，L5の下関節突起と仙椎の上関節突起によってつくられる．

4) 骨盤周囲の靭帯（図4b）

　仙腸関節には，前面に**前仙腸靭帯**，後面に**後仙腸靭帯・骨間仙腸靭帯・仙結節靭帯・仙棘靭帯**が存在する．**骨間仙腸靭帯**によって仙骨と寛骨がつながれ，**前・後仙腸靭帯**によって補強される形である．仙腸関節はこれら多数の靭帯によって可動性と引き換えに安定性が高められている．

　恥骨結合には，上縁と下縁に**上・下恥骨靭帯**があり，これらによって補強されている．

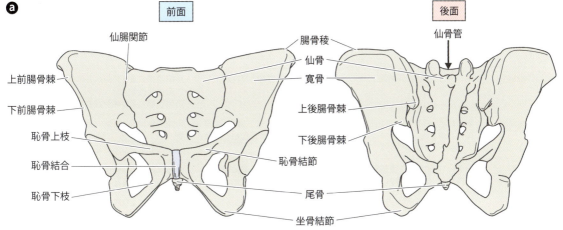

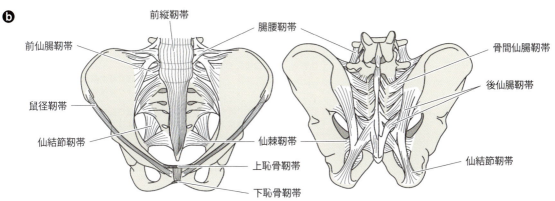

図4●骨盤の構造と靱帯

　腰仙関節には，L5横突起から腸骨と仙骨翼に伸びる強力な**腸腰靱帯**と**腰仙靱帯**があり，これらによって補強されている．なお，腸腰靱帯はL4横突起にも付着している．

3 体幹筋の解剖学（表1）

1) 腹直筋（図5a, b）

　恥骨から上方に向かい，第5〜7肋軟骨，胸骨剣状突起に付着する．白線によって左右を分けられており，左右それぞれ3〜4個の腱画で分けられている．腹直筋は前面および後面を腹直筋鞘とよばれる強靱な膜で覆われている．
　作用は腰椎屈曲，骨盤後傾であり，矢状面上での腰椎・骨盤運動において大きなトルクを発揮する．

2) 外腹斜筋（図5a）

　側腹筋の最外層をなす筋で，第5〜12肋軟骨外側面から起こり，腸骨稜の外唇および白線に停止する．なお，外腹斜筋腱膜の下方は鼠径靱帯となる．

表1 ● 各筋肉の起始・停止部と作用

筋		起始	停止	作用
1) 腹直筋		恥骨	第5～7肋軟骨，胸骨剣状突起	・腰椎屈曲 ・骨盤後傾
2) 外腹斜筋		第5～12肋軟骨外側面	腸骨稜の外唇および白線	・片側収縮により同側への体幹側屈，反対側への体幹回旋 ・両側収縮により体幹屈曲，骨盤後傾
3) 内腹斜筋		胸腰筋膜，腸骨稜の前2/3，鼠径靭帯の外側2/3	第10～12肋骨下縁，腹直筋鞘の前・後葉に加わり白線に停止	・片側収縮により同側への体幹側屈，回旋運動 ・両側収縮により体幹屈曲
4) 腹横筋		第7～12肋骨，胸腰筋膜，腸骨稜の内側唇，鼠径靭帯の外側1/3	腹直筋鞘の前・後葉に加わり白線に停止	・両側収縮により腹囲の減少・腹圧の上昇が生じ，胸腰筋膜と前方の筋膜が緊張する
5) 腰方形筋		腸骨稜，腸腰靭帯，L5肋骨突起	第12肋骨に停止する外側線維とL1-4肋骨突起	・片側収縮により同側への体幹側屈や骨盤挙上 ・両側収縮により腰椎伸展（腰椎前彎時）
6) 大腰筋		Th12-L5椎体，椎間円板，肋骨突起	大腿骨小転子	・股関節屈曲，外旋 ・片側収縮により同側への側屈 ・両側収縮により腰椎伸展（前彎）
7) 脊柱起立筋	腸肋筋	腸骨，胸腰筋膜，肋骨	肋骨角，頸椎横突起※1	・脊椎伸展 ・両側収縮により骨盤前傾 ・片側収縮により骨盤側方傾斜
	最長筋	胸・腰椎の横突起	肋骨結節の外側部，頸椎の横突起，側頭骨の乳様突起※2	・両側収縮により脊柱，頭部伸展 ・片側収縮により同側への脊柱側屈
	棘筋	下位の棘突起	上位の棘突起と頭蓋	・両側収縮により脊柱上部，頭部伸展 ・片側収縮により同側への頭部，頸部回旋
8) 多裂筋		腰椎横突起もしくは仙骨	2～4分節上位の棘突起	・片側収縮により同側への体幹側屈 ・反対側への体幹回旋，両側収縮により腰部伸展

※1 起始・停止により，頸・胸・腰腸肋筋に分けられる．
※2 停止により，頭・頸・胸最長筋に分けられる．

　作用は片側収縮により同側への体幹側屈，反対側への体幹回旋が生じ，両側収縮では体幹の屈曲および骨盤の後傾が生じる．外腹斜筋は内・外腹斜筋腱膜からなる腹直筋鞘の前葉を介して反対側の内腹斜筋と連結されており，体幹安定性を高めるためには反対側の内腹斜筋と協同的に活動する．

3) 内腹斜筋（図5a）

　側腹筋の中間層をなす筋で外腹斜筋の深層にある．胸腰筋膜・腸骨稜の前2/3・鼠径靭帯の外側2/3から起こり，第10～12肋骨下縁，腹直筋鞘の前・後葉に加わり白線に停止する．内下方に走る下部線維を除いて，外腹斜筋の筋線維とほぼ直行する．
　作用は片側収縮により同側への体幹側屈および回旋運動が生じ，両側収縮では体幹の屈曲が生じる．また，後部線維は腹横筋や胸腰筋膜に連結しているため，腹横筋と同様に腹圧や胸腰筋膜の緊張の調節にも関与している．

4) 腹横筋（図5b）

　側腹筋の最内層をなす筋で，第7～12肋骨・胸腰筋膜・腸骨稜の内側唇・鼠径靭帯の外側

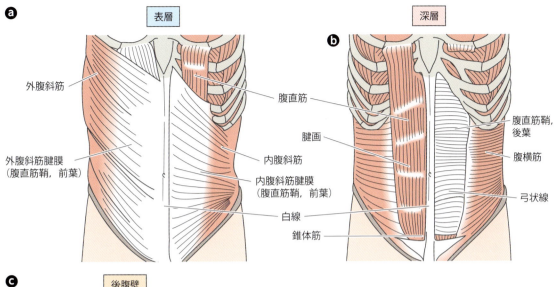

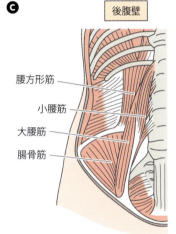

図5● 腹筋群と後腹壁の筋

1/3から起こり，腹直筋鞘の前・後葉に加わり白線に停止する．腹横筋の線維束は内腹斜筋と同様に短くて薄いため，等尺性保持能力が主体となる．内腹斜筋の下部線維は腹横筋の走行と平行になっているため，骨盤帯の安定性に関与する．

　作用は，両側性に収縮すると，腹囲の減少および腹圧の上昇が生じ，胸腰筋膜と前方の筋膜が緊張する．腰部の安定性向上のために，腹横筋を選択的に活動させることが重要であるといわれてきた．しかし，近年は外腹斜筋・内腹斜筋・腹横筋といった筋群を，腹壁を引き込まずに収縮させるアブドミナルブレーシングの方が，腹圧が上昇すると報告されており[3]，安定性向上につながるといわれている．

5) 腰方形筋（図5c，図6b）

　大腰筋の外側にある平たい板状の筋で，腸骨稜・腸腰靭帯・L5肋骨突起から起こり，第12肋骨に停止する外側線維とL1-4肋骨突起に停止する内側線維に分けられる．

　作用は片側性に収縮すると同側への体幹側屈や骨盤の挙上が生じ，両側性に収縮すると腰椎が前彎位にあれば腰椎の伸展に作用する．

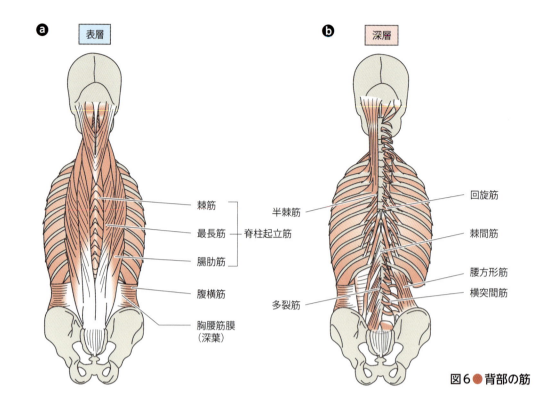

図6● 背部の筋

6) 大腰筋（図5c）

　太い紡錘形の筋で，Th12-L5の椎体・椎間円板・肋骨突起から起こり，大腿骨の小転子に停止する．また，L1椎体と肋骨突起をつなぎ，横隔膜の起始となっている．この大腰筋と腸骨筋を合わせて腸腰筋とよぶ．

　股関節の屈曲・外旋作用を有し，腰椎に対しては，片側性の収縮により同側への側屈が生じ，両側性の収縮により腰椎伸展（前彎）が生じる．

7) 脊柱起立筋（図6a）

　脊柱起立筋は胸腰椎部の主要な伸筋であり，腸肋筋・最長筋・棘筋からなる．脊柱起立筋全体の両側収縮では骨盤を前傾し，片側収縮では骨盤を側方傾斜する．

　腸肋筋は脊柱起立筋の最外側に位置し，腸骨，胸腰筋膜，肋骨から起こり，肋骨角，頸椎横突起に停止する．起始・停止により，頸・胸・腰腸肋筋に分けられる．作用は両側収縮により脊柱と頭部を伸展し，片側収縮では脊柱を同側に側屈する．

　最長筋は脊柱起立筋の中間に位置し，胸・腰椎の横突起から起こり，肋骨結節の外側部・頸椎の横突起・側頭骨の乳様突起に停止する．停止により，頭・頸・胸最長筋に分けられる．作用は両側収縮により脊柱上部と頭部を伸展し，片側収縮では頭部と頸部を同側回旋する．

　棘筋は脊柱起立筋の最内側に位置し，下位の棘突起から起こり，上位の棘突起と頭蓋に停止する．作用は両側収縮により脊椎上部と頭部を伸展し，片側収縮では頭部と頸部を同側回旋する．

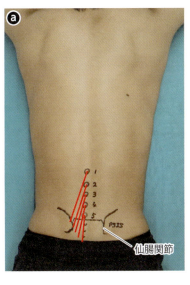
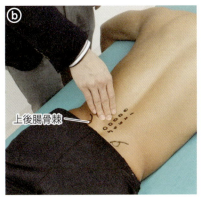

図7 ● 多裂筋の触診

8) 多裂筋（図6b）

　　背部の筋のなかで最も内側に位置し，横突棘筋に分類される．脊柱の全長にわたって存在するが，腰部で最もよく発達している．個々の多裂筋は腰椎横突起もしくは仙骨に起始をもち，2～4分節上位の棘突起に停止する．また，多裂筋の深層線維の一部は椎間関節の関節包にも付着する．

　　多裂筋の表層線維は運動中心軸から距離があり，線維側が長く，体幹長軸に対して成す角度が小さいため，脊柱の伸展モーメントを発揮しやすい．また，深層線維は運動中心軸に近く，線維側が短いため，脊柱の安定化に働きやすい．

　　作用としては，両側性に収縮すると腰部を伸展させ，片側性に収縮すると同側への側屈，反対側への回旋が生じる．多裂筋は筋束が分節的に配置されていることから，背部ローカル筋のなかでも分節的安定性制御の重要な筋と考えられている．しかしながら，多裂筋を特定の分節レベルで収縮させることは困難であり，近年は伸筋全体のトレーニングが推奨されている[4]．また，多裂筋は腸肋筋や最長筋と比較して筋紡錘の密度が少ない．脊柱の全長にわたって存在するが，腰部で最もよく発達している．

　　多裂筋の触診は，各棘突起と仙腸関節・仙骨後面・上後腸骨棘を結ぶ線をイメージするとよい．前述したように，特定の分節レベルで収縮させることは困難なため，各分節レベルで棘突起から下外側方向に走行する多裂筋を触診し，わずかな脊柱の伸展によって収縮を感じる．下部腰椎にいくほど多裂筋は発達するため，比較的容易に触診可能である．多裂筋は棘突起と肋骨突起間に位置するため，棘筋と間違えないようにする（図7）．

9) 胸腰筋膜（図8）

　　胸腰筋膜は，脊柱起立筋を包む丈夫な筋膜であり，腰部では前葉・中葉・後葉の3層からなる．

　　前葉は腰椎の肋骨突起から起こり，腰方形筋の前面を覆う．中葉は腰椎の横突起から起こり，脊柱起立筋の前面を覆う．後葉は腰椎の棘突起・棘上靱帯・仙骨から起こり，脊柱起立筋の後

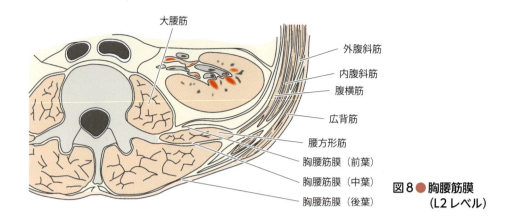

図8 ● 胸腰筋膜（L2レベル）

面を覆う．

　胸腰筋膜の中葉は，腹横筋と内腹斜筋の起始となり，多裂筋をとり囲んでいる．したがって，多裂筋の収縮に加え，腹横筋と内腹斜筋の収縮によって胸腰筋膜の緊張が高まる．

　胸腰筋膜の後葉は，上部では広背筋や下後鋸筋の起始となり，下部では大殿筋が結合している．筋による胸腰筋膜の牽引方向は，広背筋と下後鋸筋により斜め上方，大殿筋により斜め下方となる．つまり，これらの筋が胸腰筋膜の後葉を牽引することで，胸腰部背面の安定性が高まる．

■ 文献

1）「最新徒手医学 痛みの診察法」（Jiří Dvořák, 他/著, 江藤文夫, 他/監訳），新興医学出版社，1996
2）宇佐英幸, 他：MRIによる背臥位での一側および両側股関節屈曲運動の解析：股関節最大屈曲位での屈曲方向への加重の影響．理学療法学，37：1-8, 2010
3）Tayashiki K, et al：Intra-abdominal Pressure and Trunk Muscular Activities during Abdominal Bracing and Hollowing. Int J Sports Med, 37：134-143, 2016
4）「腰痛 エビデンスに基づく予防とリハビリテーション 原著第3版」（Stuart McGill/著, 小山貴之・玉置龍也/監），ナップ，2017

3 腰椎と骨盤帯の運動学

越野裕太

> **Point**
> - 腰椎および骨盤帯の正常な運動学を理解することは，非特異的腰痛をはじめとした腰部障害のリハビリテーションを行うために必須である．
> - 本稿では腰椎，腰仙椎，骨盤の運動学について整理する．

1 腰椎の運動学

　腰椎は椎間関節の関節面の方向が垂直（矢状面）に近い特徴を有することから，屈曲−伸展の可動性は比較的大きく，一方で回旋の可動性は小さい[1]．これらの可動性は腰椎のなかでも高位によって異なる．また，腰椎運動には主要な運動以外に**カップリングモーション**といわれる副運動が付随して生じる．例えば，腰椎屈伸運動時には前後方向，頭尾側（上下）方向への並進運動も生じる．腰椎の運動学を理解することは椎間関節や椎間板の負荷を推測することや介入を考えるうえで有用である．

1）腰椎の屈曲−伸展運動

　腰椎の屈伸運動において，腰椎の高位によって各椎間の可動量は異なる．近年の研究結果からは腰椎の屈曲位からの伸展位への運動において上位より下位腰椎の椎間可動性が小さいとされる[2,3]．実際の各椎間の屈伸可動量はL2/3で最大であり（平均6.4°），L4/5で最小である（平均2.4°）[2]．しかしながら，腰椎の各椎間の屈伸可動量に差を認めないとする報告もあり[4,5]，個々人の多様性を考慮することが必要である．

　腰椎の屈伸運動において，各椎間では副運動として**並進運動**も同時に生じる．腰椎屈曲位から伸展位への運動では，屈曲位において上位椎体は下位椎体に対して前方に位置し，伸展運動に伴い上位椎体は下位椎体に対し後方偏位する（図1 ➡）[5]．この後方偏位の可動量はL4/5で

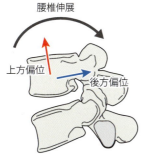

図1 ● 腰椎伸展と同時に生じる下位椎体に対する上位椎体の上方偏位と後方偏位

最大である（平均2.9 mm）[5]．また，上下方向の並進運動に関しては，屈曲位において上位椎体は下方への偏位を示し（圧縮方向），伸展運動に伴い上位椎体の下方偏位は減少し，伸展最終域では上方への偏位を示す（牽引方向）（図1 ➡）[5]．興味深いことに，L4/5の椎間のみ伸展最終域でも常に圧縮状態が続いている[5]．これらの所見から，腰椎の屈伸運動ではL4/5の椎間板への剪断および圧縮ストレスが他の椎間よりも大きい可能性がある．

2) 腰椎の側屈運動

腰椎の側屈運動における各椎間の側屈可動性は，下位腰椎の可動性が小さいとされている[1]．しかし，近年の研究結果では，L4/5が最大の側屈可動性を示し（平均4.7°），L2/3の可動性が最小であり（平均2.7°）[2]，上位腰椎は下位より側屈可動性が小さいことが示唆されている[2,3]．また，各椎間において側屈可動量と同程度の回旋運動が同時に生じることが明らかにされている[2,3]．

3) 腰椎の回旋運動

腰椎の回旋運動における各椎間の回旋可動性は2.4～6.7°と大きくはなく，高位レベルによって可動性に差はないとされているが[3,6]，上位に比べ下位腰椎の回旋可動性が大きいとする報告もある[2]．腰椎の回旋運動時には側屈運動が付随するが，各椎間によって側屈方向が異なる．L1/2，L2/3，L3/4においては回旋運動に付随して，回旋方向とは逆の方向への側屈運動が生じる（図2 ➡）[6,7]．一方で，L5/S1では回旋方向と同じ方向への側屈運動が生じる（図2 ➡）[6,7]．L4/5の側屈方向に関しては一致した見解は得られていない[6,7]．これらの側屈可動量は5.5°未満である[6,7]．このように腰椎の回旋運動時に上位・下位腰椎によって付随する側屈方向が異なることを理解したうえで，回旋運動時の腰椎に加わるストレスを推測することが必須である．

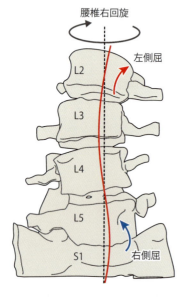

図2● 腰椎右回旋運動と同時に生じるL1/2，L2/3，L3/4の左側屈とL5/S1の右側屈
L4/5の側屈方向は一致した見解に達していない．文献6から引用．

> **memo** **腰椎骨盤リズム**
>
> 立位で体幹を前屈する際には腰椎屈曲と骨盤前傾（股関節屈曲）が生じる．逆に，前屈位から体幹直立位に戻る際には腰椎伸展と骨盤後傾（股関節伸展）が生じる．腰痛症例ではこれらの運動パターンが破綻していることがよく観察される[8]．
>
> 立位において体幹を前屈させる際の初期屈曲では股関節屈曲よりも腰椎屈曲運動が優位であるものの，前屈するにつれて股関節屈曲の割合が増大し，最終的には腰椎屈曲運動よりも股関節屈曲運動が優位となる（図3）[8,9]．反対に，体幹前屈位から直立位まで戻る伸展運動では，初期は腰椎伸展運動よりも股関節伸展運動が優位であり，その後徐々に股関節伸展運動の優位性が減少し，最終的には腰椎伸展運動が優位となる[10]．このような，体幹を前後屈させる際の腰椎と股関節の運動割合に着目して動作観察を行うことは，腰部へのストレスを推測するにあたり重要である．
>
>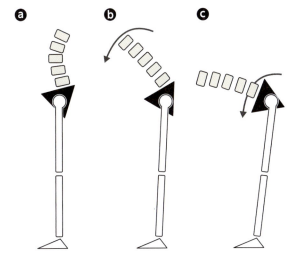
>
> **図3● 体幹前屈時の腰椎骨盤リズム**
> 立位体幹直立位（a）からの前屈では，初期は腰椎屈曲が優位であり（b），前屈するにつれ股関節屈曲運動の割合が増大し，最終的には股関節屈曲が優位となる（c）．

2 骨盤帯の運動学

1) 運動の定義

　左右の寛骨と仙骨から構成される仙腸関節はforce closure（靱帯や筋などから得られる安定性）およびform closure（仙骨や関節面の形状などから得られる安定性）により安定しており[11]，その可動性に関しては議論されている．寛骨の運動には矢状面上での前方回旋・後方回旋（図4a），水平面上で寛骨前方部が外方に動く"outflare"・逆の内方に動く"inflare"（図4b），前額面上では上方並進，下方並進がある[11]．仙骨の運動には矢状面上の前傾（nutation，図4c）・後傾（counternutation），水平面上での左右方向への回旋，斜め軸周りの回転がある（図4b）[11]．例えば，右股関節伸展位・左股関節屈曲位の場合（歩行右立脚相），右寛骨は前方回旋およびoutflare，左寛骨後方回旋およびinflare，仙骨右斜軸周りの回転が生じる[11]．

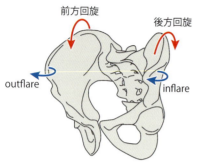 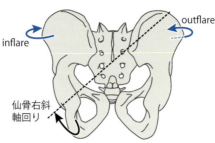 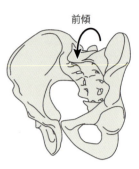

図4 ● 寛骨・仙骨の運動

2) 仙腸関節の可動性

仙腸関節の可動性は平均して1°未満であり，触知するのは難しい[12〜14]．しかしながら，可動性の個人差に注目すると，例えば体幹の立位前屈運動時の仙骨前傾は0.1〜3.8°と個人差があるため[15]，仙腸関節の運動が大きい例では触知可能な場合もある．

■ 文献

1) 「Clinical Biomechanics of the Spine」(Augustus A. White & Manohar M. Panjabi), LWW, 1990
2) Kozanek M, et al：Range of motion and orientation of the lumbar facet joints in vivo. Spine (Phila Pa 1976), 34：E689-E696, 2009
3) Li G, et al：Segmental in vivo vertebral motion during functional human lumbar spine activities. Eur Spine J, 18：1013-1021, 2009
4) Aiyangar AK, et al：Capturing three-dimensional in vivo lumbar intervertebral joint kinematics using dynamic stereo-X-ray imaging. J Biomech Eng, 136：011004, 2014
5) Wu M, et al：Dynamic motion characteristics of the lower lumbar spine: implication to lumbar pathology and surgical treatment. Eur Spine J, 23：2350-2358, 2014
6) Shin JH, et al：Investigation of coupled bending of the lumbar spine during dynamic axial rotation of the body. Eur Spine J, 22：2671-2677, 2013
7) Fujii R, et al：Kinematics of the lumbar spine in trunk rotation: in vivo three-dimensional analysis using magnetic resonance imaging. Eur Spine J, 16：1867-1874, 2007
8) Kim MH, et al：Differences between two subgroups of low back pain patients in lumbopelvic rotation and symmetry in the erector spinae and hamstring muscles during trunk flexion when standing. J Electromyogr Kinesiol, 23：387-393, 2013
9) Esola MA, et al：Analysis of lumbar spine and hip motion during forward bending in subjects with and without a history of low back pain. Spine (Phila Pa 1976), 21：71-78, 1996
10) McClure PW, et al：Kinematic analysis of lumbar and hip motion while rising from a forward, flexed position in patients with and without a history of low back pain. Spine (Phila Pa 1976), 22：552-558, 1997
11) 「The Malalignment Syndrome: Implications for Medicine and Sports 1st Edition」Wolf Schamberger, Churchill Livingstone, 2002
12) Kibsgård TJ, et al：Radiosteriometric analysis of movement in the sacroiliac joint during a single-leg stance in patients with long-lasting pelvic girdle pain. Clin Biomech (Bristol, Avon), 29：406-411, 2014
13) Kibsgård TJ, et al：Movement of the sacroiliac joint during the Active Straight Leg Raise test in patients with long-lasting severe sacroiliac joint pain. Clin Biomech (Bristol, Avon), 47：40-45, 2017
14) Sturesson B, et al：A radiostereometric analysis of movements of the sacroiliac joints during the standing hip flexion test. Spine (Phila Pa 1976), 25：364-368, 2000
15) Jacob HA & Kissling RO：The mobility of the sacroiliac joints in healthy volunteers between 20 and 50 years of age. Clin Biomech (Bristol, Avon), 10：352-361, 1995

第1章 腰痛の基礎知識

4 腰痛が生じるメカニズム

西上智彦

Point
- 便宜上，3カ月以上続く痛みを慢性痛とする．
- 本質的には，組織損傷の程度から想定される痛みが急性痛で，想定できないほどの痛みを感じる・訴えるのが慢性痛である．
- いわゆるぎっくり腰は非特異的腰痛の急性痛の典型例であり，この原因として筋の損傷，腰椎椎間板ヘルニアなどが想定されている．
- 慢性痛には，身体的要因・身体知覚異常・社会的要因に加えて，疼痛回避モデルが関係している．

1 疼痛の定義

　　国際疼痛学会（IASP）は「痛みとは組織の実質的あるいは潜在的な傷害に結びつくか，このような傷害をあらわす言葉を使って述べられる不快な感覚・情動体験である」と定義している[1]．言い換えると，末梢の組織器官に障害があろうがなかろうが，痛いと訴えればそれを「痛み」とみなすということである．

2 急性痛と慢性痛

　　疼痛の分類法として急性痛と慢性痛に分けられる．便宜上3カ月以上続く痛みを慢性痛とするが，本質的には痛みを感じてからの持続期間で判断されるものではない．感じている・訴えている痛みが組織損傷の程度から想定されるものが**急性痛**で，想定できないほどの痛みを感じる・訴えるのが**慢性痛**である．急性痛は組織損傷を広げないように局所の安静が必要であることを伝える警告信号としての意義はあるが（図1a），慢性痛にはそれがなく，警告信号を"誤報"している状態である（図1b）．この"誤報"を患者が信じてしまい，不安が増強し，さらなる痛みを引き起こす．
　　慢性痛は器質的問題にその要因があると考える生物医学モデルではなく，不安，抑うつ，破局的思考，運動恐怖などの心理的要因や，労働状況，家族状況，経済状況などの社会的要因などが複雑にからむ**生物心理社会モデル**で捉えることが重要である（図2）．

ⓐ 急性痛 → 重要な反応　組織損傷の拡大を防ぐため安静が必要

ⓑ 慢性痛 　急性痛と同様なサイレンだが → 警告信号としての意義なし　安静は必要なし

図1● 急性痛と慢性痛の違い

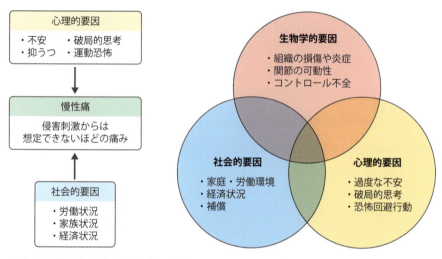

図2● 慢性痛と生物心理社会モデル
文献2, 3を参考に作成.

3 痛みのタイプ

疼痛は**侵害受容性疼痛**（炎症性疼痛），**神経障害性疼痛**と**機能性疼痛**に大別される．慢性痛の要因は単一でなくこれらの要因が複雑に組合わさって，治療をより難渋させる（図3）．

4 急性痛のメカニズム

物をもち上げたり，不意な動きによって生じるぎっくり腰は非特異的腰痛の急性痛の典型例である．この痛みの原因として，筋の損傷，腰椎椎間板ヘルニアなどが想定されている．筋痛は筋の損傷などによって，ブラジキニンやTNF-αなどの疼痛関連物質が産生され，各受容体を興奮させる．それが脊髄の2次ニューロン，さらに視床，大脳皮質や辺縁系へと伝達され，痛みとして知覚されるものである．

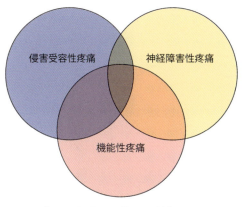

図3 ● 痛みの要因から分けた分類
慢性痛ではこれらの要因が複雑に組み合わさっている．

侵害受容性疼痛（炎症性疼痛）	組織の傷害が起こっているとき，あるいは傷害する可能性をもった侵害刺激が生体に加わったときに生じる
神経障害性疼痛	神経系の一次的な損傷やその機能異常が原因となる，もしくはそれによって惹起される疼痛
機能性疼痛	説明しうる損傷や炎症などの病変がないにもかかわらず感じる・訴える痛み，あるいは損傷や炎症などの病変が認められていても訴える痛みを十分に説明することができない痛み．中枢性感作由来の疼痛は機能性疼痛に含まれる

5 慢性痛のメカニズム

1) 身体的要因

　脊柱のアライメント不良は脊柱起立筋群に過負荷をかけることによって腰痛を引き起こす．また，変形性膝関節症や変形性股関節症などによって，他関節が障害されたとき，結果としてアライメント不良となり，慢性痛を引き起こすことがある．

2) 心理的要因（恐怖回避モデル：fear-avoidance model）

　慢性痛になる要因として，**fear-avoidance model**[4]から病態を捉えることが重要である（図4）．痛みを感じたときに，これは警告信号で怖いものであると不安を感じる人と，大丈夫であろうと不安を感じない人がいる．不安を感じない人は自然経過で回復していく．しかし，不安を感じる人は，身体に痛みを感じると，否定的な感情や他者・インターネットからの怖い病気の情報により**破局的思考**（memo参照）が惹起される．さらには，不安を増強し，過剰な回避行動が起こり，廃用性に筋力が低下してさらなる疼痛を生み出す．慢性痛患者ではこのような悪循環に陥っている場合が多い．

　また，恐怖条件づけの観点からも慢性痛を考える必要がある．正常な運動が痛みの恐怖と結びついて，「嫌な刺激」となる．例えば，腰部に何らかの損傷が生じ，その後，運動に痛みが伴うと，恐怖に伴う交感神経系の活動や筋の防御性収縮といった，本来痛みで惹起される反応が運動でも惹起されるようになる（図5）．これが**痛みと運動の恐怖条件づけ**である．腰痛患者では物を持ち上げている写真を見るだけで嫌悪を感じ，そのときに疼痛関連脳領域が活性化することがわかっている[5]．

　運動と痛みの恐怖が結びつくと，回避行動が生じる．結果として，恐怖や不安，緊張から逃れることができるので，「運動を避ける」という行動が強化されてしまう．このような回避行動は，1度学習されてしまうと，痛みが消失しても（または痛みの強度が低下しても）修正することが困難である．運動自体を避けてしまうと，動かしても（強い）痛みは生じないことを経験し，正しい運動を学習する機会が失われるからである[6]．腰痛患者は，「腰は脆弱である」「腰

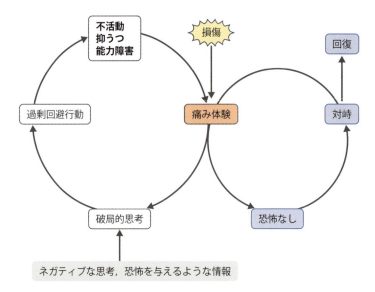

図4 ● fear-avoidance model
文献4, 6を参考に作成.

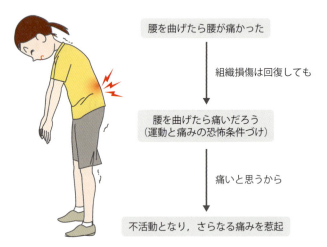

図5 ● 痛みと運動の恐怖条件づけ

痛には特異性がある」「腰痛の予後は不良である」「腰の保護が必要である」などの誤った信念があること[7]が報告されており，恐怖条件づけを強化する要因の1つになっている．

> **memo　破局的思考**
> 現在および将来の痛みに起因する障害を過大評価するとともに，そのような考えから離れられなくなっていく過程．

3) 身体知覚異常の要因

身体知覚や身体イメージが障害されると，刺激の識別が困難となり，痛みを感じるというモデルが提唱されている[8]．筋骨格系障害において，**身体イメージの異常**[9]，**固有感覚の低下**[10]

といった身体知覚異常が生じることが報告されており，身体知覚の改善を目的とした治療の有用性[11]が示唆されている．近年，慢性腰痛患者を対象に，腰部の身体知覚を簡便に評価するための自記式の質問票であるFremantle Back Awareness Questionnaire（FreBAQ）が開発された[12]．日本語版の妥当性[13]も報告され，疼痛強度や能力障害と関連することが明らかになっている．

4) 社会的要因

ニュージーランドの腰痛ガイドライン[14]にあるように**家族**，**仕事**，**補償問題**が慢性痛に関与することがある．社会的因子が影響する痛みは，何かしらの利益を得るために無意識的に痛みを表出する疼痛顕示行動である場合がある．

家族が回避行動に影響を与える場合として，家族が病態を過度に見積もってしまい，不安を助長する言動（例：そのままだと歩けなくなる，手術しないといけないなど）をすること，家庭内の業務の一部を代わること（患者は無意識のうちに回避行動が強化される）などがある．

仕事・補償問題に関しては，仕事中の事故や事故の被害者になったあとに痛みが続いている場合に疼痛顕示行動が生じやすいことがある．

■ 文献

1) Part Ⅲ：Pain Terms, A Current List with Definitions and Notes on Usage. 「Classification of Chronic Pain, Second Edition」（H. Merskey and N. Bogduk), pp 209-214, IASP Press, Seattle, 1994
2) O'Sullivan P：Diagnosis and classification of chronic low back pain disorders: maladaptive movement and motor control impairments as underlying mechanism. Man Ther, 10：242-255, 2005
3) O'Sullivan PB & Beales DJ：Diagnosis and classification of pelvic girdle pain disorders--Part 1: a mechanism based approach within a biopsychosocial framework. Man Ther, 12：86-97, 2007
4) Leeuw M, et al：The fear-avoidance model of musculoskeletal pain: current state of scientific evidence. J Behav Med, 30：77-94, 2007
5) Shimo K, et al：Visualization of painful experiences believed to trigger the activation of affective and emotional brain regions in subjects with low back pain. PLoS One, 6：e26681, 2011
6) Vlaeyen JW & Linton SJ：Fear-avoidance and its consequences in chronic musculoskeletal pain: a state of the art. Pain, 85：317-332, 2000
7) Darlow B, et al：Easy to Harm, Hard to Heal: Patient Views About the Back. Spine（Phila Pa 1976), 40：842-850, 2015
8) Moseley GL & Vlaeyen JW：Beyond nociception: the imprecision hypothesis of chronic pain. Pain, 156：35-38, 2015
9) Bray H & Moseley GL：Disrupted working body schema of the trunk in people with back pain. Br J Sports Med, 45：168-173, 2011
10) Brumagne S, et al：The role of paraspinal muscle spindles in lumbosacral position sense in individuals with and without low back pain. Spine（Phila Pa 1976), 25：989-994, 2000
11) Wand BM, et al：Managing chronic nonspecific low back pain with a sensorimotor retraining approach: exploratory multiple-baseline study of 3 participants. Phys Ther, 91：535-546, 2011
12) Wand BM, et al：Assessing self-perception in patients with chronic low back pain: development of a back-specific body-perception questionnaire. J Back Musculoskelet Rehabil, 27：463-473, 2014
13) Nishigami T, et al：Validation of the Japanese Version of the Fremantle Back Awareness Questionnaire in Patients with Low Back Pain. Pain Pract, 18：170-179, 2018
14)「急性腰痛と危険因子ガイド」（ニュージーランド事故補償公団/編，長谷川淳史/訳），春秋社，2010

第 2 章 腰痛を適応で分ける

1 腰痛の Red flags
～理学療法の適応外～

三上兼太朗, 三木貴弘

Point
- 腰痛には理学療法適応外の疾患が存在する.
- 重篤な疾患を有する可能性を示すリスクファクターを"Red flags"とよぶ.
- 日本では理学療法士が診断をすることは認められていないが, 医師との議論, 患者の病態変化に対応するためにも, Red flags を知っておくことは重要である.

1 Red flags の定義と解釈

　Red flags とは重篤な疾患を有する可能性を示す**リスクファクター**である(表1). Red flags を認める場合には, 表2のような感染症や炎症性疾患, 悪性腫瘍, 骨折などの理学療法適応外の重篤な疾患や, 馬尾症候群のような緊急に専門医の対応が必要な疾患を有する可能性が高く, 早期に精査を進める必要がある.

　言い換えるなら Red flags は重篤疾患を見逃さないための重要なサインであり, 仮に見逃して理学療法を実施してしまうと症状を悪化させるばかりか, 患者の生命にかかわる重大な事故を引き起こす恐れがある.

　日本において理学療法を行うには医師の診断・指示が必要であるため, 理学療法適応外の疾患に対して理学療法の指示が出ることは基本的にはない. しかしながら, 医師の診断をすり抜けて理学療法の指示が出る場合や, 医師の診断から理学療法を行う間に病態が変化している可能性もゼロではないため, Red flags の知識をもつことは重要である(表3).

　代表的な Red flags として, **20歳以下もしくは50歳以上**, **説明のつかない体重減少**, **広範な神経症状**(片側神経症で説明できない), **悪性腫瘍の既往歴**などがある[1].

　しかし, これらはあくまで現病歴や理学検査から得られる臨床所見であり, 重篤疾患の診断を確定する兆候ではない[2].「Red flags＝重篤疾患」という認識は過りである. 単独の Red flags が重篤疾患を示唆するケースも稀にあるが, 複数の Red flags の存在が重篤疾患との関連を示すことが多い. そのため, Red flags を重篤疾患のスクリーニングツールとして用いるためには, 複数の Red flags を見逃さないことが重要である.

表1 ● Red flags の分類

①早急な専門医による対応が必要
膀胱直腸障害
肛門周囲の麻痺または感覚異常（サドル麻痺）
広範な神経症状（片側神経根性で説明できない）
非機械的疼痛（安静で軽減しないなど）
進行性の神経症状
拍動性腹部腫瘤
②更なる詳細な病歴聴取が必要※
50歳以上
発熱
跛行
感染症または失血の既往歴
骨粗鬆症
悪性腫瘍の既往歴
最近の外傷歴
長期間のステロイド使用
創傷治癒遷延
説明のつかない体重減少
悶え苦しむ痛み
過去の保存治療抵抗性

※単独ではなく複数の所見から類推される．
文献1，2を参考に作成．

表2 ● 腰痛に関わる重篤疾患とその症状

馬尾症候群	膀胱直腸障害（尿閉，尿失禁，大便失禁），サドル麻痺，L4-S1レベルの感覚または運動麻痺，跛行
脊髄症	広範な神経症状，非機械的な腰痛（安静でも軽減しない），進行性の神経症状，跛行，悶え苦しむ痛み，胸部痛
腹部大動脈瘤	拍動性腹部腫瘤，上腹部中央の雑音，疼痛（胸部，腹部，鼠径部），非機械的腹部背部痛，50歳以上，喫煙，高血圧，糖尿病，家族歴，女性
脊柱感染	感染または失血の既往歴，発熱，体調不良，腫脹，静脈注射による薬物乱用，創傷治癒遷延
強直性脊椎炎	脊柱感染症状と朝のこわばり，運動による軽快，殿部痛への変化，深夜の背部痛による覚醒
腰背部腫瘍	過去の保存治療抵抗性（30日），50歳以上，悪性腫瘍の既往歴，説明のつかない体重減少，非機械的腰痛（姿勢や活動によらない腰痛），胸部痛（胸椎転移の場合）
脊椎圧迫骨折	激しい外傷歴（車両事故，高所転落，脊柱強打），50歳以上，ステロイドの長期使用，骨粗鬆症
悪性腫瘍	急激な体重減少，50歳以上，激しい疼痛，悪性腫瘍の既往歴

文献3，4を参考に作成．

表3 ● 重篤な疾患に対して理学療法を実施した際のリスク

	重篤な疾患に対する理学療法	リスク
例1	感染症や炎症性疾患をもつ患者への積極的な運動療法	全身または局所の炎症症状増悪による全身症状悪化
例2	悪性腫瘍を有する患者に対する腰部への理学療法	悪性腫瘍に対する治療の遅れ，生命の危機にもつながる
例3	腹部大動脈瘤を有する患者に対する関節モビライゼーションや背部・腹部筋のマッサージ	大動脈瘤破裂による生命の危機

2 Red flagsの分類と関連する重篤な疾患

本稿ではRed flagsを以下の2項目に分類する．

①専門医による早急な対応が必要
　　関連する重篤疾患：馬尾症候群・脊髄症・腹部大動脈瘤
②さらなる詳細な病歴聴取が必要
　　関連する重篤疾患：脊柱感染・悪性腫瘍・脊椎圧迫骨折

腰痛患者に対する初回評価時には，詳細かつ適切な病歴聴取と理学検査によって，**表1**に示した兆候がないかを確認し，病態を推論する．

しかしながら，**理学療法士は診断を行うことはできないため**，理学療法適応外である疾患の可能性があるとしても患者にはそのことを告げてはならず，**医師に相談する必要がある**ことに留意する．

1) 馬尾症候群

馬尾とは脊柱管内を下降する神経根束を指し，脊髄円錐（L1からL2付近で脊髄が終わる部位）の遠位に伸びている．馬尾症候群は中心性の腰椎椎間板ヘルニアによって馬尾が直接圧迫されたり，その上位の脊髄が圧迫されることで生じる[5]ため，腰痛を伴うことが多い．下肢に多根性の感覚運動障害が生じるのみならず，尿閉や排便障害（**膀胱直腸障害**），骨盤底周囲の感覚麻痺（**サドル麻痺**）が生じるのが特徴である．

最大の問題は，膀胱直腸障害は対応が遅れると不可逆性障害となることである[5]．膀胱直腸障害が生じてから48時間以内に手術加療を行えば改善の可能性が高いため，24時間以内に最初の医療機関受診が必要とされている[6]．

Red flagsである大便失禁（直腸障害）は感度・特異度ともに0.9以上と高く，サドル麻痺も感度が高い[7,8]．そのため直腸障害とサドル麻痺を認めた場合には，早急に専門医受診を勧める．

> **memo** **Red flagsと感度・特異度**
> あるテストによって得られる結果の妥当性を示す指標として感度と特異度がある．感度が高い検査は偽陰性が少ないため，疾患を有する可能性を除外（rule out）するのに適している．一方で，特異度が高い検査は偽陽性が少ないため，診断を確定（rule in）するのに適している．そのため，重篤疾患をスクリーニングする目的には感度の高い検査が有用であるが，特異度が低ければその検査は診断に適さない．また，各Red flagsに関して詳細に感度や特異度を検討した報告はきわめて少ない．以上のことからも，各Red flagsそれぞれを重篤疾患と関連づけるのは困難である．臨床所見の1つとして認識し，複数の所見と統合して病態を推察する必要がある．

2) 腹部大動脈瘤

大動脈瘤とは動脈硬化や外傷，炎症などが原因となり，大動脈壁の一部が局所的に拡張または突出した状態を指す．胸腹部に生じた場合には腰背部痛・腹満感・便秘などの症状が生じるが，無症候性のこともしばしばある．瘤の最大短径の大きさによって破裂のリスクが異なり，瘤の破裂や拡大を防ぐために血圧や心拍数のコントロールが重要である．積極的な運動療法による心拍数や血圧の上昇，徒手療法による直接的な圧迫によって動脈瘤が破裂するリスクが考えられ，生命にかかわる．

Red flagsとして腹部に拍動性の腫瘤を触知できることがある．また，喫煙・高血圧・糖尿病・家族歴・女性といった疾患のリスク因子を有していることが多く[3]，これらを見逃さないよう留意する．診断には腹部触診と超音波画像でスクリーニングした後にCTが用いられる．瘤の拡大や破裂に進行しないよう早期の専門医受診が必須である．

3) 強直性脊椎炎

　　30歳前の若年者に多く発症する．全身広範囲の関節に炎症性の疼痛が広がり，しだいに拘縮や強直が進行する．脊椎炎や仙腸関節炎による腰背部痛や殿部痛が初期症状となることが多いため，腰痛を主訴として医療機関を受診する可能性が考えられる．また，進行すると炎症に伴う続発性骨粗鬆症による脊椎骨折とそれに伴う脊髄損傷の危険が高まる．根治する手段はないが，薬物療法を含めた専門的な治療を要する．

　　Red flagsとしては炎症性の兆候に加え，運動による軽快，安静や就寝での疼痛増悪（夜間の覚醒を含む），殿部痛への変化[3]があげられる．すぐに生命の危機にかかわることはないため緊急性は高くないが，運動療法によって症状が改善したと見誤らないよう注意が必要であり，諸症状を見逃さないように現病歴の聴取が重要となる．

4) 悪性腫瘍

　　悪性腫瘍によって腰痛が生じるケースとして，乳癌・前立腺癌・肺癌から生じることの多い転移性脊柱腫瘍，またそれにより生じる悪性脊髄圧迫，そして多発性骨髄腫がある[5]．早期発見・診断は生命予後にかかわるのみならず，多発性骨髄腫の進行による脊髄症のリスクも減じる[5]．

　　転移性腫瘍の場合は転移部位により症状が異なり，もともとの原発臓器も異なることを考慮すると，疼痛や神経症状などの身体所見は非常に多様であることが想定される．そのため，Red flagsである癌の既往歴は非常に重要な所見と考えられる．しかし，これら単独では悪性腫瘍を見出すことは困難であるため，他のRed flagsを有しているかが重要となる．

　　例えば，癌の既往歴に加えて，過去の保存治療抵抗性，説明のつかない体重減少，50歳以上，これら4つのRed flagsを有している場合，ほぼ100％で悪性腫瘍が認められると報告されている[9]．一方でこれらの兆候を独立して有していた場合には，悪性腫瘍との関連を示すことは困難である．

3 Case Study：症例から学ぶRed flags

1) 症例の基本情報

- プロフィール：71歳，女性
- 現病歴：1年程前から徐々に腰背部痛が出現．右背部上方から腰部，また右胸郭外側，前胸部にも痛みを自覚．安静にて軽快するが完全に痛みが消えることはない．
- 既往歴：乳癌，骨粗鬆症は認めず，最近の外傷歴もなし．

【クリニカルリーズニング①：この時点で何を考えるか？】
　50歳以上かつ既往歴に**乳癌**があり**胸部痛**を訴えているため，その他のRed flagsがないか精査が必要．癌の転移を疑うのであれば体重減少の有無が気になる．また，疼痛誘発動作やこれまでの治療歴が不明であり，問診を進める．

2) 主観的評価の聴取

- 鎮痛薬の効果がなく，疼痛は持続的で身体活動にて悪化する．
- 咳やくしゃみでの疼痛増悪はない．
- 右側臥位だと疼痛が悪化して耐えられず，左側臥位でなければ眠れない．
- 過去6カ月で9 kgほど体重が減少している．

> **【クリニカルリーズニング②：次に考えること】**
> 　鎮痛薬の効果がなく，痛みは持続的で姿勢による夜間痛もあり**悶え苦しむ痛み**に該当する．咳やくしゃみでの疼痛増悪がないため骨折は否定的であるが，骨粗鬆症の有無を一応確認．また**説明のつかない体重減少**がみられ，癌の転移を疑うRed flagsが多いことに気づく．理学検査において筋骨格系の問題が少なければ悪性腫瘍の可能性を疑い，専門医へ紹介が必要．臥位での検査は困難と考えられ，座位もしくは立位で評価を進める．

3) 客観的評価の実施

- 理学所見：胸腰椎可動性に大きな制限はなく年齢相応，腰椎運動に伴う疼痛もなし．棘突起に圧痛は認められないが，右の肋骨を軽く触れると痛みがある．神経症状は認めない．腰椎が左に凸，胸椎が右に凸の側彎を認める．

> **【クリニカルリーズニング③：どう判断するか？】**
> 　腰椎への機械的ストレスで疼痛は誘発されず，右側胸部の痛みが目立ち疼痛逃避性のアライメントを呈している．骨密度と外傷歴がないことも加味して骨折の可能性は低そう．

4) 病態のまとめ

　本症例は既往歴の乳癌が胸椎に転移したことで腰背部痛を呈していると考えられる．重篤疾患の症状に含まれる「胸部痛」を訴えており，Red flagsである「50歳以上」「乳癌」「悶え苦しむ痛み」「説明のつかない体重減少」を認めた．悪性腫瘍にかかわるRed flagsが多いこと，腰部への機械的ストレスでの疼痛が生じないこと，骨折の所見としては矛盾が多いこと（画像所見での確認が必要）から，悪性腫瘍の可能性を疑い専門医の受診が必要な症例である．

　このように，腰痛患者に対して詳細な病歴聴取と理学検査を進めるなかで，腰痛を及ぼしうる重篤な疾患の存在を頭に起き，初期評価時にRed flagsを見逃さないことが重要となる．

4 おわりに

　Red flagsは重篤な疾患を有する可能性を示すリスクファクターであり，詳細な病歴聴取と理学検査が重要となる．複数の所見を組合わせることで重篤疾患の関連を推察できる．そのためには，Red flagsそれぞれを暗記するのでなく，疾患特異的な症状を合わせて理解する必要がある．本稿で示したように，日本の理学療法士は診断を行うことは認められていないが，医

師との議論，患者の急激な病態変化に対応するためにも，腰痛のなかには理学療法適応外の疾患が存在するということは理解しておくべきである．

文献

1）「Red Flags, 1st Edition, A Guide to Identifying Serious Pathology of the Spine」（Sue Greenhalgh & James Selfe），Elsevier, 2006
2）Sizer PS Jr, et al：Medical screening for red flags in the diagnosis and management of musculoskeletal spine pain. Pain Pract, 7：53-71, 2007
3）Delitto A, et al：Low back pain. J Orthop Sports Phys Ther, 42：A1-57, 2012
4）Chou R, et al：Diagnosis and treatment of low back pain: a joint clinical practice guideline from the American College of Physicians and the American Pain Society. Ann Intern Med, 147：478-491, 2007
5）「Red Flags Ⅱ, 1st Edition, A guide to solving serious pathology of the spine」（Sue Greenhalgh & James Selfe），Elsevier, 2009
6）Jalloh I & Minhas P：Delays in the treatment of cauda equina syndrome due to its variable clinical features in patients presenting to the emergency department. Emerg Med J, 24：33-34, 2007
7）Crowell MS & Gill NW：Medical screening and evacuation：cauda equina syndrome in a combat zone. J Orthop Sports Phys Ther, 39：541-549, 2009
8）Deyo RA, et al：What can the history and physical examination tell us about low back pain? JAMA, 268：760-765, 1992
9）Jarvik JG & Deyo RA：Diagnostic evaluation of low back pain with emphasis on imaging. Ann Intern Med, 137：586-597, 2002

第 2 章　腰痛を適応で分ける

2 特異的腰痛

小熊大士，盛　智子

Point

- 特異的腰痛とは原因となる疾患が特定できるものを指す．頻度が高いものは腰椎椎間板ヘルニア・腰部脊柱管狭窄症・骨粗鬆症性椎体骨折・腰椎分離症・腰椎分離すべり症である．
- 腰椎椎間板ヘルニアの多くは急性の下肢痛を伴う．問診と神経学的検査から障害高位を予測できる．
- 腰部脊柱管狭窄症は下肢の痺れや痛み，筋力低下などの神経症状と間欠跛行が特徴的である．
- 骨粗鬆症性椎体骨折が起きると，寝返りや起居動作時の疼痛，棘突起の叩打痛や棘突起の圧痛が生じる．
- 腰椎分離症・分離すべり症は運動中の瞬間的腰痛や腰椎伸展時の腰痛が特徴的である．

　腰痛とは症状であり，疾患名ではない．腰背部痛の原因となる疾患は，脊椎由来のみならず神経由来・内臓由来・血管由来や心因性まで多岐にわたる（**第1章-1 表1**参照）[1]．特異的腰痛とは原因となる疾患が特定できるものを指す．脊椎疾患では異常画像所見と症状が必ずしも一致せず無症候例も少なくないため，必ず画像所見と理学所見の一致性を確認することが重要である．

　多岐にわたる腰痛のなかで，臨床的に治療する機会が多く，非特異的腰痛と鑑別を要する疾患に，腰椎椎間板ヘルニア，腰部脊柱管狭窄症，骨粗鬆性脊椎圧迫骨折，腰椎分離すべり症がある．本稿ではこれら4つの疾患の病態・症状・画像所見について解説する．

1 腰椎椎間板ヘルニア

1) 病態

　椎間板は上下の椎体の間に存在する円板状の線維軟骨であり，中心部のゼラチン状の髄核を線維輪がとり囲む構造をしている．椎間板は椎体と椎体をつなぐ役割と椎体間に可動性を与える役割をもっている．また髄核の約80％が水分であり，荷重に対するクッションとしての役割がある．

　加齢とともに髄核や線維輪の水分量が減少し，椎間板が変性する（加齢による変性を**退行変性**という）．また喫煙や肥満，肉体労働，遺伝なども椎間板の変性に関係する．変性した椎間板の線維輪に亀裂が生じ，髄核などの椎間板組織が神経側に逸脱して神経を圧迫し，神経症状をきたしたものが**腰椎椎間板ヘルニア**（lumbar disc herniation：LDH）である．発症の男女比は2〜3：1と男性に多く，好発年齢は20〜40歳代，好発高位はL4/5椎間とL5/S1椎間である[2]．

ヘルニアの局在部位により脊柱管内と脊柱管外に大きく分類され，脊柱管外を**外側ヘルニア**とよぶ．脊柱管内は正中と後外側に分けられ，脊柱管外は椎間孔と椎間孔外に分けられる（図1）[3]．

2）症状

症状は腰痛のみの場合も存在するが，多くは**急性の下肢痛**を伴う．また下肢の痺れや知覚障害，脱力感を生じることもある．神経根によって疼痛の生じる部位や知覚障害・筋力低下・深部腱反射が異なるため，問診と神経学的検査から障害高位を予測できる（図2）[3]．**脊柱管内に突出したヘルニアは，ヘルニア高位より1椎体下の椎間孔から出る神経根**（L4/5椎間であればL5神経根）や**馬尾**を圧迫する．外側ヘルニアでは**1つ上位の神経根**（L4/5椎間であればL4神経根）が圧迫される．脊柱管内のヘルニアによって馬尾が圧迫された場合，**膀胱直腸障害，会陰部の感覚障害**などの症状を認めることがある．急性の馬尾障害は緊急手術適応のため，膀胱直腸障害は必ず確認する．

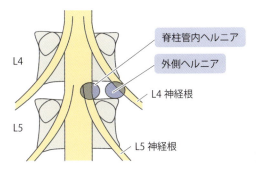

図1 ● ヘルニアと障害神経根
文献3より引用．

	L4	L5	S1
筋節	大腿四頭筋（L2, 3＜L4）		
	前脛骨筋（L4＞L5）		
		長母趾伸筋（L5＞S1）	
		長母趾屈筋（L5＜S1）	
		長・短腓骨筋（L5＜S1）	
			腓腹筋（S1）
	中殿筋（L5＞L4, S1）		
皮膚分節	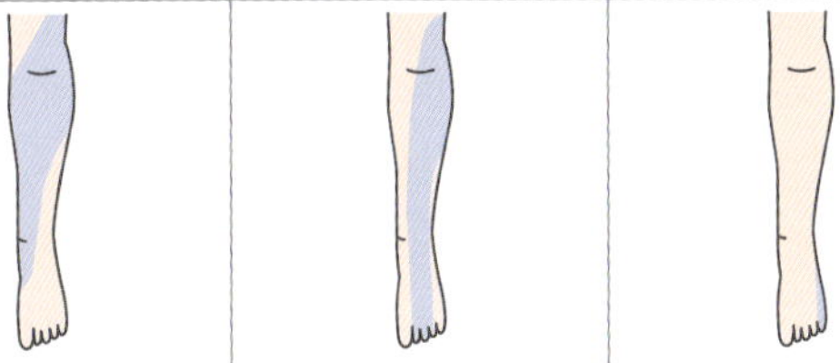 下腿内側〜足背内側	下腿外側〜足背	足背外側〜足底
深部腱反射	膝蓋腱反射↓	—	アキレス腱反射↓

図2 ● 障害神経根と神経学的所見
文献3より引用．

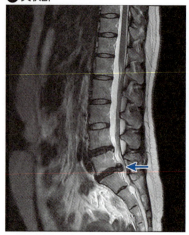
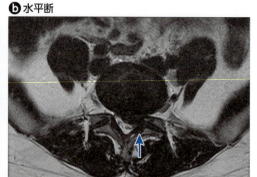

図3 ● MRI T2強調像
L5/S1椎間板が左S1神経根を圧迫している（→）．

3）画像所見

　　単純X線画像では椎間板高の減少や疼痛性側彎の有無を評価することはできるが，椎間板を描出することはできない．MRI検査は非侵襲的に椎間板を描出できるため，最も有用である．MRI画像では椎間板ヘルニアの高位・脱出形態・神経根の圧迫の程度を確認することができる（図3）．CTは被曝の関係から必須ではないが，椎間板を描出することができ，また骨片や骨化の有無を評価できる．

2 腰部脊柱管狭窄症

1）病態

　　脊柱管とは，椎体・椎間板・椎間関節・黄色靱帯などに囲まれた空間であり，神経とその栄養血管の通り道である．加齢によって椎間板の膨隆，椎間関節や黄色靱帯の肥厚，椎体や椎間関節の骨棘形成などさまざまな退行変性が起こる．さらに椎骨間の連結強度が低下することで椎間間にズレが生じ，脊柱管が変形する（**変性すべり症**や**変性側彎症**）．これらの脊柱管の変形によって，神経の通り道が狭くなり，中にある神経と栄養血管が圧迫されて痺れや痛み，筋力低下などの神経症状が生じる状態を**脊柱管狭窄症**（lumbar spinal canal stenosis：LSCS）という．先天性の場合を除き，加齢による腰椎の変性が主因のため，60歳以上の高齢者に好発する．腰部脊柱管狭窄症の好発高位はL4/5椎間で，次いでL3/4椎間である[4]．

　　脊柱管内での狭窄とは別に椎間孔狭窄がある．退行変性によって椎間孔が狭小化し，椎間孔部の神経根を圧迫または絞扼することで神経根症状を生じるものである．好発高位はL5/S1高位（L5神経根障害）であり，好発年齢は60～70歳代である[3]．

　　狭窄の局在部位を基準に**中心性**と**外側型**に分類される．外側型狭窄には**外側陥凹狭窄**と**椎間孔部狭窄**が含まれる．病変部位別では，中心性では馬尾が障害されることから**馬尾型**，外側型

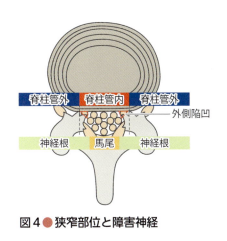

図4 ● 狭窄部位と障害神経

表1 ● 各疾患の臨床症状・神経学的所見

	椎間板ヘルニア	脊柱管狭窄症	椎間板孔狭窄
発症形式	急性	慢性	急性または慢性
神経症状	神経根症	馬尾症または神経根症	神経根症
好発高位	L4/5, L5/S1	L4/5	L5/S1
好発年齢	20〜40歳	60歳代	60〜70歳代
tension sign	＋	－	＋ または －
Kemp兆候	＋	－	＋ または －
跛行	有痛性	間欠	有痛性または間欠
動作時痛	＋	－	＋
安静時痛	＋	－	＋

文献3より引用.

狭窄では神経根が障害されることから**神経根型**，両者が混在する**複合型**に分類される（**図4**）．

2）症状

　腰部脊柱管狭窄症の特徴的な症状は**間欠跛行**（intermittent claudication：IC）と下肢の神経症状である．間欠跛行とは歩行に伴い下肢の疼痛・痺れや脱力感などが生じ，歩行が制限されるが，休憩によって再び歩行可能になる状態である．閉塞性動脈硬化症（arteriosclerosis obliterans：ASO）などの末梢動脈疾患（peripheral arterial disease：PAD）でも特徴的な症状であり，それぞれ**神経性間欠跛行**と**血管性間欠跛行**とよばれ鑑別が必要である（**表1**）．

　馬尾の障害では，多根性の神経学的所見を認め，**坐骨神経に沿った疼痛・痺れ**が出現する[3,5]．症状が進行すると膀胱直腸障害，会陰部の異常感覚などの症状を呈する．

　神経根の障害では単根性の神経学的所見を認め，**一側性の下肢痛や痺れ**を呈する[3,5]．外側型狭窄で後根神経節（dorsal root ganglion：DRG）が障害された場合は，強い下肢痛を生じる．また椎間孔狭窄に特徴的な症状として，歩行開始時から接地で下肢痛が出現する**有痛性跛行**，**動作開始時痛**，**安静時下肢痛**や**座位での激痛**などがあるが，神経根性の間欠跛行を示すこともある．

3）画像所見

　単純X線画像では，椎間板，椎体，椎間関節の変性や椎間孔の変化，すべりや椎間不安定正を確認できる．さらに脊柱管狭窄の程度を調べるにはCTやMRIによる精査が必要である．MRI検査は椎間板や椎体の変性度，脊柱管および椎間孔の狭窄状態の評価が可能で最も有用な検査である（**図5**）．椎間孔狭窄の診断にはT1・T2強調矢状断像が有用で，椎間孔内の脂肪組織の消失や神経根の形態変化から椎間孔狭窄の程度を評価できる．単純CT傍矢状断像は，椎間孔内の詳細な病態の把握に有用である．CTは骨組織の描出が明瞭で，MRIとの対比で狭窄因子が骨性組織や，軟部組織のいずれかを判断することが可能である．

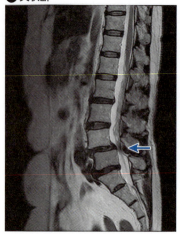
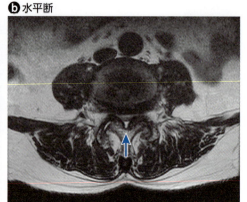

図5 ● MRI T2強調像
L4椎体がすべり，L4/5椎間板と肥厚した黄色靱帯により脊柱管が狭窄されている（→）．

3 骨粗鬆症性椎体骨折

　骨粗鬆症は「低骨量と骨組織の微細構造の異常を特徴とし，骨の脆弱性が増大し，骨折の危険性が高まる疾患」としてWHOが定義している[6]．骨密度は若年成人女性平均値（young adult mean：YAM）を基準とした骨密度の割合をYAM値として算出する．本邦の骨粗鬆症の診断基準ではYAM値が**70％未満**を骨粗鬆症としている．

　骨粗鬆症性椎体骨折（osteoporotic vertebral fracture：OVF）は骨粗鬆症に伴う脆弱性骨折のなかで最も頻度の高い骨折である．脆弱性骨折とは軽微な外力によって発生した非外傷性骨折として定義され，立った姿勢からの転倒，またはそれ以外の外力によって発症するとされている[7]．高齢者で多く発生し，好発部位は胸腰椎移行部であり**連続・多発性**に発症し，ADLやQOLを低下させ，生命予後に影響する[8]．

　特徴的な臨床所見は，**寝返りや起居動作時の疼痛**，**叩打痛**や**棘突起の圧痛**がある．骨折による神経の圧迫によって**麻痺**が生じることがあるため，神経学的所見も確認する必要がある．骨折後1〜3カ月で麻痺が生じる場合も多く，経時的な評価も重要である（**遅発性神経麻痺**）．

　単純X線では，椎体変形，椎体終板の断裂像，前壁の食い込みや突出像などを確認するが[9]，新鮮骨折や変性変化の強い高齢者では診断が困難なことがある．MRI検査は，新鮮骨折の検出に非常に優れており，T1強調像にて低信号，STIR像にて高信号であれば新鮮骨折と判断できる（**図6**）．偽関節ではT2強調像で骨折部の液体貯留を高信号として認めることが多い[10]．

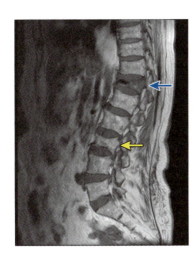

図6● MRI T1 強調像
Th12は低信号で新鮮骨折を示す（→）．
L3は椎体変形を認めるが信号変化を認めず陳旧骨折を示す（⇨）．

4 腰椎分離症・分離すべり症

　腰椎分離症は上関節突起と下関節突起間の関節突起間部の連続性が断たれ，腰痛などの症状を伴った場合を腰椎分離症，分離部で成長軟骨板にも疲労骨折をきたし腰椎が前方にすべり，腰痛や下肢痛などの症状を伴った場合を**腰椎分離すべり症**という．

　発生原因の多くはスポーツ動作などによる伸展や回旋ストレスのくり返しによって引き起こされる疲労骨折と考えられている[11〜14]．好発年齢は12〜17歳の成長期で，スポーツ選手に多い傾向がある[15]．好発部位はL5であり，男子に多い特徴を有する．成人で発症する場合は，成長期に分離が生じたものが骨癒合できず，偽関節となり，変性が進むにつれて腰痛や下肢痛を生じたものである．

　急性期では，**運動中の瞬間的腰痛，腰椎伸展時の腰痛**が特徴的な症状である[15]．立位や座位での疼痛は比較的少なく[16]，疼痛の質が鋭く，片側に偏ることが多い．身体所見では**伸展時痛による伸展可動域の減少，Kempテストでの腰痛誘発，棘突起の圧痛**を認めることが多い．一方で，骨癒合が得られず，分離に伴う椎間板変性によって疼痛が生じる場合は，動作時痛よりも**長時間座位時**に腰部の**広範囲に重だるい痛み**を生じることが多い．

　単純X線斜位像の「スコッチテリアの首輪」が特徴的な所見ではあるが，単純X線では完全骨折に至った症例の一部しか検知できない[17]．CT画像では関節突起間部の骨折線の有無を早期に評価することができるが[18]，超急性期の場合にはCT画像でも検出困難なことが多い．MRI検査ではCT画像で信号変化を認めない時点でも，椎弓根の輝度変化の有無を早期に評価することができることが報告されており，最も有用なスクリーニングツールとして推奨されている[14]．関節突起間部・椎弓根部のT1強調像における低輝度変化，脂肪抑制T2強調像もしくはSTIR像における高輝度変化が分離症急性期のMRIの特徴である．

参考文献

1) 「腰痛診療ガイドライン2012」（日本整形外科学会・日本腰痛学会／監，日本整形外科学会診療ガイドライン委員会・腰痛診療ガイドライン策定委員会／編），南江堂，2012
2) 「腰椎椎間板ヘルニア診療ガイドライン改訂第2版」（日本整形外科学会・日本脊椎脊髄病学会／監，日本整形外科学会診療ガイドライン委員会・腰椎椎間板ヘルニア診療ガイドライン策定委員会／編），南江堂，2011
3) 篠崎義雄：腰椎椎間板ヘルニア・腰部脊柱管狭窄症の診断．MB Orthopaedics 30：25-32，2017
4) 「腰部脊柱管狭窄症診療ガイドライン2011」（日本整形外科学会・日本脊椎脊髄病学会／監，日本整形外科学会診療ガイドライン委員会・腰部脊柱管狭窄症診療ガイドライン策定委員会／編），南江堂，2011
5) 白土 修，他：腰部脊柱管狭窄症．臨床リハ，24：330-337，2015
6) WHO：Assessment of fracture risk and its application to screening for postmenopausal osteoporosis. Report of a WHO Study Group. World Health Organ Tech Rep Ser, 843：1-129, 1994
7) 日本骨代謝学会・日本骨粗鬆症学会合同原発性骨粗鬆症診断基準改訂検討委員会，他：原発性骨粗鬆症の診断基準（2012年度改訂版）．オステオポローシス・ジャパン，21：9-21，2013
8) Bliuc D, et al：Mortality risk associated with low-trauma osteoporotic fracture and subsequent fracture in men and women. JAMA, 301：513-521, 2009
9) 杉田誠，他：単純X線，MRIでの診断や治療経過での推移について，偽関節も含めて．MB Orthopaedics，29：23-30，2016
10) 中野哲央：MRIによる骨粗鬆症性椎体圧迫骨折の診断と自然経過．骨粗鬆症治療，9：308-311，2010
11) Cyron BM & Hutton WC：The fatigue strength of the lumbar neural arch in spondylolysis. J Bone Joint Surg Br, 60-B：234-238, 1978
12) Letts M, et al：Fracture of the pars interarticularis in adolescent athletes：a clinical-biomechanical analysis. J Pediatr Orthop, 6：40-46, 1986
13) Wiltse LL, et al：Fatigue fracture：the basic lesion is inthmic spondylolisthesis. J Bone Joint Surg Am, 57：17-22, 1975
14) Sairyo K, et al：MRI signal changes of the pedicle as an indicator for early diagnosis of spondylolysis in children and adolescents：a clinical and biomechanical study. Spine（Phila Pa 1976），31：206-211, 2006
15) 吉田 徹：成長期腰椎分離症の診断と治療．日本腰痛学会雑誌，9：15-22，2003
16) 杉浦史郎，他：成長期腰椎分離症の理学所見と治療の実際（特集 症例報告の実践）-（運動器障害編）．理学療法の科学と研究，6：7-12，2015
17) 合田有一郎：MRI椎弓根部輝度変化からみた腰椎分離症の診断．MB Orthopaedics 27：37-41，2014
18) 酒井紀典，他：CTを用いた腰椎分離症の病期分類と治療方針（小学生発症）．MB Orthopaedics，27：21-27，2014

第2章 腰痛を適応で分ける

3 非特異的腰痛
～生物心理社会モデルにもとづいて～

三浦拓也

Point
- 非特異的腰痛の主な定義は，「解剖学的に（構造的に）原因の特定が困難である腰痛」である．
- 症状や所見が近似した対象を1つのグループとして捉え，そのグループごとに適切な評価法や介入法を考慮するという手法がClassificationである．
- 非特異的腰痛は，心理社会的要因を考慮した多面的な視点からの評価が必要である．

1 非特異的腰痛の定義

　非特異的腰痛の主な定義としては"原因の特定が困難である"腰痛である．より説明を加えるならば，「解剖学的に（構造的に）原因の特定が困難である腰痛」である．この"原因の特定が困難"という解釈に対しては，おおむね一貫した定義付けがなされている．例えば本邦や各国のガイドラインでは表1のように定義されている．加えて，腰痛領域の研究を世界的にリードしているオーストラリアにおけるガイドラインでも，同様の内容が記載されている[1]．このオーストラリアのガイドラインでは，急性腰痛を呈する人々の実に95％が非特異的腰痛であり，特異的な疾患は稀であるとも述べられている[1]．その他，ニュージーランド[2]を含む多くの国で腰痛に関するガイドラインが制定されている．

2 非特異的腰痛の診断

　原因が明らかな特異的腰痛は，腰部疾患のうちのおよそ15％を占めるとされている．その他のおよそ85％は原因が明らかではない非特異的腰痛と分類され，いわゆる腰痛症などと呼

表1 ● 各国のガイドラインに制定された非特異的腰痛の定義

日本の厚生労働省による腰痛対策指針[3]	医師の診察および画像の検査（X線やMRIなど）で腰痛の原因が特定できるものを特異的腰痛，厳密な原因が特定できないもの
ヨーロピアン腰痛診療ガイドライン[4]	特異的病態（感染・腫瘍・骨粗鬆症・骨折・変形・炎症性疾患・神経根症状・馬尾症状）のような判別可能なものではない腰痛
アメリカ腰痛診療ガイドライン[5]	重篤な基礎疾患（癌・感染・馬尾症候群）や脊椎狭窄，神経根障害，もしくはその他の特異的な脊椎障害（椎体圧迫骨折・強直性脊椎炎）などの兆候がなく生じた腰背部の疼痛．腰部の画像上における変性変化は症状との関連性はほぼないため，通常，非特異的と考えられる
オランダのガイドライン[6]	非特異的腰痛は，例えば神経根圧迫（神経根症状）や外傷・感染・腫瘍のような特定の身体所見を伴わない腰痛

称されている[7]（図1）．特異という言葉の意味は，「普通と特に異なっている」である．つまり，"非"特異的腰痛とは，言い換えるならば「普通とは特に異なって"いない"」腰痛のことを指し，明らかな特異的所見は認められないが，症状として腰痛を有している状態である．この特異的所見は何を指標としているか．本邦の医療機関においてはレントゲンやMRI画像であるのが現状である．しかしながら，この画像所見と患者の症状との関連性について，無症状の人々67名の内，31％で椎間板または脊柱管の異常が認められたとの報告や[9]，中年以上の無症候性の人々において，椎間板変性の発生率は46〜93％であったとの報告がある[10]．したがって，**画像所見と臨床症状は必ずしも一致するものではない**ということに留意すべきである．実際，イギリス[11]やアメリカ[5]のガイドラインでは，Red flagsが疑われる症例を除き，レントゲン所見は診断的価値がないため一次医療において腰痛患者全例に画像検査を行うことを推奨していない．

3 非特異的腰痛のClassification（分類）

非特異的腰痛はその原因の特定が困難なものとして定義されている，ということについて述べた．これは，言い換えるならば非特異的腰痛を有する人々は非常にバラエティに富んだ症状，所見を示すことをあらわしている．例えば，臨床において医師より非特異的腰痛を有する患者のリハビリテーションのオーダーが出たとしよう．これに対して，セラピストは評価を行い，その評価に基づいて適切な介入を行う．しかしながら，前述したように非特異的腰痛を有する人々はさまざまな症状を呈するために，適切な評価や介入の選択がそもそも困難であると考えられる．そこで，症状や所見が近似した対象を1つのグループとして捉え，そのグループごとに適切な評価法や介入法を考慮するという手法がある．これを**Classification**（分類），または**サブグループ化**という．これは，腰痛をとり巻く業界において，ここ十数年の大きなテーマである．よって，このテーマは**第4章-1**以降にて，詳しく解説する．また，本書は非特異的腰痛に対し，Classificationの考えに沿って理学療法戦略を解説している．

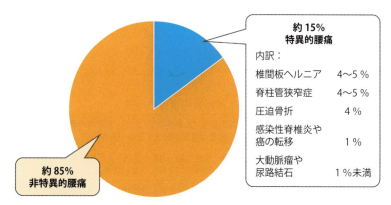

図1 ● 腰痛症例における特異的，非特異的腰痛の割合
文献8より引用．

4 非特異的腰痛と心理社会的要因

Classificationとともに，ここ十数年のキーワードとして，**心理社会的要因**があげられる．腰痛は基本的には病理解剖学的障害が原因で生じるものであり，生物医学モデルの範疇で治療されるべきである[12]，という信念が長年にわたり維持されている．しかしながら，前述したように病理解剖学的障害が原因と識別され診断されるのはほんの8〜15％であり，大部分は病理解剖学的障害がみつからない非特異的腰痛と診断される[13]．つまり，生物医学モデルや人間工学モデルのみでは非特異的腰痛に適切に対処しきれず，多面的な視点をもった評価が必要であるということである．先行研究においては，人間工学的アプローチのみでは腰痛の改善に効果が認められなかったという報告もある[14]．

そこで近年重要視されている要素の1つが，心理社会的要因である．

心理社会的要因の兆候はYellow flagsともよばれる．心理社会的要因にはさまざまな要因があるが，大きく分けて認知的要因（cognitive factors），情緒・感情的要因（affective・emotional factors），社会的要因（social factors）に分類されている[15]．そのなかでも，さらに表2のように区分される．認知的要因とは「患者が頭で考えること」，情緒的・感情的要因とは「心で感じること」，社会的要因は「患者をとりまく環境要因」であると考えると理解がしやすい．

実際に，非常に多くの研究において非特異的腰痛と心理社会的要因との関連性が報告されている．この心理社会的要因は具体的には鬱や恐怖回避思考，自己効力感，仕事の満足度などを指すが，機能障害の重症度や過去の治療歴なども含むことがある[16]．その他，破局的思考や運動恐怖感，精神状態の身体化，対人関係，職場の上司へのストレスや同僚との不仲など，われわれの生活に密接する要素もある．本邦における腰痛ガイドライン[17]においても，腰痛の発症と遷延に心理社会的要因が影響を与えるという記載があり，非常に重要な因子として近年広く認知されるようになってきた．具体的には，腰痛の症状持続を予測する因子として鬱の有無が強く関連する[18]という報告や，恐怖回避思考は腰痛を重症化させる独立変数であったという報告[19]，自己効力感や自己管理の認知，破局的思考などが腰痛の独立的な予測因子であった[20]という報告，高い仕事の要求や低い満足感が背部痛に関連していた[21]という報告，職務ストレスや管理者のサポートが少ないこと，不安定な仕事などが腰痛増悪のリスクファクターであった[22]という報告などがあり，さまざまな心理社会的要因を変数として腰痛との関連性を検討した研究が多くある．これら先行研究はほんの一部であることからも心理社会的要因の検

表2● Yellow flagsの概要

認知的要因	情緒・感情的要因	社会的要因
注意 態度&信念 期待 自己有効性 対処	うつ病 不安 ストレス 恐れ 怒り	社会経済状況 教育 雇用 人間関係 賠償 健康医学的知識 文化 ヘルスケア機関

文献15より引用．

表3 ● スクリーニングツール

名称	内容
STarT Back Screening Tool [24]	心理面の影響が特に強い患者を識別するための評価
Örebro musculoskeletal pain screening questionnaire [25]	腰痛の慢性化リスクに対する心理社会的側面からの評価

表4 ● 心理社会的要因を評価する質問用紙

名称	内容
hospital anxiety and depression scale [26]	不安や鬱の評価
pain catastrophizing scale [27]	疼痛に関連した破局的思考の評価
Tampa scale of kinesiophobia [28]	運動恐怖感の評価
fear avoidance beliefs questionnaire [29]	恐怖回避思考の評価

討がトピックになっていることは想像に難くないはずである．これには，「心理社会的要因を検討することで患者自身が自分の健康状態をコントロールできるようになる可能性があり，これが活動性の増加や精神の安定化，ひいては医療費の削減につながるかもしれない」という将来的な展望が含まれている．

一方で，当然，人間工学的要因の評価やアプローチが功を奏す場合もある．したがって，非特異的腰痛症患者を，人間工学的要因が優位な者，心理社会的要因が優位な者，もしくは同程度関連している者などを適切に把握し，そのおのおのに特異的なアプローチを行うことが重要である．この心理社会的要因の影響は学術的な話のみで留めずに，臨床においてevidence-basedの治療を提供するためのツール[23]として活用することが望ましい．また，心理社会的要因を使用したスクリーニングツールがいくつか報告されているほか，それらを定量的に評価する質問紙も開発されている．代表的なものを表3，4に示す．

5 おわりに

本稿では，非特異的腰痛とは何か？概論的に述べた．分類や評価方法，そしてこれに応じた介入方法などの詳細は**第4，5章**にて解説していく．

非特異的腰痛と考えられる患者の数は非常に多く，その症状もまた多岐にわたる．したがって，必然的にセラピストが臨床で相対する機会は多く，またその多彩な症状の評価や介入方法の選択に難渋する場面がしばしばあるかもしれない．非特異的腰痛は構造的な問題よりも，身体の動かし方や動かすタイミングといった機能的な問題と，病態の捉え方や考え方，生活背景といった心理社会的な問題が重要な要素となるが，これはつまり，われわれ理学療法士が評価，介入の中心となることを示している．本稿は基礎知識であると同時に，最も重要な知見でもあるため，十分に理解していただきたい．

■ 参考文献

1) 「Evidence-based Management of Acute Musculoskeletal Pain：A Guide for Clinicians」(Australian Acute Musculoskeletal Pain Guidelines Group ed), Australian Academic Press, 2004
2) New Zealand Guidelines Group. New Zealand acute low back pain guide：incorporating the guide to assessing psychosocial yellow flags in acute low back pain. Accessed February 3, 2010
3) 厚生労働省：平成28年　国民生活基礎調査の概況（http://www.mhlw.go.jp/toukei/saikin/hw/k-tyosa/k-tyosa16/dl/16.pdf）
4) Airaksinen O, et al：Chapter 4. European guidelines for the management of chronic nonspecific low back pain. Eur Spine J, 15 Suppl 2：S192-S300, 2006
5) Chou R, et al：Diagnosis and treatment of low back pain：a joint clinical practice guideline from the American College of Physicians and the American Pain Society. Ann Intern Med, 147：478-491, 2007
6) Bekkering GE, van Tulder MW, Hendriks HJM, Oostendorp RAB, Koes BW, Ostelo RWJG, Thomassen J：Dutch physiotherapy guideline for low back pain. (KNGF richtlijn lage rugpijn) Ned Tijdschr Fysiother；111：(Suppl. 3)：1-24, 2001
7) Deyo RA & Weinstein JN：Low back pain. N Engl J Med, 344：363-370, 2001
8) Deyo RA, et al：What can the history and physical examination tell us about low back pain? JAMA, 268：760-765, 1992
9) Borenstein DG, et al：The value of magnetic resonance imaging of the lumbar spine to predict low-back pain in asymptomatic subjects：a seven-year follow-up study. J Bone Joint Surg Am, 83-A：1306-1311, 2001
10) Jarvik JG & Deyo RA：Imaging of lumbar intervertebral disk degeneration and aging, excluding disk herniations. Radiol Clin North Am, 38：1255-66, vi, 2000
11) Royal College of General Practitioners, Chartered Society of Physiotherapy, Osteopathic Association of Great Brain, British Chiropractic Association, National Back Pain Association: Clinical Guidelines for the Management of Acute Low Back Pain. Royal College of General Practitioners, London, 1996 and 1999.
12) Bagnall DL：Physiatry：What's the end game? PM R, 2：3-5, 2010
13) 「The Back Pain Revolution 2nd Edition」(Gordon Waddell, ed), Churchill Livingstone, 2004
14) Martimo KP, et al：Manual material handling advice and assistive devices for preventing and treating back pain in workers. Cochrane Database Syst Rev,：CD005958, 2007
15) 「Musculoskeletal Clinical Translation Framework: From Knowing to Doing」(Mitchell T, et al), Curtin University, 2017
16) Hilfiker R, et al：Value of predictive instruments to determine persisting restriction of function in patients with subacute non-specific low back pain. Systematic review. Eur Spine J, 16：1755-1775, 2007
17) 「腰痛診療ガイドライン2012」（日本整形外科学会・日本腰痛学会/監，日本整形外科学会診療ガイドライン委員会・腰痛診療ガイドライン策定委員会/編），南江堂，2012
18) Croft PR, et al：Course and prognosis of back pain in primary care：the epidemiological perspective. Pain, 122：1-3, 2006
19) Matsudaira K, et al：Potential risk factors for new onset of back pain disability in Japanese workers：findings from the Japan epidemiological research of occupation-related back pain study. Spine (Phila Pa 1976), 37：1324-1333, 2012
20) Foster NE, et al：Distinctiveness of psychological obstacles to recovery in low back pain patients in primary care. Pain, 148：398-406, 2010
21) Macfarlane GJ, et al：Evaluation of work-related psychosocial factors and regional musculoskeletal pain：results from a EULAR Task Force. Ann Rheum Dis, 68：885-891, 2009
22) Lang J, et al：Psychosocial work stressors as antecedents of musculoskeletal problems：a systematic review and meta-analysis of stability-adjusted longitudinal studies. Soc Sci Med, 75：1163-1174, 2012
23) Hill JC & Fritz JM：Psychosocial influences on low back pain, disability, and response to treatment. Phys Ther, 91：712-721, 2011
24) Hill JC, et al：A primary care back pain screening tool: identifying patient subgroups for initial treatment. Arthritis Rheum, 59：632-641, 2008
25) Hockings RL, et al：A systematic review of the predictive ability of the Orebro Musculoskeletal Pain Questionnaire. Spine (Phila Pa 1976), 33：E494-E500, 2008
26) Zigmond AS & Snaith RP：The hospital anxiety and depression scale. Acta Psychiatr Scand, 67：361-370, 1983
27) Sullivan MJL, et al：The Pain Catastrophizing Scale：Development and validation. Psychol Assess, 7：524-532, 1995
28) Kori SH, et al：Kinisophobia: A new view of chronic pain behavior. Pain Manag, 3：35-43, 1990
29) Waddell G, et al：A Fear-Avoidance Beliefs Questionnaire (FABQ) and the role of fear-avoidance beliefs in chronic low back pain and disability. Pain, 52：157-168, 1993

第 2 章 腰痛を適応で分ける

4 急性腰痛
～考え方とマネージメント～

中村幸之進, 三木貴弘

Point

- 急性腰痛は, Red flags を除外し, 非特異的腰痛と判断したら Yellow flags（心理社会的要因）のスクリーニングを実施することで介入方略を検討する.
- 心理社会的要因が少ない急性腰痛の場合, 適切なアドバイス・安心を与え, 症状をコントロールし, 定期的なフォローアップを実施する. 心理社会的要因が強い急性腰痛に対してはこれらを考慮した理学療法が必要である.
- 適切な急性腰痛のマネージメントを行うことで, 腰痛の慢性化や再発をさせないようにする.

　急性腰痛のマネージメントにおいてはエビデンスにもとづいたガイドラインが存在している. 本稿では, オーストラリア・ニュージランド・日本の腰痛のガイドラインをもとに, 急性腰痛のマネージメントについて紹介する（図1）. 症状をコントロールするための介入方法は, **受傷・発症機転**, 腰痛の**原因**, また, 個々の患者の**症状・兆候**などにもとづいて決定する. 4～6週間後, 症状が改善傾向であれば引き続き選択した介入方法を継続する. 症状が改善していなければ, 評価・介入方法を見直す必要がある. また, **Yellow flags**（心理社会的要因）・**Red flags** を再確認することも重要である.

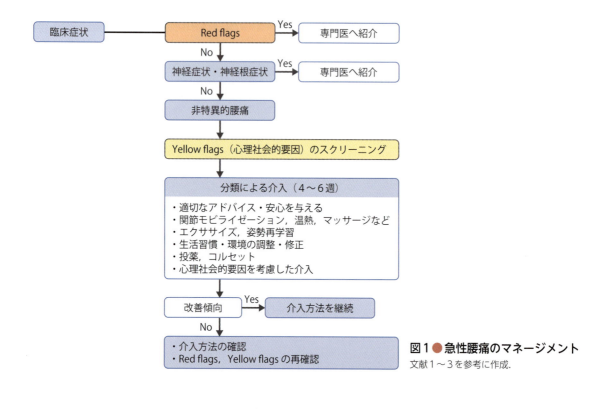

図1 ● 急性腰痛のマネージメント
文献1～3を参考に作成.

1 急性腰痛と慢性腰痛

　腰痛を考える際に，適応で分けることの他に，病期で分類することも重要である．腰痛を病期によって急性か慢性かに分類すると，本質的には発症からの期間で明確に判断できるものではなく，組織損傷から想定できる痛みが急性腰痛であり，想定を超えた訴えのある痛みが慢性腰痛と定義する．なぜ組織損傷の想定を超えた疼痛，すなわち慢性腰痛が出現するかは，生物心理社会モデルを用いることで理解しやすい（**第1章-4**参照）．

　腰痛が慢性化してしまう原因は様々であるが，急性腰痛のきっかけは組織損傷などの生物的要因であり，心理社会的要因は最小限である（**表1**）．しかしながら，慢性化するにしたがい心理社会的要因の割合が大きくなってくる（**図2**）ため，それらを無視することはできない．疼痛は組織の損傷などの生物医学的要因のみで引き起こされるのではなく，多くの社会心理的要因が疼痛を増強させる（**図3**）．よって，慢性化した腰痛に加え，急性腰痛の時点でも生物心理社会モデルをもとにした評価・介入を行い，慢性化を防ぐことが重要である．

> **Evidence 慢性化した腰痛患者の特徴**
>
> 2週間以内に非特異的腰痛を発症した973名（男性54.8％，女性45.2％）を対象に12カ月間，疼痛・機能障害・仕事復帰を前向きに調査し，予後不良因子を検討した．
> 結果として，約30％の患者が12カ月後も完全に回復していなかった．
> 回復していない患者の特徴は，「発症時に疼痛レベルが高い人」「活動量を制限していた人」「抑うつ傾向な人」「痛みが永続的に持続すると考えていた人」「労災などの補償がある人」であった．
> このことからも，腰痛が長引き慢性化する原因は，心理社会的要因が関連することが示唆される[5]．

表1 ● 急性腰痛と慢性腰痛の違い

	急性腰痛	慢性腰痛
原因	組織損傷などの生物的要因	・過度な恐怖感 ・間違った知識 ・痛みへの破局的思考 ・周りの非協力 ・補償 ・身体的要因 など，心理社会的要因も含む複合的要因
治療戦略	・生物医学的な介入 ・適切な回復を導くアドバイスや患者教育 ・早期からの心理社会的要因のスクリーニング	・原因を分類し，それにあった介入（**第5章**参照）

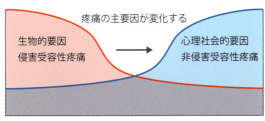

図2 ● 腰痛の時期による主要因の変化

2 Red flags の除外

　急性腰痛の患者を担当した場合，理学療法の適応かどうかを評価する（**第2章-1参照**）．本邦では，Red flags の除外は医師が行っている．しかしながら，腰部または他部位でのリハビリテーション実施中にRed flagsが出現する場合もあるため，初期評価にはなかった症状・兆候の出現などは注意が必要である．初期評価では，どの部位にどういった症状（疼痛・しびれ・感覚低下など）があったのか，なかったのかを記録する必要がある．症状・兆候の記録にはボディチャートが有用である（**第3章-1参照**）．

3 非特異的腰痛の判断

　急性腰痛において，非特異的腰痛と特異的腰痛ではマネージメントの方向性が異なる．本邦の腰痛診療ガイドラインでは，Red flags・神経症状がない腰痛の場合，非特異的腰痛と判断し，疼痛と機能障害に応じてまずは4〜6週間の保存的治療を行う．一定期間の保存的治療で軽減がみられない場合に画像検査を推奨している[3]．腰痛と**下肢痛**がある場合，下肢痛が関連痛なのか，神経由来の疼痛なのか，また，別問題なのかを整形外科テストや神経学的検査を実施して判断する（**第3章-2参照**）．それにより特異的腰痛の可能性がある場合は，医師と連携しながらそれぞれの原疾患に対する介入を行う．
　非特異的腰痛である場合は，心理社会的要因のスクリーニングを行う．

4 Yellow flags のスクリーニング

　腰痛の原因や腰痛の改善の妨げになる要因として，Yellow flags（心理社会的要因）があることはすでに述べてきた．
　Yellow flags の多さと慢性疼痛の関係は報告されており[5]，Yellow flagsが多いグループに対しては早期にその要因を把握して介入方法を調整することがよりよい結果をもたらす[6]．
　よって急性腰痛の段階からYellow flagsの評価を行うことが重要であるが，それらを簡易的

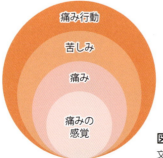

図3● Loeser の痛みのオニオンモデル
文献4より引用．

に分類できるスクリーニングツールが存在する．代表的なものとして，Orebro Musculoskeletal Pain Screening Questionnaire[7]や，STarT Backスクリーニングツールが有用であり，どちらも患者自身が質問用紙に答える自己記入形式で行われる．本稿では日本語版が存在しているSTarT Backスクリーニングツールを紹介する．

1) STarT Backスクリーニングツールとは

　　　STarT Backスクリーニングツールは，イギリスで開発され，腰痛の予後予測，心理社会的要因の把握に用いることが可能である．点数に応じてlow risk, medium risk, high riskの3グループに分類し，それぞれの分類に応じて介入する．日本語版の妥当性も報告されており[8]，Keele Universityのサイトからダウンロードが可能である[9]．STarT Backスクリーニングツールは，身体的要因に関する質問が4問，心理的要因に関する質問が5問の合計9問で構成されており（図4），質問ごとにさまざまな側面に対応している．

2) 分類の方法とそれぞれの解釈

　　　合計3点以下をlow riskグループ，合計4点以上で心理的要因に関する質問（問5～9）が3点以下の場合をmedium riskグループ，合計4点以上で心理的要因に関する質問が4点以上の場合をhigh riskグループと分類する（図5）．

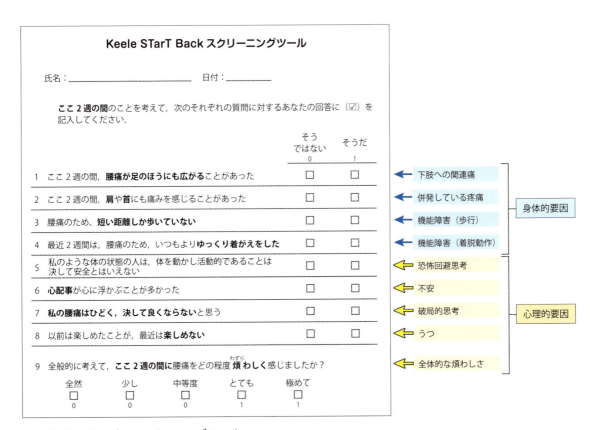

図4● STarT Backスクリーニングツール
左図は文献8より引用，右図は著者が作成．

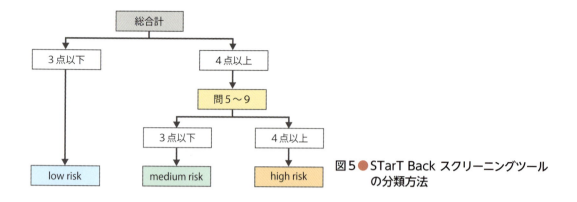

図5 ● STarT Back スクリーニングツールの分類方法

表2 ● グループごとの介入方法の1例

	介入方法	注意点
low risk グループ	・腰痛に関するパンフレットの配布 ・活動を継続するようアドバイスを与える ・予後は良好なことを説明する ・セルフマネージメントの用紙を渡す ・適切な薬を処方する	・low riskグループは治療が必要ないというわけではない ・STarT Backスクリーニングツール使用後は，身体機能面の評価を必ず実施する ・不良姿勢や可動域制限などの身体機能の問題，また，不適切な動作や習慣などによって腰痛を発症・受傷した場合は，評価にもとづいた理学療法が必要である
medium risk グループ	・low riskグループの介入方法 ・エビデンスにもとづいた理学療法（徒手療法，エクササイズなど）	・low riskグループの注意点に準じる
high risk グループ	・low riskグループの介入方法 ・心理社会的要因を考慮した理学療法（徒手療法，エクササイズなども含む） ・認知行動療法	・high riskグループ全員が，心理社会的要因が問題で慢性腰痛になるわけではない ・身体機能の改善とともに疼痛が軽減し改善に至る場合もある

　　low riskグループは比較的に予後が良好であるとされている．よって，特別な理学療法や投薬は最小限でよく，適切なアドバイス・安心を与える，過度な投薬や治療を避けるよう医師と相談する，腰痛に関する正しい情報を提供するといった介入方法を実施する．medium riskグループは，low riskグループの介入方法に加えて，個々の患者に応じた理学療法（徒手療法，エクササイズなど）を行う．high riskグループも同様に，low riskの介入方法に加えて，心理社会面を考慮した理学療法（徒手療法，エクササイズなどを含む），認知行動療法などが提案されている（表2）[7,8,10]．心理的要因の影響が大きい腰痛に対する介入方法については，**第5章-6**を参照してほしい．

> **memo　STarT Backスクリーニングツールの注意点**
> 心理的要因に関する質問がハイスコアの場合，結果の伝え方は慎重に行うべきである．腰痛の原因の1つに心理社会的要因があることを知らない患者は多く，また，「痛い原因は身体のどこかが悪い」と考えていることが多い．「スコアが○○なので，心理面の問題もあります」と簡潔に伝えたら，再来院することはないだろう．筆者自身，慎重に伝えたつもりが，伝えたのを機に再来院しなかったという経験は何度もある．心理社会面のスクリーニング結果をすぐには伝えない，身体機能・構造の面も説明しながら心理社会面の説明をする，といった工夫が必要である（**第3章-1**，**第5章-6**参照）．

5 急性腰痛の介入方法（心理社会的要因が少ない場合）

　急性腰痛の介入方法の基本戦略は，3で紹介したように患者の危険度により変わるが，心理社会的要因が最小限な患者に対しては，適切なアドバイス・安心を与える，症状をコントロール，また，必要に応じて定期的なフォローアップを実施することである．

　定期的なフォローアップでは，セルフマネージメントを正しく行えているか，継続できているか，症状の変化や再発がないかを確認することが大切である．また，不適切な動作や習慣，作業環境がある場合，修正・調整されているか評価する．

　フォローアップの期間・頻度は，患者の要望・都合やリハビリテーションが実施可能な期間などに影響を受ける．筆者は症状が改善してきたらリハビリテーションの頻度を1週間に1回から2週間に1回とし，2週間に1度のフォローアップを複数回くり返し，問題がなければリハビリテーション終了としている．

　疼痛が消失したらリハビリテーションを終了するのではなく，再発予防のためのリハビリテーション，フォローアップを実施するようにしたい．

　ここでは，心理社会的要因が最小限の場合（low risk）の具体的介入方法を紹介，解説する．心理社会的要因が多く認められた場合は，主観的評価での対応およびマネージメントを調整する必要がある（**第3章-1**，**第4章-5**，**第5章-6**参照）．

1) 主観的評価

　主観的評価では，患者の認識していること，信じていること，考えていることを捉える必要がある．患者によっては「自分自身の腰痛の原因は○○だ」と考えていることがある．仮説が合っている場合もあるが，仮説が誤っている場合，患者自身の仮説を否定するのではなく，評価・治療を通じて修正していく必要がある．他にも，今回の腰痛がはじめてなのか再発なのか，発症機転はあるのか，改善してきているのかなどを確認することが大切である（詳細は，**第3章-1**参照）．

　再発をくり返している腰痛の場合，患者自身の腰痛に対する認識・姿勢・習慣がどうなのか，不適切な場合，自覚しているのかどうかも評価していく必要がある．これらを自覚している場合としていない場合では，マネージメントの内容が異なる．例えば，発症機転が「よくない姿勢をずっとしているので」と患者が述べた場合は姿勢に対して介入がしやすいだろう．一方で，不良姿勢を認識していない場合，良姿勢・不良姿勢について認識を修正する必要がある．

　急性腰痛の姿勢評価では，疼痛回避姿勢なのか，疼痛回避姿勢が必要か，修正するか判断しなくてはならない．組織損傷による腰痛の場合，ある程度の期間は疼痛回避姿勢や動作は治癒促進に必要である．急性期を過ぎて組織損傷が改善してきたら，疼痛回避姿勢・動作を修正していく．しかし，組織損傷が改善してきても，疼痛回避姿勢・動作が残存している場合がある．残存する理由はさまざまであるが，誤った自己管理方法を誤学習している場合もある．例えば，「痛いときは前屈をしないように」と言われた結果，「前屈してはいけない，前屈は痛い」と誤認識し，前屈を避ける行動（恐怖回避行動）が形成されてしまうことがある．主観的評価にて，治療歴・治療内容・受けたアドバイスの有無を確認することが大切である．不必要な疼痛回避姿勢・動作，また，不適切な活動制限による二次的な機能障害を引き起こさないようにしなけ

ればならない．

2）客観的評価

　客観的評価は腰痛の重症度に応じて調整するとよい．腰痛の重症度は，主観的評価にて，疼痛の強さ・疼痛誘発動作の種類・疼痛の持続時間などを総合的に判断して決定する．例えば，疼痛の強さがNRSで7/10，立位の伸展動作ですぐに疼痛が誘発され，疼痛がしばらく持続するといったケースでは腰痛の重症度は高く，客観的評価は慎重に行う必要がある．立位での伸展動作から評価するのではなく，屈曲動作から評価する，伸展動作は座位または四つ這い位での骨盤前傾に伴う腰椎伸展から評価するといった工夫が必要となる．

> **コツ　座位姿勢の認識を評価する**
> 筆者は，長時間の座位姿勢で疼痛を誘発する患者で，問診中に不適切な座位姿勢（例：骨盤後傾位・胸腰椎後彎位）をとっている場合，問診の最後に「よい姿勢をとれますか？」と質問している．「よい姿勢って何ですか？」と答える場合，よい座位姿勢の認識がないことがほとんどである．一方で，座位姿勢の修正が誤っていることもある．主観的評価の最後は，座位姿勢を修正できるか，立ち上がりはどうか，と客観的評価へとつなげている．

3）適切なアドバイス・安心を与える

　急性腰痛の患者への適切なアドバイスは，①普段の生活を継続し，②安静臥床を避けて，③徐々に活動量を上げていくことである．腰痛により仕事を休んでいる場合，できるだけ早期に仕事を再開することは各国のガイドラインでも推奨されている．

　また，コルセットをしている場合，疼痛が強い時期にのみ使用することを推奨し，コルセットに依存しないようにすることが必要である．コルセットを外すことに対する不安・恐怖心が強い場合は，「コルセットを外す時間帯をつくりましょう」などとよびかけ，徐々にコルセットがなくても大丈夫だということを認識してもらうとよい．

　疼痛が強い場合，疼痛が増悪していくことや慢性化することに対する不安・恐怖があることが多いため，セラピストは安心を与える発言・アドバイスを行うとよい．身体機能・構造の問題点を細かく説明すること，「変性があります」「腰が弱いです」といった発言は，患者の不安を助長するリスクがあるため注意したい[10]．不安・恐怖などの心理的要因によって形成された疼痛回避姿勢・動作は，不適切な呼吸パターンや運動パターンとなることがある．医師を含めた他の医療職から言われた言葉・アドバイスが，患者の認識や行動を変えることはよくある．「画像と症状が一致しないことはよくあります」「変性は顔のシワと同じです」といった言葉は，患者に安心を与える1つの有効策である．

> **コツ　「痛みがあったらやめてください」の使い方は慎重に！**
> 臨床で「痛みがあったらやめてください」とアドバイスすることがあるが，このアドバイスが不安・恐怖心が強い急性腰痛患者にとって逆効果になる場合もある．「痛みがある動作＝よくない」と強く信じ，改善に影響を与える場合があるため「痛みはよくなってくるので，普段の生活をしてください」とアドバイスするといいだろう．

4）症状のコントロール

　病院・クリニックなど医師がいる医療機関においては，急性腰痛の症状コントロールとして，

投薬と理学療法が同時に実施されることが多い．投薬の場合，非ステロイド性抗炎症薬（NSAIDs），アセトアミノフェンなどが処方される．投薬以外の症状コントロールの介入方法として，関節モビライゼーション，温熱，マッサージ，エクササイズ，姿勢再学習，生活習慣，環境の調整・修正などがある．評価およびクリニカルリーズニングにもとづいて，個々の患者に応じた介入方法を実施していくとよい．

> **コツ　疼痛よりも機能面にシフトする**
> 疼痛に対して神経質になっている場合や，過度に不安になっている場合，疼痛よりも機能面について確認するとよいだろう．「痛みはどうですか」「痛みはどのくらいありますか」ではなく，「最近どうですか」「どう過していましたか」と機能面や生活レベルの変化，改善度について情報共有するとよい．以前できなかったことができるようになったら，その変化について患者自身が気づくような言葉をかけるとよい．

6　おわりに

急性腰痛のマネージメントでは，Red flags を除外し，Yellow flags をスクリーニングをして，患者のリスク分類に応じた適切な介入を行う．分類方法の1つであるSTarT Back スクリーニングツールは，急性の非特異的腰痛に対して有用である．急性腰痛のマネージメントで重要なことは，慢性腰痛に移行させないこと，再発を防止することであり，そのためにも患者に応じた適切な介入を行う重要性を再度ここで強調する．

■ 文献

1) 「Evidence-based Management of Acute Musculoskeletal Pain」（2004 Australian Acute Musculoskeletal Pain Guidelines Group），Australian Academic Press, 2004
2) 「New Zealand Acute Low Back Pain Guide」（New Zealand Guidelines Group），ACC, 2004
3) 「腰痛診療ガイドライン2012」（日本整形外科学会，日本腰痛学会/監，日本整形外科学会診療ガイドライン委員会，腰痛診療ガイドライン策定委員会/編），南江堂，2012
4) Loeser JD：Low back pain. Res Publ Assoc Res Nerv Ment Dis, 58：363-377, 1980
5) Henschke N, et al：Prognosis in patients with recent onset low back pain in Australian primary care: inception cohort study. BMJ, 337：a171, 2008
6) Nicholas MK, et al：Early identification and management of psychological risk factors ("yellow flags") in patients with low back pain：a reappraisal. Phys Ther, 91：737-753, 2011
7) Linton SJ & Boersma K：Early identification of patients at risk of developing a persistent back problem：the predictive validity of the Orebro Musculoskeletal Pain Questionnaire. Clin J Pain, 19：80-86, 2003
8) Matsudaira K, et al：Psychometric Properties of the Japanese Version of the STarT Back Tool in Patients with Low Back Pain. PLoS One, 11：e0152019, 2016
9) Keele University：Matched treatments.（https://www.keele.ac.uk/sbst/matchedtreatments/）
10) O'Sullivan, P & Lin, I：Acute low back pain：Beyond drug therapies, Pain Management Today, 1：8-13, 2014

第3章 非特異的腰痛の評価

1 主観的評価
〜たかが問診，されど問診〜

江戸英明

Point
- 問診は評価・治療として何が必要なのかを把握するために行う．話の流れや患者の反応を考慮しながら臨機応変に質問の流れ・順序を変えることも必要である．
- 心理社会的要因を理解するためには，慢性化のリスクがどの程度あるのかを確認するだけでなく，どの要因が最も影響しているのかを把握することが重要である．
- 心理社会的要因が優位である患者には，痛みに影響する要因を自ら見つけ出させるような動機づけ面接が有用である．

1 主観的評価（問診）の重要性

　問診には多くの可能性が秘められており，患者らが何を求めて医療機関を訪れるのかを理解するため，適切な評価や治療，介入の方向性を決定するため，そしてわれわれがかかわる患者らの問題を把握するための出発地点として非常に重要な技術の1つである．本稿では，身体的評価や治療技術と同等に重要な問診を，具体的な質問内容やその解釈，社会心理的要因への対応や，動機づけ面接（motivational interviewing）をどのように応用するかを紹介する．

> **Evidence　問診の重要性**
>
> Petersonら[1]の研究によると，医師が鑑別診断を行う際に，80名中61名（約76％）は問診だけで診断可能であり，10名（12％）は身体的評価後，9名（11％）はラボ試験によって診断が可能であったとされている．このように，問診による治療方針の決定づけは理学療法士においても非常に重要である．また，Mainら[2]，患者らが医療機関を受診する理由として，以下のものを報告している．
> ・症状（痛みや機能障害）の完治または軽快
> ・診断名の確定
> ・医療従事者に「自分は大丈夫だ」と思わせてもらえる安堵
> ・症状（痛みなど）が幻想ではなく，本物であるという確信
> ・ストレス，不安や憤りの表現
>
> これらのことを把握することによって，患者とのラポールを形成し，われわれ理学療法士が提供する治療やマネージメントがセラピストの独りよがりにならず，患者と同じ方向を向いて共通のゴールをめざしていくということが可能となる．

2 問診の実際の流れ

問診票の一例を本稿の最後に示してあるので参照していただきたい（図1, 2）．ここからは，実際に開業権が与えられているオーストラリアでの理学療法教育をもとにして問診を紹介する．これは，診断学的な意味合いでの問診ではなく，診断名が医師によってつけられていたとしても，われわれ理学療法士が担当する患者に，評価・治療として何が必要なのかを把握するために使用する問診として捉えていただきたい．以下に流れを示してあるが，われわれの質問に対して患者の反応・返答はさまざまであり，会話の流れや患者の反応を考慮しながら**臨機応変に質問の流れ・順序を変える**ことも必要である．

1）現病歴

患者らが整形外科を訪れる最も多い理由としては「痛み」があげられるが[3]，痛みがあることによって起こる二次的な障害・影響を把握することも非常に重要である．そのため，はじめの質問として open question（memo 参照）を使用することをお勧めする．open question で患者が何を問題点としているのかを把握し，**その後に続く質問も，患者が打ち明けた問題を中核として聞いていく**．これは，ただ単に形式上全てを網羅するために聞くのではなく，患者が何を求めているのかを評価・治療を通じて見失わないために重要な点である．

例えば患者の主訴が，「ゴルフのスイング時に起こる腰痛」であった場合，その他の生活習慣や日常生活活動の把握も重要であるが，評価の主眼は「ゴルフのスイング」ということを頭の片隅に入れて評価を進めていくべきである．さらに，現病歴では腰痛発症の経緯を確認することも重要である．腰痛が外傷によるものなのか，それとも外傷はないが徐々に悪化してきたのか，外傷はないが急性に悪化したのかなどにより，腰痛を引き起こしている原因が異なるため介入の方向性が変わってくる．痛みを治療の対象とする医療従事者は，必ずしも痛みが組織の損傷と比例しないことを理解しておく必要がある（詳しくは**第1章-4**参照）．

> **memo： open question と closed question**
> open question とは，回答者が自由に答えることができる質問の形式である．例えば，「本日はどうされましたか？」や「何がお困りでしょうか？」と言った質問は，回答者によって**それぞれ違った悩みを打ち明けることが可能**であり，問題が痛みだけでない場合（例えば，腰痛により物がもち上げられない，孫と遊べない，スポーツ復帰ができないなど），患者が思う重要な問題を打ち明けることが可能な質問形式である．
> closed question とは，回答者が「はい」，「いいえ」など，限られた選択肢のなかから回答を選ぶ質問形式のことをいう．これは，他にも痛みの強度（VAS）などを確認する際や，質問者が**特定の回答を探している場合**（例えば「前屈で痛みが増しますか？」や「痺れや麻痺がありますか？」など）に有用である．

2）ボディーチャート

現病歴で「痛み」が主訴である場合，それらの詳細をボディーチャートに記入する．ここでは，痛みに限らず，しびれ，麻痺などの症状も記入可能である（表1）．また，以下の項目についても確認する．

2カ所以上に症状がある場合，2つに関連性があるかを確認する．例えば，腰痛と下肢痛が

表1 ● ボディチャート記入時に確認すること

①症状の部位		痛みのある範囲を図示する
②性質※	侵害受容性疼痛	鋭利痛
	炎症性疼痛	疼くような鈍痛
	神経障害性疼痛	動作に伴わない痛み 急に起こる痛み 電気が走る痛み 焼けるような痛み
③強度（NRS）		どのような時にどの位痛むのか
④頻度		常にあるのか，動作に伴い出現するのか，しばらく座っていると徐々に出てくるのか，など
⑤深さ	深部	痛みを感じている部位を触っても再現することが難しい場合，関連痛の可能性が考えられる
	表層部	圧を加えるなどによって再現することが可能な痛みでは局部に問題がある可能性が考えられる

※これがすべてではないが，痛みの性質を判断する材料として確認する（詳細は**第1章−4**参照）．

ある場合に，腰痛が悪化すると下肢痛が悪化するのか，その逆もあるのか，それとも腰痛も下肢痛も個別で存在するのかなどを聞くことにより，関連性を明確にしていく．具体的には「腰痛が悪化すると脚の痛みも悪化しますか？」という質問に対し，答えが「はい」の場合，下肢痛が腰部からの関連痛である可能性を考える．また，「腰痛がなくても脚の痛みを感じることがありますか？」に対して，答えが「はい」の場合，腰痛と下肢痛が個別の問題として存在することが考えられる．これは，下肢痛に限らず痺れや麻痺などの他の症状でも使用可能な質問である．

3) 現病歴に関連する既往歴・過去の治療

ここでは一般的な健康状態や，その他の合併疾患を記載するのではなく，現病歴（例：腰痛）に関連するものを記載する．以前にも似たような症状があったのか，今回の腰痛のきっかけとなった事故やケガがあるのか，もし治療を受けたことがあるのであれば，どのような治療を受けてきたのか，それらの効果はどうであったかなど，今後の治療方針を決定する手助けとなる．また，特に慢性痛を有する場合，過去の治療・マネージメントにてどのような説明を受けてきたのか，患者が自分の問題をどのように理解しているのか信念・信条（belief）を知るために重要な情報である（**2**−13）参照）．

4) 症状の傾向 (symptom behaviour)

ここでは，どのような動作・要因が腰痛を悪化・軽減させるのかを確認する．治療方針の決定づけはもちろん，病態を理解する補助的情報となる．

■1 悪化動作・要因

悪化動作・要因は個人によって異なるが，非特異的腰痛に多く認められる悪化動作に，**腰を曲げる，物をもち上げる，長時間の立位・座位保持**などがあげられる．これらの動作が悪化要因であることを確認すると同時に，症状が出現するまでの時間，そのときの痛みの強度（VAS），その動作を終了した後に痛みが消失するまでの時間，もしくは痛みが残る場合にはどれくらい

の時間残るのかなどを確認する．これらは過敏性（irritability）とよばれており，その患者の身体的評価をどの程度行えるのかという指標になる．例えば，急性期腰痛に頻繁に認められる過敏性が高い患者に対して，必要な評価を1から10まですべて行うことは患者の症状を悪化させる可能性が高い．1度痛みを生じるとその後の評価においても痛みが持続し，正確な評価が行えない．

2 軽減動作・要因

患者らの症状が何によって和らぐのかといった情報は，治療・マネージメントの方向性を決定する補助的役割がある．急性痛の場合，NSAIDs（非ステロイド性抗炎症薬）の服用や，痛みが極端に強い場合などには安静によって症状が改善することは多く認められる．なかには，急性期でも外傷を伴わない腰痛に関しては，動き回ることによって痛みが改善し，逆に長時間の座位などで動かないと痛みが強くなるという患者もいる．これは，評価・治療（徒手療法や運動療法）を行ううえで，あまり動かしすぎないほうがいいのか，それとも積極的に動いてもらった方がいいのかを判断するために有益な情報である．

慢性痛において頻繁に認められる軽減要因に，受動的な治療（例：ホットパック・安静・マッサージ・電気治療など）が挙げられる．受動的な治療に頼りがちな患者では，一時的な症状の改善はあるが，長期的な効果の持続が認められない場合が多く[4]，患者が抱える問題が単純に器質的な問題（筋や関節の硬さなど）だけでなく，Motor control（**第5章–3**参照），鬱や不安などの心理社会的要因（**第4章–5**，**第5章–6**参照），生活習慣の問題など複雑な要素が関連している可能性がある．

さらに，心理社会的要因などが複雑に関連している患者を担当した際，われわれセラピストが考えがちな思考過程として「あぁ，この人に痛みは器質的なものだけではないな．心理社会的要因がどのように痛みに影響するのかを説明しないと！」と患者に伝えたくなることがある．これを **righting reflex** という（詳しくは**3**参照）．

> **memo** 症状の傾向を考えてみよう
>
> 腰痛の症状の傾向を考える時，急性期と慢性期に分けて考えてみる．外傷を伴うことが多い急性期では，悪化動作，軽減動作などに一貫性が認められることが多い．例えば，受傷機転が何か重いものをもち上げた後に急激な腰の痛みが起きた場合（いわゆるぎっくり腰），悪化要因としては腰部屈曲方向への動作，軽減要因としては腰部正中位の保持，安静など，言い換えれば器質的な痛みに関連している場合が多い．
> 対照的に，慢性期の場合にはさまざまな要因が複雑に影響している場合が多い．中枢性感作などは非器質的要因の代表例である．特徴としては，ただ衣類や何かが触れただけで痛みを感じてしまう（異痛症：allodynia），痛みが外傷部位の腰以外へ広がる，一定量の刺激を加え続けると痛みが増強してしまう，冷刺激に対して過剰な痛みを感じるなどがあげられる（中枢性感作に関して詳しくは**第4章–3**参照）．
> さらに，慢性腰痛患者において，急性期のような腰の外傷がないにもかかわらず，腰を1度曲げるだけで数時間は痛みで動けなくなってしまうことや，10分ほど運動するだけで数日間は安静にしなければいけないほど腰痛が悪化してしまうなどといったことを患者から聞いたことはないだろうか？これは，通常組織が耐えうる機械的刺激の量と，その患者の示す反応が不均衡な状態であり，中枢性感作を疑う重要な情報となりうる．

5）24時間での変化（24 hours behaviour）

痛みが1日を通じてどのように変化しているかは，痛みの性質を判断する補助情報となる．

また，前述の悪化・軽減要因と合わせて考えることにより，患者の痛みをより深く理解することができる．

1 朝

起床後，30分以上継続する痛みや症状の部位に**硬さ**（stiffness）が存在する場合には，炎症性の疾患・疼痛の可能性が考えられる．侵害受容性疼痛の場合には，起床時への影響はあまりなく，悪化動作・要因などによって影響されることをよく経験する．また，30分以上続かない朝のこわばりは変形性関節症（osteoarthritis：OA）などで多く認められる．

2 日中

日中の症状の変化は，悪化・軽減要因と合わせて考えることにより，悪化予防のためのアドバイスや，機能的動作の評価を行う方向づけとして用いることができる．しかし，同じ作業（例えばパソコン作業）1つをとっても，それが姿勢や長時間の座位によるものなのか，仕事のストレスによるものなのか，さまざまな要因を考慮する必要がある．

さらに，悪化要因の多数存在する場合，open questionによりまずは患者のbeliefを確認することも有用である．具体的には，「日中のパソコン作業が腰痛を悪化させるということですが，パソコン作業の何が原因だとお考えですか？」などの質問がよいだろう．しかしながら実際には，答えがあまり明確でない場合も多い．その場合，closed questionによって考えられる要因を探っていく．「それは姿勢の問題ですか？」「仕事環境（机や椅子のセッティング）の問題ですか？」「仕事に伴ったストレスによるものですか？」など，具体的に考えられる要因を確認していく．姿勢が問題であれば，姿勢の改善を試みたか，それは誰かに指導されたのか，またそのことによる症状の改善・反応はどうだったかを確認する．ストレスが原因であれば，仕事のストレスが少ない週末には症状が軽いのかなどもマネージメントの方向性を手助けする有益な情報となる．

3 夜

夜間時痛の解釈に関しては注意が必要である．一般的には，極度の夜間時痛がある場合には，炎症性の疾患・症状，腫瘍・癌などの**理学療法適応外の重篤な疾患**（Red flags）が疑われるとされている．しかし，夜間時痛があるからといって，必ずしもそうとは限らない．どの姿勢をとっても改善しない夜間時痛，発汗，体重減少，癌の既往歴などの情報があり，身体的評価にて器質的な痛みが再現されない場合には，「夜間時痛」という情報の重要性が増す．あくまでも1つの情報として理解し，その他の評価と統合して解釈する必要がある（Red flagsに関して詳しくは**第2章-1参照**）．

夜間時痛を確認する際に，入眠が困難なのか，入眠はできるが夜中になると痛みで目覚めるのか，目覚めた後すぐに再び入眠できるのか，なども重要である．入眠が困難な場合には，それが痛みによるものか（炎症性疾患），考えごと・不安などが頭から離れず眠れないのか〔不安や破局的思考などに代表される心理社会的要因（Yellow flags）の示唆〕などの情報はマネージメントにおいて重要である．入眠は可能だが，痛みによって目覚めてしまう場合には炎症による問題が考えられる．特に外傷を伴う急性期においては最初の数日間に痛みによって眠れないことは多く認められる．

> **Evidence** 睡眠と痛みの関係
>
> 近年，睡眠と痛みの関係に関して理解が深まってきている．そのなかでも，日中の痛みが悪化することによって睡眠が阻害されるのか，それとも睡眠の質が保てないことよって痛みの感受性が高くなるのかといった論議が多くなされている．Finan[5]らの報告では，2005〜2013年までの間に出版された睡眠と痛みに関する論文を吟味し，先ほど述べた双方の関係が認められるが，夜間に睡眠の質が保てないことによる翌日の痛みへの影響の方が強いと報告している．
>
> 睡眠が阻害されることによる痛みへの影響としては，痛みの感受性の向上，閾値の低下などがあげられており，痛みをより感じやすくなってしまうことが報告されている[6]．そのため，特に慢性痛を有する患者を担当する場合には，睡眠の質は病態を理解するうえで確認しておきたい情報である．

6) 機能的制限 (functional restriction)

ここでは患者が痛みによって何ができないのか，何に困っているのかを確認する．痛みによる機能的制限は，身体的評価を行うための指標となる．急性期の場合，腰痛患者ではものを拾う，靴下やズボンを履くなどといった腰を曲げる動作が阻害されていることが多いが，これは器質的な痛み（侵害受容性や炎症性の疼痛）による場合が多い．

対照的に，慢性痛においては急性期からの組織の治癒過程を経てもなお痛みや機能的制限が生じている場合が多い．既往歴でも述べたように，患者がある一定の行動・習慣をとる理由として，患者らの非器質的要因，例えばbeliefが非常に重要となってくる．機能制限が腰を曲げるといった動作であっても，急性期のように侵害受容性刺激による痛みで曲げることができないというよりは，患者が自分の腰にはヘルニアや退行性変化があることによって痛みが出ており，それ以上のダメージを避けるために曲げないようにしなければ，などといった思考過程がその患者の行動・習慣をあらわしていることもある（fear-avoidance behaviour：恐怖回避行動）．そのため，同じように腰を曲げる動作が障害されているといっても，それぞれ個々の背景を考慮することが重要である．

その他にも，労災の患者において実際に仕事復帰のために行わなければならない動作，高齢者であれば孫を抱き上げる際の動作や庭いじりの姿勢，事務系の仕事によって痛みが悪化するのであれば座位姿勢・パソコンの長時間使用，スポーツ選手などであればその特異的な動作の確認をするなど，身体的評価につなげるための有用な情報となり得る．

7) 一般的健康状態 (general health)

ここでは，合併症（心疾患・糖尿病・癌の既往・骨粗鬆症・肥満など）の確認をする．これらの情報はカルテに記載されていることが多いが，筋骨格系疾患を有する患者の背景を理解するうえで重要である．例えば，患者が骨粗鬆症を有する場合，治療でマニピュレーションを行うことは禁忌である．また，癌の既往歴は **2**−5)−**3** の夜間時痛などと合わせて腰痛を生じている原因を考える重要な情報となる（詳細は**第2章−1**参照）．

また，身体活動レベルはカルテに記載されていないことが多いため，問診にて確認することも重要である．特に慢性痛を有する患者では，不活動や運動不足が痛みの慢性化に影響していることが近年の研究によって報告されている[7]．また，肥満による痛みへの影響は単純にバイオメカニクス的な要素のみではなく，慢性的な低度の炎症が関連していることなどが明らかに

なってきている[8]．肥満に関しては，患者自身も気にしている場合が多く，治療者としても患者に直接聞きづらい話題である．しかし，「○○さんの一般的な健康状態はいかがでしょうか？」などといった質問は，患者が自らの健康状態（肥満）に関して打ち明けやすい状況をつくることができる．

8) 服薬 (medication)

服用している薬剤名・処方量を確認することはもちろんのこと，その効果によって痛みの性質を理解するための判断材料にすることが可能である．例えば，外傷を伴う急性期において，夜間時痛が存在し，NSAIDsにて痛みが和らいでいる場合には炎症性の痛みの可能性が高い．痛みの性質が下肢へ広がり，焼ける，または電気が走るような痛みを訴えており，リリカ®（プレガバリン）の服用で痛みが軽減している場合には神経障害性疼痛が疑われる．これらの情報は，医師などの他職種と治療方針を決定するうえで重要である．

9) 画像所見 (medical imaging)

もし患者がすでにX線やCT・MRIなどの結果を有している場合，その所見に対して患者はどう理解しているかを確認する．これは，カルテなどにすでに記載されている場合もあるが，実際にその所見が自分の症状とどのように関連していると考えるかを患者に確認することによって，前述で述べたbeliefを理解するための手助けとなる．具体的には，「医師にどのように説明されましたか？」などの質問が有用である．

> **memo 画像所見の重要性？**
>
> 画像所見に関しては，近年のエビデンスによって症状との関連性が低いことは一般的に認知されてきている[9]．しかし，椎間板ヘルニア，狭窄症や退行性変化などの所見が症状と全く関連性がないわけではない．鑑別するためには適切な身体的評価が非常に重要となってくる（**第3章-2**参照）．
> 画像所見の重要性を問診にて理解するには，以下の内容を頭に入れておくと有用である．例えば患者がすでにMRIなどをもとに椎間板ヘルニアや狭窄症，退行性変化などが腰痛の原因であると告げられている場合，「腰痛発症の機序」を明確にする必要がある．今まで腰痛を経験したことがなく，数日前に重いものをもち上げた際に腰痛を発症したが，下肢痛・筋力低下・感覚障害など椎間板ヘルニアによる神経根症状などが全く認められず，痛みも腰部に限局されている場合には，MRI画像所見上のヘルニアや退行性変化の重要性が低くなることが考えられる．これは，ヘルニアを含めた退行性変化などは数日で起こるものではなく，加齢とともに長年に渡ってわれわれの体に認められる「通常の変化」であり，腰痛発症以前にも退行性があったにもかかわらず痛みを感じていないからである．非特異的腰痛とは，原因がわからないのではなく，Red flagsや特異的腰痛（例：神経根症状を伴った椎間板ヘルニア）などを除外した際につけられるのが一般的である．
> もちろん，椎間板ヘルニアが認められており，神経支配領域の深部腱反射の消失，筋力低下，感覚障害が認められる場合には，画像所見上のヘルニアという情報の重要性が高くなる（詳細は**第2章-2**を参照）．

10) Red flags

Red flagsに関しては，さまざまな情報を統合したうえで判断する必要がある．例えば，腰痛患者で特に思い当たる受傷機転もなく，急性の激しい痛みを生じ，夜間時痛がひどく，どの姿勢をとっても痛みに変化がなく，全身的な倦怠感，原因不明の体重減少，癌の既往歴などが

ある場合には**非器質的**な痛みの原因・病態（例：悪性腫瘍）が疑われる．その他にも，患者が高齢であり，骨粗鬆症などの合併症を有しており，受傷機転が尻餅をつくなどの転倒の場合，圧迫骨折の可能性も考えられる．また，腰痛において重要な情報として**馬尾症候群**があげられる．急性腰痛発症（発症後24時間以内）に伴った膀胱直腸障害・下肢感覚・運動障害などの出現は，救急医療の対象である[10]．このように，ケースによって背景は異なるため，さまざまな要因を考慮する必要がある（詳細は**第2章-1**参照）．

11）心理社会的要因（Yellow flags）

1 SBSTによる評価

心理社会的要因が患者の病態にどのように影響しているのかを理解するために，スクリーニングツールの使用は1つの方法として有用である．**第2章-4**で紹介されているSTarT Backスクリーニングツール（SBST）はセラピストが患者に直接確認しにくい内容を話すきっかけとして使用できるが，なかには最初からすべてを正直に書かない患者もいることを理解しておく必要がある．初回評価のときなどにはあまり深く聞きすぎないなどの考慮も必要であるが，1度セラピストと患者のラポールが形成されると，患者自ら話しはじめるといったこともある．

SBSTにおいて，単純にスコアを出して慢性化のリスクがどの程度あるのかを確認するだけでなく，SBSTの臨床応用として問診に用い，心理社会的要因による痛みへの影響を把握することも有用である．例えば，質問5では恐怖回避行動，質問6では不安，質問7では破局的思考，質問8ではうつ，質問9では煩わしさ（フラストレーションやストレスとも捉えられる）などの情報が得られる．これらの各質問でどの要因がその個人にとって重要なのかを把握し，問診のなかで確認する．各項目の質問例を以下の**表2**に記載する．

あくまでも，ここでは各質問項目に対するopen questionの例を示したが，患者の反応によってclosed questionを使い，さらに深く理解していくことも可能である．重要なことは，心理社会的要因（Yellow flags）が存在するからといって，「その患者の痛み」に必ずしも影響しているわけではないということを知っておく必要がある．これは，ストレスを感じている，うつ症状があるからといって，それらのことが患者の痛みを慢性化させている要因であると端的に

表2 ● SBSTをもとにした問診の応用例

SBSTの質問項目		具体的な質問例（open question）
質問5（恐怖回避行動）	「私のような体の状態の人は，体を動かし活動的であることは決して安全とは言えない」	「○○さんは体を動かし活動的であることは安全ではないとお考えですが，どういったことがきっかけでそのようにお考えになったのでしょうか？」 「これは医師や家族，友人などにそういったアドバイスをもらったのでしょうか？」
質問6（不安）	「心配事が心に浮かぶことが多かった」	「○○さんは心配事が心に浮かぶと示されていますが，もう少し詳しくお話しいただけますか？」 「実際にどのようなことを不安にお感じでしょうか？」
質問7（破局的思考）	「私の腰痛はひどく，決してよくならないと思う」	「○○さんは腰痛がひどく，決してよくならないとお考えですが，どういったことがきっかけでそのようにお考えでしょうか？」 「逆に，腰痛の改善にはどういったことが必要だとお考えですか？」
質問8（うつ）	「以前は楽しめたことが，最近は楽しめない」	「具体的にはどのようなことが楽しめていないのでしょうか？」
質問9（煩わしさ）	「ここ2週間でどの程度腰痛を煩わしく感じましたか？」	「こちらの質問で，煩わしく感じていると書かれていますが，具体的にどのようなことを煩わしく感じましたか？」

はいえないということである．痛みが発生する以前からストレスを感じている，またはうつ症状を有している場合もあれば，痛みが続くことによってストレス，睡眠障害やうつが引き起こされたことも考えられる．このように心理社会的要因といっても，痛みとの関係性は複雑で必ずしも一方向でない．

2 ストレスを自覚する患者に対する問診

もし患者がストレス（煩わしさ）を感じていることを認めた場合，それが患者自身の痛みにどのように影響しているのかを確認することも重要である．以下のような質問が有効である．

> 「先ほど腰痛によって，仕事に集中できない煩わしさ（ストレス）を感じているとおっしゃっていましたが，ストレスを感じているときに○○さんの痛みがより強く感じられることなどはありますか？」

もし痛みが悪化する場合には，ストレスがその患者の痛みに関連している可能性が考えられるが，もし悪化しない場合にストレスが原因だと決めつけてしまい，それ以上深入りした質問をすることによって，患者との信頼関係を崩してしまうことが考えられる．内容的にも心理社会的な面に関しては患者らがすべてを正直に話さないことも多く，初回評価の際にはさわり程度の質問ですませておく方がよい場合もある．もし患者がストレスと痛みの関係性を認めた場合には，ストレスを生じている要因やその対処法などを確認することによって治療・マネージメントとしての患者教育へとつなげることができる．これは，ストレスに限ったことではなく，睡眠障害・不安・うつ・怒りなども同様に確認することができる．

3 慢性痛を自覚する患者に対する問診

もし患者が慢性痛を有している場合に，これらの話題を導入する方法として以下のような会話術も有用である．

> 「○○さんの痛みが○年以上続いていて，今までさまざまな治療やアドバイスを受けてこられたということですが，筋肉や関節などの問題以外でご自身の痛みに影響する要因など他に思い当たることはありますか？」．もしこの質問に対して患者が思い当たる節がなければ，「近年の研究で，長年続く痛みに関する要因としては単純に筋肉や関節などの問題だけではないことがわかってきています．そのなかでも，ストレス・不安・鬱・睡眠障害などが痛みに影響を与えることが知られてきています．○○さんの経験のなかで，これらのことが痛みに影響している経験などはありますか？」

これらの質問は，慢性痛すなわち心理社会的要因というように決めつけるのではなく，あくまでも患者の経験をもとに確認する作業が重要である．

12) ゴール・期待 (goal・expectation)

これらの問診を統合したうえで，患者の求めているゴール・期待を確認する．ゴール設定は，患者とセラピストが同じ方向を向いて評価・治療を行うために重要な項目である．もちろん治療者が思う最適な短期ゴール，長期ゴールなどを設定することも重要であるが，ラポールを築く過程で重要な点は，「患者が何を求めて，自分の目の前に座っているか」を把握することである．これは，治療者と患者のすれ違いを防ぐためにも重要である．

例えば，慢性的に腰痛を患っている患者がわれわれの医療機関を受診した時，治療者は患者が慢性痛の根治・改善を求めて受診していると考えてしまうのは当然のことである．もちろん患者の多くは根本的な治療を求めていることに間違いはないが，もし患者が求めているものが短期的（その治療内）での症状の改善であった場合，患者の満足度や信頼関係を形成するために行うべきその日の治療内容も変わってくる．例えば徒手療法による治療もその1つであるが，心理社会的要因が優位の痛みだからといって，痛みの患者教育を行うのみでは患者の満足度も上がらず，次回の予約がキャンセルされることもありうる．

このような患者においては，あくまでも長期のゴールを把握したうえで，その日の患者のゴールは何なのかを確認し，徒手的な治療では短期効果しか見込めないない場合にはそのことを説明し，患者の同意を得たうえで治療を行うことが望ましい．そのためゴール・期待を確認する作業は重要である．これは，問診を一通り終えた後に確認することもできるが，患者のなかにははじめからマッサージなどを求めている患者もいる．問診を終えた時点で患者が期待するものが明確でない場合には，「○○さんの今日の治療でのゴールは何になりますか？」と質問するとよい．

13）信念・信条（belief）

beliefとは，その患者が「問題は何だと思っているのか」ということである（詳しくは **コツ** 参照）．ここでは，付随して恐怖回避行動について言及する．恐怖回避行動とは，患者が特定の動作や行動を避けることで，beliefと密接な関係があるとされている[11,12]（詳細は**第1章–4，第5章–6**参照）．そのことを理解せずに，われわれセラピストが「○○さん腰を曲げても大丈夫ですよ」と促したところで，「いやぁ，でも腰痛が悪くなるのは嫌ですし」といった反応が返ってくることは往々にしてある．そのため，恐怖回避行動を改善させるためには，患者のbeliefを把握したうえで，適切な身体的評価を行い，患者へ再教育を行っていくことが重要である．

> **コツ** 信念・信条（belief）を理解するためには？
>
> 具体的に患者のbeliefを知るためには，「以前どのような治療・説明を受けてこられましたか？」「○○さんは腰痛の原因はなんだと理解されていますか？」などの質問が有用である．痛みが慢性化している場合には，特にbeliefがその患者の習慣的な行動にかかわっている場合が多い．例えば，腰椎が不安定と言われたためにインナーマッスルを常に使用し，腹部の緊張を常に高めているためにリラックスすることができず，腰痛が慢性化していることや，腰部が脆いといった考えから腰部を屈曲させることを避けている場合もある（fear-avoidance behaviour，**第1章–4**参照）[11]．
>
> 他にも，狭窄症などの「退行性変化」が腰痛の原因だと思っている患者に対して，今回の腰痛発症以前に腰痛があったのかを確認することは重要である．もし退行性変化がX線所見で認められていたとしても，今回のエピソードが数日前に重いものをもち上げた際に起こり，それ以前に腰痛がないのであれば「退行性変化」という情報の重要性は低くなる．これは，退行性変化というものは数日間のうちに生じるものではなく，年を重ねることにより偶然的な所見として存在している可能性があるからである．

3 応用編：動機づけ面接（motivational interviewing）

　最後に，カウンセリングスタイルの1つとして**動機づけ面接**を紹介する．これは，臨床心理士の2人によって1983年にはじめて発表されたもので，その後，薬物乱用や生活習慣病改善など，さまざまな場面において支持されているカウンセリングスタイルである[13]．特に慢性痛を有する筋骨格系疾患患者では，単純に器質的な問題のみでなく，心理社会的要因や生活習慣など広い範囲での改善が求められることも珍しくない．評価を進めていくうちに，セラピストのなかで心理社会的要因が優位の痛みであると判断した場合，患者に説明しなくては，と思い**righting reflex**に陥る[13]．これはセラピストが正しいと思うことを，患者に正論を用いて説明し，行動変容を起こしてもらおうといった意図から認められるセラピスト側の反応であるが，多くの場合セラピストの意図とは相反して患者のマイナスな思考や行動が強くなる傾向が認められる．これを**back fire effect**（バックファイア効果）という[14]．

　その概念を応用して考えてみる．慢性腰痛を有する40代男性．彼は腰痛の原因が椎間板ヘルニアによるものと考えている（しかし，神経根症状や受傷起点なし）．腰痛は数年前より徐々に悪化し，発症以前に人間関係でのストレスや不眠症が認められ，以前は週数回通っていたジムも辞め，体重もここ数年で15 kg増加した．気分的にも落ち込みがちで仕事も病欠が増え，週末には家に引きこもることも増えてきた．

　これらのストーリーを聞いたときに，われわれの頭の中では，痛みが器質的な問題だけではない可能性があるのではないかと考えていることが予測される．いわゆるクリニカルリーズニングといわれるものだが，ここで起こりがちなのがrighting reflexである．痛みに対する機序を知っているがゆえに，心理社会的要因や生活習慣が患者の痛みにどのように影響しているのか，また椎間板ヘルニアや退行性変化というものは痛みの関連性が低いといった事実を患者に伝えたくなる気持ちが芽生え，実際に痛みに対する患者教育をその場ですぐに行ってしまう．このときの患者の反応としては，「私の痛みは椎間板ヘルニアによるものだと言ってるのに，なぜこの人は私の話を聞いてくれないのだろう」や，「絶対に自分の腰痛はヘルニアからきてるはずだ！」といった考えが強くなってしまうことも認められる．患者のbeliefは，自分が信じている以外の要因・事実で覆されそうになると，そのbeliefがより強化されることが報告されている[14]．これがback fire effectである．

　そのため，ここで重要なのはその場で患者教育を行いたい気持ちをできるだけ抑えて，「患者が自ら痛みに影響する要因を見つけ出すために導くこと」である．これはreflective questioning（自問させる質問）とよばれており，非常に難しいスキルであると同時に，心理社会的要因を有する慢性腰痛患者に対しては有用なスキルである．ここでの「導き」とは，治療者が質問を投げかけることによって，**患者自ら答えを出す，もしくはセラピストが患者教育を行える機会をつくる**といったものである．また，筆者はできるだけ身体的評価に関連したことを主に聞いていき，そこで答えが見つからない場合に心理社会的要因を模索するようにしている．以下に会話の例を紹介する．

セラピスト「○○さんは先ほど腰痛の発症に至った経緯が思い当たらないとおっしゃっていましたが，何か他に心当たりはありますか？例えばそのときに今までやったことのない運動やアクティビティをはじめたとか，体に普段通り以上の負荷がかかるようなことはありましたか？」

患者「いいえ．特に思い当たりません…．」

セラピスト「そうですか．原因がわからずにきっと歯がゆい思いをされてきたことだと思います．痛みに関しては非常に複雑で，さまざまな要因が関連することが研究でもわかってきているのですが，先ほど○○さんがおっしゃっていたように腰痛が発症される前に職場でストレス（これは睡眠障害，不安，鬱などでもよい）を感じていたとのことですが，○○さんのなかでストレスと腰痛に関して何かお気づきのことはありますか？」

患者「そういえば，ストレスを感じているときに腰痛が悪化することがあります．」

セラピスト「そうなんですね．○○さんのなかで，ストレスと痛みの関係性についてどのようにお考えですか？」または，「○○さんは，ストレスがどのように痛みに影響しているのか，今まで担当していただいた医師やセラピストから説明されたことはありますか？」

患者「特にありません…．」

このような流れになったときに，患者はストレスと痛みが何らかの形で関連しているという結論に至ることができる．また，患者がその機序を理解していないと確認した後に，はじめてわれわれセラピストが患者教育を行う機会をつくることができる（痛みの教育については**第5章-5，6**参照）．これは，back fire effectを避けるためにも重要なスキルの1つである．ここで注意しておきたいのは，すべての患者に対してreflective questioningが有用なわけではなく，特に行動変容などを必要とする慢性痛を有する患者に有用と感じている．さらに，ここで痛みに対する患者教育を行ったとしても，すべての患者が難なく納得するわけではないことも述べておく．患者がそれでも痛みが椎間板ヘルニアからきていると主張する場合には，椎間板ヘルニアの神経根症状が身体的評価にてどのような症状・兆候として現れるのか，患者に説明しつつ，一緒に探求することによって患者が納得できる結論に達する必要がある．

4 おわりに

このように，問診によって得られる情報は非常に多く，われわれの身体的評価・介入方針を決定していくうえでの重要なスタート地点となる．患者と治療者のラポールが形成されるのも，多くの場合は良好なコミュニケーションを通じてであり，われわれの治療効果を左右する大きな要因となる．非特異的腰痛患者に限らず，すべての筋骨格系疾患を有する患者に対してスキルアップした問診を行うことにより，後述する身体的評価，介入（治療・マネージメント）の精度や効果をさらに高めることができるだろう．

職業：

スポーツ・趣味：

身体活動レベル：

ボディーチャート：

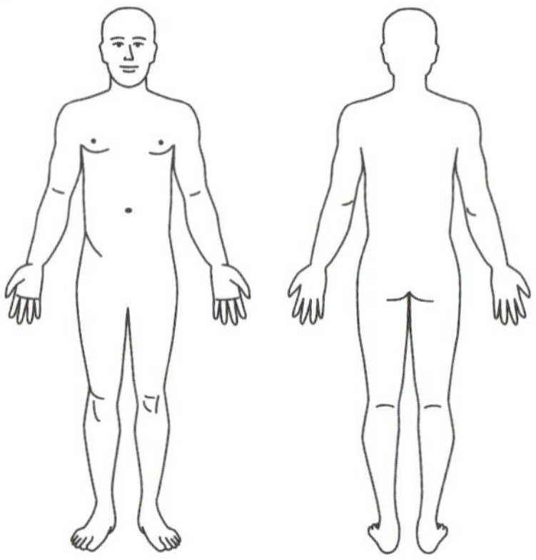

現病歴：

既往歴（関連するもの，過去の治療を含む）：

症状の傾向
　　悪化動作・要因：　　　　　　　　　　　　　　　　　　軽減動作・要因：

24時間での変化（24 hour behaviour）

　・朝：

　・日中：

　・夜：

図1 ● 問診票

機能的制限：

一般的健康状態：

服薬（その効果）：

画像所見（日付 / 病態所見）：

Red flags ：

体重の変化：

癌の既往歴：

脊髄・馬尾症候群（膀胱直腸障害）：

心理社会的要因
　・ストレス：
　・睡眠：
　・不安：
　・うつ：
　・スクリーニング質問紙：

ゴール・期待：

信念・考え（belief）：

職業：会社員（主にパソコン業務）．
スポーツ・趣味：ジムにてトレーニング．
身体活動レベル：週3回，1～2時間のトレーニング．
　　　　　　　　＊ジムに関しては約1年前にやめてしまった．

ボディーチャート

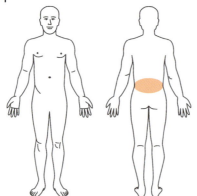

- 両腰部から殿部の深部にかけての重だるい，疼くような痛み（右が若干左より痛い）．
- 痛みは常にあるわけではないが，仕事終わりには NRS 5～6/10，腰を曲げる際には NRS 3～4/10．
- 痺れ・麻痺・下肢放散痛などなし．

現病歴
- 数年前に腰痛発症．特に思い当たる受傷機転なし．ある朝起きた時に腰痛に気づくも，そのうち治ると思いそのままにしておくが数カ月経っても軽減せず，近所の接骨院受診．温熱と電気治療を数カ月受けるも改善せず整形外科受診（約1年前）．
- MRIにて右L4/5椎間板ヘルニアと腰椎OAが見つかる．リハビリオーダーにて腰部マッサージ，コアスタビリティ，ストレッチの指導などを受けるも改善せず，数カ月後に通院をやめる．
- ここ数カ月，腰痛の頻度・強度ともに悪化してきているため，前回とは違った病院（当院）来院．
- 1年前にずっと通っていたジムも辞めてしまい，その後体重増加傾向である．
- 腰痛発症以前に職場での人間関係の悪化があり，すごくストレスを感じていたことを思い出すも，自分の腰痛とどのように関連しているのかは不明確である．

既往歴（関連するもの，過去の治療を含む）
- それ以前の腰痛の経験なし．交通外傷やその他の筋骨格系疾患の既往なし．
- 治療としては，温熱・電気治療，マッサージとストレッチを行うも短期しか改善せず再度腰痛が悪化するため，継続せず．

症状の傾向

悪化動作・要因
- 職場：長時間の座位（1時間以上で痛み増加）．
- 腰を曲げる．物を持ち上げる．
- ストレスを感じていると痛みが増加．

軽減動作・要因
- 座位から立ち上がり，動き回ると改善するが，また仕事に戻ると痛みが戻る．
- ホットパックにより一時的に軽快する．

24時間での変化（24 hour behaviour）
- 朝：全身的に疲れているが，特に30分以上続く痛みもなし．
- 日中：仕事の日は1日の終わりに腰痛が悪化．休みの日には家でテレビを見たりして過ごすことが多いが，仕事の日に比べると痛みは軽い．
- 夜：仕事の日の夜は痛みで眠れないことあり．休日にも痛みはあるが，今後の不安と，職場の人間関係などの考え事で眠れないこともあり．平均睡眠時間4時間．前日の睡眠が阻害されると，翌日に痛みが増加していることあり．

図2● 問診票 記入例

機能的制限
- 長時間の座位（1時間以上座ると痛み増加）．
- ジムでの運動（悪化させるのが怖く1年前にやめてしまった）．
- 腰を曲げる，物を持ち上げる（即時の痛みVAS6/10＞3/10安静時）．

一般的健康状態
- ここ1年で15 kgの体重増加あり．通勤以外にはあまり外に出ることも少ない．
- ジムをやめたことで，食生活も乱れており，ジャンクフードを食べることが多い．
- その他，心疾患，内部疾患などの既往歴はなし．

服薬（その効果）：痛みがひどい時にはロキソニンを使用するが，普段は使わない．

画像所見（日付/病態所見）：1年前にMRIにてL4/5の椎間板ヘルニア・腰椎OAと診断．

Red flags：骨折，腫瘍などを疑わせる情報なし．

体重の変化：1年で15 kgの体重増加（ジムをやめて身体的不活動によるもの）．

癌の既往歴：なし．

脊髄・馬尾症候群（膀胱直腸障害）：なし．

心理社会的要因
- ストレス：職場でのストレス＋，ストレスと痛みに関連を認めるが詳しく説明されたことがない．
- 睡眠：平均4時間睡眠で，不安で眠れないことが多い．眠れない日の翌日は痛み増加．
- 不安：このまま良くならないのではという不安がある．仕事も休みがちで，将来的に不安である．
- うつ：気持ちが落ち込むことはあるが，それが自分の痛みに関連しているとは思わない．
- スクリーニング質問紙（**STarT Backスクリーニングツール**）：高リスク（総合8/9，心理社会的要因4/5）．

ゴール・期待：痛みを改善させるために必要なことを知りたい．痛みなく以前の生活（ジムでのエクササイズなど）に戻りたい．

信念・考え(belief)：椎間板ヘルニアからきている痛みが腰痛を引き起こしていると考えている．以前マッサージやコアスタビリティを行ったが痛みがまだあるので，手術が必要なのかもしれない．できればそれは避けたいが，もし治らないのであればそれも必要かもしれない．

文献

1) Peterson MC, et al：Contributions of the history, physical examination, and laboratory investigation in making medical diagnoses. West J Med, 156：163-165, 1992
2) Main CJ, et al：Addressing patient beliefs and expectations in the consultation. Best Pract Res Clin Rheumatol, 24：219-225, 2010
3) Mäntyselkä P, et al：Pain as a reason to visit the doctor：a study in Finnish primary health care. Pain, 89：175-180, 2001
4) 「Low back pain and sciatica in over 16s：assessment and management」(National Guideline Centre), NICE, 2016
5) Finan PH, et al：The association of sleep and pain：an update and a path forward. J Pain, 14：1539-1552, 2013
6) Lautenbacher S, et al：Sleep deprivation and pain perception. Sleep Med Rev, 10：357-369, 2006
7) Heneweer H, et al：Physical activity and low back pain：a U-shaped relation? Pain, 143：21-25, 2009
8) Gregor MF & Hotamisligil GS：Inflammatory mechanisms in obesity. Annu Rev Immunol, 29：415-445, 2011
9) McCullough BJ, et al：Lumbar MR imaging and reporting epidemiology：do epidemiologic data in reports affect clinical management? Radiology, 262：941-946, 2012
10) Gardner A, et al：Cauda equina syndrome：a review of the current clinical and medico-legal position. Eur Spine J, 20：690-697, 2011
11) Caneiro JP, et al：Process of Change in Pain-Related Fear：Clinical Insights From a Single Case Report of Persistent Back Pain Managed With Cognitive Functional Therapy. J Orthop Sports Phys Ther, 47：637-651, 2017
12) Darlow B, et al：The enduring impact of what clinicians say to people with low back pain. Ann Fam Med, 11：527-534, 2013
13) 「Motivational Interviewing Third Edition」(William R. Miller & Stephen Rollnick), Guilford Press, 2012
14) Nyhan B, et al：When Corrections Fail：The Persistence of Political Misperceptions. Political Behavior, 32：303-330, 2010

第3章 非特異的腰痛の評価

2 客観的評価

渡邊勇太, 永井勇士郎

Point

- 非特異的腰痛の客観的評価について, 詳細な方法やポイント, 検査結果の判定や解釈を理解することが重要である.
- 各検査項目は, 特異的腰痛を除外したうえで行うことが重要である.
- 各検査において再現性を高めたり正確な効果判定を行うためには, 検者の手や検者・被検者の立ち位置, 口頭指示などを毎回同じように行えることが重要である.

神経症状の検査

　非特異的腰痛の客観的評価やその後の治療において, 特異的腰痛を混同してしまうと, 治療の方向性の間違いはもとより, 医療事故や過失につながる可能性もあるので注意が必要である. 特異的腰痛と非特異的腰痛の相違に関しては**第2章**, **第4章**を参照してほしいが, 1つの指標として**神経症状の有無**があげられる. 神経症状を評価する検査は, 主観的評価, 感覚検査, 筋力検査 (MMT), 反射検査, 神経学的検査がある. これらの検査にて**陽性の場合**, 特異的腰痛の可能性があるため, 医師の再診断も含めて考慮する必要がある.
　ここでは, 神経学的機能低下の検査を中心に紹介する.

1 神経学的検査

　神経組織の機械的運動と, 機械的緊張および圧迫に対する神経の感受性を評価する[1].

1) SLRテストとラセーグテスト (図1)[2]

- **目的**：神経症状の有無の確認.
- **患者肢位**：背臥位.

【手順】
①患者の下肢を股関節中間位・膝関節伸展位から他動的に屈曲させ, 主訴である疼痛が誘発されるかを確認する (SLRテスト, 図1a).
②疼痛が出現する場合, そこから股関節・膝関節を屈曲させ下肢を下ろし, 疼痛が軽減するかどうかを確認する (ラセーグテスト, 図1b).

●**陽性所見**：①にて症状が誘発される場合は，SLRテスト陽性，②で主訴である疼痛の軽減を認める場合はラセーグテスト陽性と判定する．どちらも陽性である場合は，神経症状があることを疑う．また，SLRテスト陽性（①での疼痛誘発）の定義や解釈に関しては諸説あり，注意が必要である（memo 参照）．

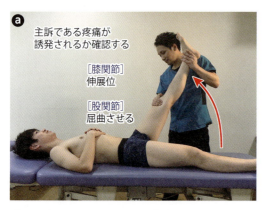
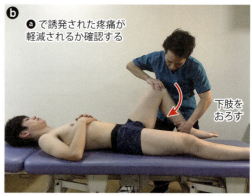

図1● SLRテストとラセーグテスト

> **memo ▶ SLRテストの解釈は？**
>
> SLRテストの陽性所見が出現する際の下肢挙上の角度によって原因部位の特定をする報告があり，J.Magee[1]は，SLR検査の動態に関して，「0〜35°：坐骨神経の緩みがとれていくが，硬膜に緊張はかからない」，「35°：坐骨神経に緊張がかかり出す」，「35〜70°：椎間板レベルの神経根にも緊張がかかる．角度が大きくなるにつれ，神経根の変形は小さくなってくる」，「70°以上：これ以上下肢を挙上しても，神経根の変形は生じない．疼痛は，腰仙部の関節痛である場合が多い」と述べている．しかしながら，本邦におけるSLRテストの定義に関して，疼痛部位や角度などに統一はなされていない．その原因に関して，森本[3]はSLRテストの特性（簡便性，多機能性），坐骨神経痛の定義および取り扱いを巡る混乱，ラセーグ（Lasègue）テストとSLRテスト陽性の混乱を挙げている．よって，これらのテストでは，「神経症状の有無」程度のスクリーニング検査として使用するのがよいだろう．

2) 端座位でのスランプテスト（図2）[1]

●**目的**：神経症状の有無の確認．
●**患者肢位**：端座位．

> **【手順】**
> ①患者に背筋を伸ばした状態で手を後ろに組ませる．
> ②患者に腰椎・胸椎を屈曲させる．その際に頭頸部も屈曲しないようにセラピストは患者の顎を中間位で支える．
> ③セラピストは対側の手で患者の肩を押し下げ，そこから患者に頭頸部を屈曲してもらう．
> ④セラピストの手で患者の頭頸部に圧迫を加えて全脊椎を屈曲位にする．
> ⑤そこから患者に足関節底屈位で膝関節をできる限り伸展してもらう．
> ※疼痛のために膝関節最大伸展困難な場合は，頸椎の圧迫を解除させて頸椎伸展できるようにする．
> ⑥膝関節伸展位を保持したまま，足関節背屈を加える．

⑦頸椎を伸展させ，疼痛が軽減するかを確認する．

- **陽性所見**：①〜⑥において主訴である疼痛が再現された場合や，⑤で頸椎伸展を加えて膝関節伸展が可能になった場合，⑦により疼痛改善を認めた場合に陽性と判定する．

⚠️**注意!!** ①→⑥のいずれかの段階で**疼痛の再現を認めた場合**は，患者に苦痛を与えないためにも**そこで検査を終了し（陽性と判定し）**，以降の手技を行わない．

スランプテスト

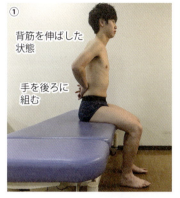
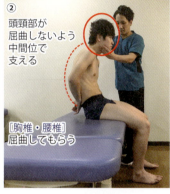
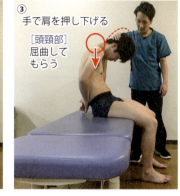
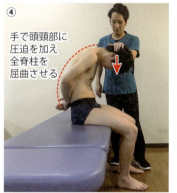
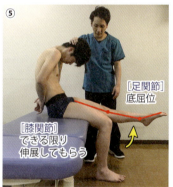
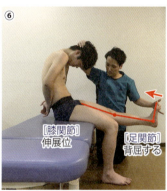
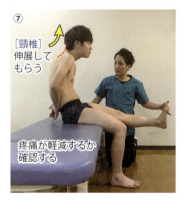

図2 ● スランプテスト

2 感覚検査，筋力検査（MMT），反射検査（図3）

　感覚検査・筋力検査・反射検査にて陽性・異常所見があった場合は神経症状が疑われる．その場合，障害されている神経根レベルでの表在感覚障害・筋力低下・深部腱反射の低下などを呈するため，これらの所見がみられた場合は特異的腰痛症の可能性を視野に入れるべきである．

図3 ● 神経症状の検査

支配神経根	L4	L5	S1
感覚領域 （感覚麻痺）	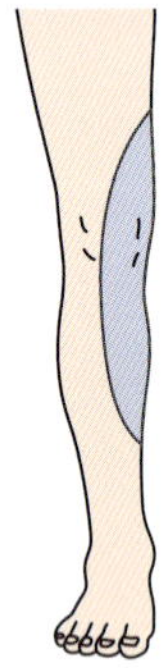	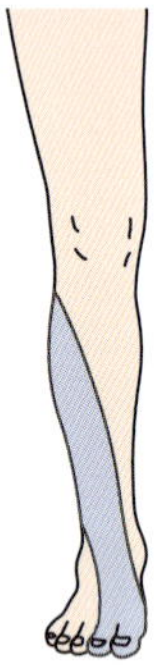	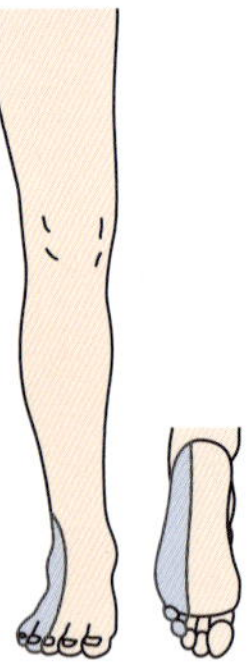
支配筋 （筋力低下）	大腿四頭筋	前脛骨筋 長母趾伸筋 長指伸筋	下腿三頭筋 長母趾伸筋 長指伸筋
深部腱反射 （減弱～消失）	膝蓋腱反射	—	アキレス腱反射

文献4を改変して転載．

非特異的腰痛に対する検査

1 姿勢評価

　姿勢評価の目的は，腰痛にかかわる筋や関節の機能不全，機械的ストレスを予測することである．観察された姿勢が，痛みが増悪または緩和される姿勢か，さらには，疼痛発生の原因か，疼痛回避の結果によるものかを考えることは臨床推論を行ううえで重要である．以下にそのランドマークやチェックポイントを記載するが，正確性を高めるためにも，患者に承諾を得たうえでできるだけ露出をすることが好ましい．

1) 立位

1 矢状面

　立位姿勢の理想的なアライメントは重心線に一致する．矢状面上におけるランドマークとしては，乳様突起〜肩峰〜大転子〜膝関節中央のやや前方（膝蓋骨後面）〜外果前方（外果の5cm前方）となる[5]（図4a）．脊柱は頸椎部では前彎，胸椎部では後彎，腰椎部では前彎を呈し

ており，腰椎が正常彎曲であるとき，骨盤は中間位である．骨盤傾斜の程度を評価する指標として福井[6]は，上前腸骨棘と上後腸骨棘の高さを目安としており，その差が2〜3横指で中間位，それ以上で前傾位，それ以下で後傾位と判断すると述べている．

矢状面上での代表的な異常姿勢としては，**後彎−前彎姿勢**，**平背姿勢**，**後彎−平坦姿勢**などがある[7]（図5）．

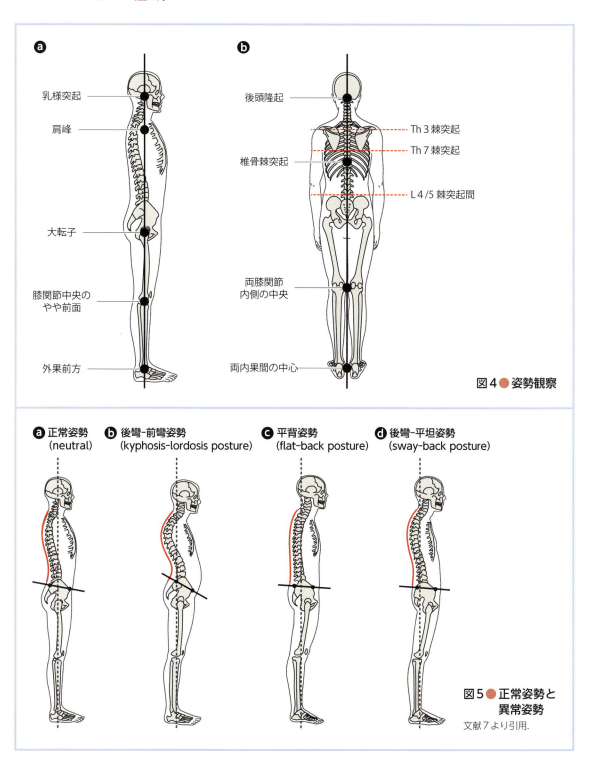

図4 ● 姿勢観察

図5 ● 正常姿勢と異常姿勢
文献7より引用．

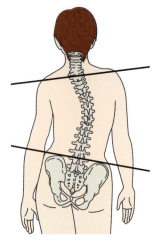

図6 ● 側彎姿勢

2 前額面

　前額面上におけるランドマークとしては，後頭隆起〜椎骨棘突起〜殿裂〜両膝関節内側間の中心〜両内果間の中心であり，これらが垂直線上にあることが理想である[5]（図4b）．脊柱は直線状であり，棘突起と対応するランドマークとして，両肩甲棘基部を結ぶ線はTh3棘突起，両肩甲骨下角を結ぶ線はTh7棘突起，両腸骨稜を結ぶ線はL4棘突起とL5棘突起の間を通るといわれている[8]．

　前額面上での代表的な異常姿勢として**側彎**があげられ，左右の肩峰・腸骨稜をつないだ線の傾きなどから確認する（図6）．

> **Evidence** 姿勢と腰痛の関連性[9]
> 青年期の男女766名を対象に，矢状面の立位姿勢より胸部〜腰部〜骨盤の関節角度を解析し4種の姿勢（正常，後彎－平坦，後彎－前彎，平背）に分類．アンケートにより背部痛との関連性を調査した．その結果，「背部痛の経験」「1カ月以内の背部痛」「3カ月以上続く背部痛」「スポーツによる背部痛の増悪」の項目で正常姿勢群に比べ，その他の姿勢群で有意に高い値を示した．
>
> **健常人における胸部彎曲の特徴**[10]
> 胸部および脊椎疾患のない1,200名の胸部X線画像における胸部彎曲（左凸，中間，右凸）について調査し，小児群（4〜9歳），青年群（10〜19歳），成人群（20〜29歳）の3グループで比較した．その結果，すべてのグループで右凸が1番多く，グループ間では小児群と比較し青年群・成人群で有意に右凸が多いということが明らかになった．

2) 座位

　座位姿勢に関して，腰椎機能の視点から理想的な姿勢について紹介する．評価を行う際は，股関節屈曲角度が70°以下になるように座面の高さを設定し，両足を地面につけ，背もたれのない状態で観察を行う．

1 矢状面（図7）

　矢状面上では，腰椎が**生理的前彎**（中間位）であることが理想である（図7a）．代表的な異常姿勢としては，**骨盤前傾－腰椎過前彎**（図7b），骨盤後傾－腰椎後彎（図7c）があげられる．

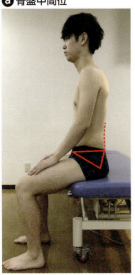 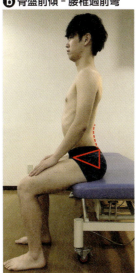 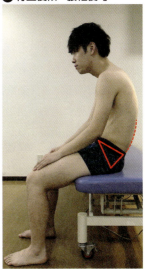

ⓐ 骨盤中間位　**ⓑ 骨盤前傾－腰椎過前彎**　**ⓒ 骨盤後傾－腰椎後彎**

図7 ● 姿勢観察（座位矢状面）

> **Evidence　座位姿勢と体幹機能の関係**
>
> 腰椎後彎位（前かがみ姿勢）では，中間位と比較して椎間板内圧・筋内圧の増加が報告されている[11,12]．また，座位姿勢と体幹筋活動に関する研究では，腰椎骨盤直立座位・前かがみ座位（slump座位）・胸椎直立座位での体幹筋活動を比較した結果，腰椎骨盤直立座位では他の姿勢よりも腰部多裂筋の活動が1番高まりやすかったと報告している[13]．これらの報告からも，座位姿勢を観察するうえでは腰椎が生理的前彎（中間位）であるかを確認することが重要である．

2 前額面（図8）

前額面上では，立位同様に脊柱が直線状であることが理想的である（図8a）．異常姿勢として側彎があげられ，腸骨稜と肩峰の高さの違いから確認する（図8b）．腰痛患者は疼痛により回避姿勢として一過性の側屈を認めることがあるため，実際に姿勢を修正し疼痛の変化を評価〔異常姿勢が疼痛（症状）の"結果"なのか"原因"なのかを評価〕することも臨床上重要なことである．

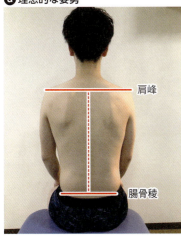 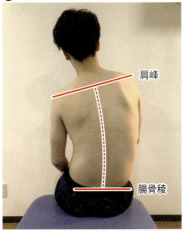

ⓐ 理想的な姿勢　**ⓑ 側彎**

図8 ● 姿勢観察（座位前額面）

2 自動運動テスト

脊柱の自動運動テストは，定量的な可動域の検査ではなく，**動作観察評価**という質的な意味合いが強い．また，患者は自動運動を行うことによって痛みを訴えることがあるため，疼痛の有無は必ず確認する．姿勢と同様に，患者は痛みを避けて動作を行うこともよくみられるため，いったん患者に細かい指示を出さずに動作を行ってもらった後に，こちらで動作方法を提示・誘導し，痛みが出現するか，動作の質がどのように変化するかを評価する．

1) 前屈 (図9)

前屈時には疼痛の有無の評価と同時に股関節と腰椎における腰椎骨盤リズム（**第1章-3**参照）の観察を行い，腰椎骨盤リズムが円滑か，股関節と腰椎の協調的な動きが得られているか評価をする．腰椎骨盤リズムの異常は腰痛発症と関連があることが示唆されている[14]．

- **目的**：疼痛の有無および動作観察．
- **患者肢位**：患者にリラックスした立位をとらせ，足幅は肩幅程度とさせる．

【手順】
①セラピストは頭部→胸部→腰部の順に体幹を屈曲方向へ動かすように指示する（例：「頭を曲げてください」→「体を前に倒して」→「腰も前に倒してください」）．その際に手は両側足位を結んだやや前方へリーチさせる．
②可動域や動作の円滑性，疼痛の再現性の有無を評価する．

- **評価のポイント**
  ▶動作の円滑性を評価する．
  ▶疼痛逃避による頸椎，上位胸椎過屈曲などの代償動作がないか確認する．

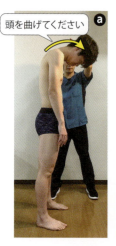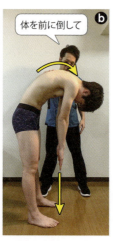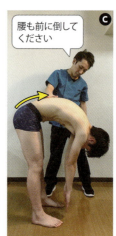

図9 ● 屈曲自動運動
b) 手は両側足位を結んだやや前へリーチさせる．

2) 後屈（図10）

　伸展時にも同様に動作の円滑性や股関節および腰椎の協調性を評価する．臨床で散見する代償パターンとしては，上位胸椎や頸椎での伸展を行い，骨盤の前方移動および股関節伸展，腰椎前彎が消失していることが多い．体幹伸展時は股関節よりも腰椎でその可動性が大きいことが報告されている[15]．

- **目的**：疼痛の有無および動作観察．
- **患者肢位**：患者にリラックスした立位をとらせ，足幅は肩幅程度とさせる．

【手順】
① 患者には腰部または殿部に手を当ててもらう．セラピストは「天井を向くように身体を反ってください」と指示を出す．
② その際に股関節伸展させながら腰椎伸展するよう，手を当ててもらった部分を前に押し出すようにさせる（必要に応じて「腰を前に出すように手で押すようにしてください」と指示を出す）．
③ 可動域や動作の円滑性，疼痛の再現性の有無を評価する．

- **評価のポイント**
  ▶ 動作の円滑性を評価する．
  ▶ 疼痛逃避による頸椎過伸展や膝関節屈曲などによる代償動作がないか確認する．

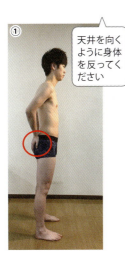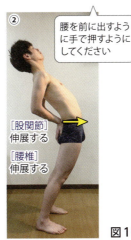

図10 ● 伸展自動運動

3) 側屈（図11）

- **目的**：疼痛の有無および動作観察．
- **患者肢位**：患者にリラックスした立位をとらせ，足幅は肩幅程度とさせる．

【手順】
① セラピストは「手を（左右どちらか）床の方向に伸ばすよう」に指示を与え，患者の手を床方向にリーチするように体幹側屈を促す．もし体幹の屈曲や伸展が生じる場合は下肢の側面を下方に滑らせてリーチするように再度指示を与える．
② 可動域や動作の円滑性，左右差，疼痛の再現性の有無を評価する．

- 評価のポイント
  ▶ 疼痛の有無および再現性が得られるかどうかを確認する．
  ▶ 動作の円滑性を評価する．
  ▶ 疼痛逃避による体幹回旋や伸展，股関節・膝関節屈曲などでの代償動作がないか確認する．

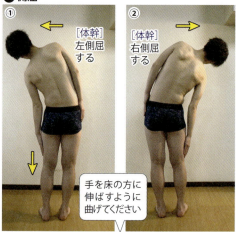

図11 ● 側屈自動運動

4) 回旋 (図12)

- **目的**：疼痛の有無および動作観察．
- **患者肢位**：患者にリラックスした立位をとらせ，足幅は肩幅程度とさせる．

【手順】
① セラピストは「（左右どちらかに）後ろを振り向くように」と指示を与え，患者に回旋動作を促す．
② 可動域や動作の円滑性・左右差・疼痛の再現性の有無を評価する．

- 評価のポイント
  ▶ 疼痛の有無および再現性が得られるかどうかを確認する．
  ▶ 動作の円滑性を評価する．
  ▶ 疼痛逃避による体幹屈曲，股関節屈曲などでの代償動作がないか確認する．

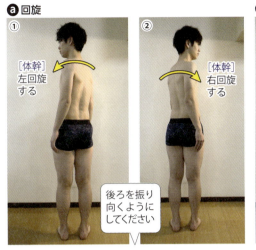
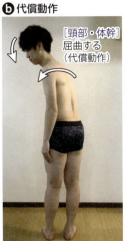

図12 ● 回旋自動運動

3 疼痛誘発テスト[16)]

疼痛が出現する可能性があるため，検査実施前にそのことを患者に説明したうえで，検査時の力加減には細心の注意を払う．**患者が抵抗を示す場合は，ある程度信頼関係が構築されてから実施を行う方がよい**．なお，骨盤帯痛の疼痛誘発テストについては，**第4章-2**にて述べる．

1) 棘突起間の圧痛検査（図13）

- **目的**：疼痛の再現性および責任分節の特定．
- **患者肢位**：腹臥位（腹臥位が困難であれば側臥位でも可）．

【手順】
棘突起間を触知し，圧迫を加える．

- **評価のポイント**：圧迫を加えた棘突起間に疼痛が出現した場合，当該椎体間に不安定性による疼痛が生じている可能性がある．

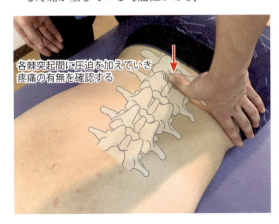

図13 ● 棘突起間の圧痛検査

> **memo** 棘突起の触診
>
> 左右の腸骨頂点を結ぶ線（ヤコビー線）はL4/5棘突起間と一致する．また，左右の上後腸骨稜（PSIS）を結ぶ線はS2棘突起と一致するため，どちらかをランドマークとして触診を行っていく．セラピストの手掌を用いて両腸骨稜を確認し，そのまま母指を正中へ移動させることでL4/5棘突起間を触れることができる（図14a）．腰椎棘突起間の距離は約1.5指であるため触れる際の1つの目安とするとよい（図14b）．また，腸骨稜から後方へ指を進め，両上後腸骨稜を確認後，同様に母指を正中へ移動させることでS2棘突起を触れることができる（図14c）．それぞれ基準となる棘突起を触れた後，順次棘突起の形状を意識しながら，母指を移動させ触れていく．

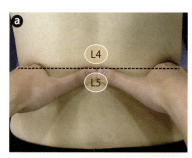
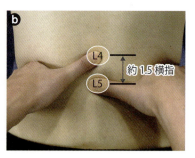
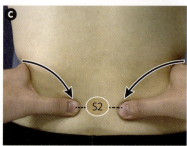

図14● 棘突起の触診
a) 手掌を用いて両腸骨稜を触診し，そのまま母指を正中に移動させることでL4/5棘突起間を触れる．
b) 棘突起の形状を意識しながら母指を移動させて触れていく．
c) 手掌を用いて両腸骨稜を触診後，後方へ母指を進めPSISを触れる．両側を結んだ位置でS2棘突起を触れる．

2) 脊柱スプリングテスト（図15）

- **目的**
  - 疼痛の再現性および責任分節の特定．
  - エンドフィールおよび脊柱副運動（ジョイントプレイの触知）の評価．
- **患者肢位**：腹臥位．
- **セラピスト開始肢位**：患者の横に立つ．

【手順】
① セラピストは患者から見て尾側にある手をテストする棘突起間にあて，頭側の手の小指球を目の前で交差するようにテストする棘間の下位椎体に置く（L4/5椎体間のテストをするときはL4/5棘突起間に尾側の手，L5棘突起に頭側の手の小指球を置く）．
② 頭側の手で垂直方向に押す．
③ 頭側の手でエンドフィール，尾側の手でジョイントプレイを触知する．

- **評価のポイント**
  - 疼痛が再現された場合，当該椎体間に不安定性による疼痛が生じている可能性がある．

▶ エンドフィールやジョイントプレイ（もしくは両者）が他の分節と異なる場合，その分節の過少・過剰運動性が存在する可能性がある．

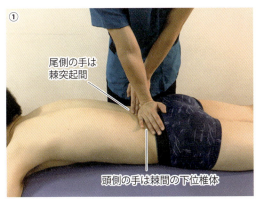
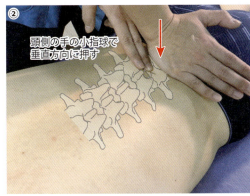

図15 ● 脊柱スプリングテスト

コツ 再現性をより高めるには

疼痛誘発テストは正しい方向に適切な力を加えることが重要であり，方法により結果の精度も大きく異なってくる．したがって，セラピストの各関節は固定した肢位で一定方向に力を加えることが重要である（例：肘関節伸展位）（図16a）．また，それが可能となるようにベッドの高さを調節するなど，環境を整えることが必要である．図16bでは，検査を行うセラピストの肘関節が屈曲しているため，肘関節で力が分散してしまい，遠位関節に上手く力が伝達できていない．結果として，手で押すような形でストレスを加えることになってしまい，検査の再現性を低くしてしまう．

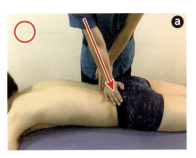
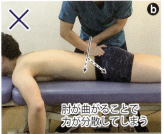

図16 ● 再現性を高めるには

memo 棘突起間の圧痛検査と脊柱スプリングテストの違い（表1）

両者に共通している部分は疼痛の責任病巣が脊柱に存在すること，また，どの分節で問題が生じているかを明らかにすることである．「棘突起の圧痛検査」は，脊柱スプリングテストよりも負荷量が小さいため，患者への負担を最小限にしつつスクリーニング的に使用することができ，腹臥位が困難な高齢者でも側臥位にて検査を行うことが可能である．しかし，各分節のエンドフィールやジョイントプレイを触知することができない．
「脊柱スプリングテスト」は圧痛検査よりも負荷量が強いため，疼痛の再現が得られやすく，エンドフィールやジョイントプレイも触知することが可能である．肢位の制約がないのであれば，「棘突起の圧痛検査」でスクリーニング的に評価を行い，「脊柱スプリングテスト」で詳細な評価を行うのが望ましい流れである．

表1 ● 棘突起間の圧痛検査と脊柱スプリングテストの違い

	棘突起の圧痛検査	脊柱スプリングテスト
肢位	側臥位や腹臥位	腹臥位
負荷量	小	大
責任分節の特定	可能	可能
エンドフィール	―	触知可能
ジョイントプレイ	―	触知可能

4 他動運動テスト (図17) [16]

　他動運動テストでは，腰椎分節という非常に小さな可動性を評価するため，ゴニオメーターを使用して客観的に角度を計測するのは現実的ではなく，自身の手で評価を行う（図17）．本検査はセラピストの技術による部分が大きく，信頼性は高くないことに留意する[17]．

- **目的**：脊柱の過剰可動性，過少可動性の評価および分節の特定．
- **患者肢位**：側臥位とし，ベッド端まで患者を寄せる．
- **セラピスト開始肢位**：患者の腹側に立つ．

【手順】
①セラピストの大腿部の上に患者の両大腿部を乗せ，患者の尾側にある上肢で患者の大腿部を把持する．
②セラピストは患者の頭側にある上肢で各分節を触知する（例：L5/S1 棘突起間に示指，L4/5 棘突起間に中指，L3/4 棘突起間に環指）．
③L5/S1 の棘突起間が狭くなるまで患者の股関節を伸展させる．
④股関節をゆっくりと他動的に屈曲していき，L5/S1 → L4/5 → L3/4 の順に棘突起間が開いてくるのを触知する．

- **評価のポイント**：ジョイントプレイが大きい場合は過剰運動性，小さい場合は過少運動性が示唆される．正常であれば大腿骨→寛骨→下位分節→上位分節の順に動いてくるが，過剰運動分節もしくは過少分節が存在する場合，下位分節よりも上位分節で先に動きが生じる（例：L5/S1 分節よりも先に L4/5 分節で椎体の動きが生じる場合は L5/S1 分節間の過少運動性や L4/5 の過剰運動性があると判断する）．

　また，脊柱スプリングテストなど他の評価結果と複合的に解釈することにより評価の信頼性が増す．

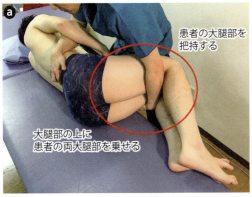
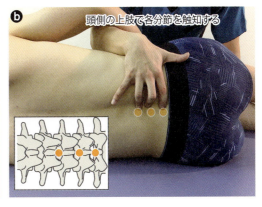
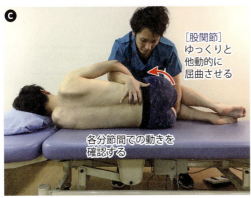

図17 ● 他動運動テスト

5 筋機能検査[18)]

腹部・腰部ローカル筋群の収縮を確認する．ローカル筋群の解剖学や触診に関しては**第1章-2**を参考にしていただきたい．

1) 腹横筋（図18）

- **目的**：腹横筋機能（不全）の評価．
- **患者肢位**：背臥位で股関節および膝関節屈曲位．

【手順】
① セラピストは上前腸骨棘の2横指内側，2横指尾側で腹横筋を触診する．
② 患者に，息を吸ってから腰部や骨盤を動かすことなくゆっくりと息を吐き，腰を押し出してもらう[19)]．「息を吸って→ゆっくり息を吐き出してください→そのときに腰や骨盤は動かないようにして，お腹も引き込まないようにしてください」と指示を与える．
※収縮が得られない場合や上手くいかない場合は「排尿を止めるように」[20)]と患者へ指示を与える．
③ 腹横筋の収縮を触知する．

- **評価のポイント**：腹横筋が正しく収縮できていれば，触診している手に膨らんでくるような

感覚が得られる．強い収縮が得られた場合は外腹斜筋の収縮による代償であり，おへそを引っ込める強さやその他の課題を与えたうえで再度確認を行う．明らかな左右差がある場合や収縮が乏しい場合は腹横筋の機能不全を疑う．

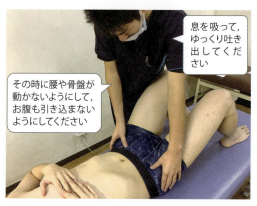

図18 ● 筋機能検査（腹横筋）

2）多裂筋（図19）

- **目的**：多裂筋機能（不全）の評価．
- **患者肢位**：腹臥位．

【手順】
①棘突起間で多裂筋の深層を触診する．
②セラピストは「排尿を止めるように」指示を与え，腹横筋を同時収縮させる（memo参照）．
③セラピストは「触れられている部分を軽く押し返してください」と指示を与える．
④多裂筋の収縮を触知し，各分節でくり返す．

- **評価のポイント**：多裂筋の収縮ができていれば，触診している手に膨らんでくるような感覚が得られる．強い収縮が得られた場合や瞬間的に収縮が得られた場合は最長筋などの収縮による代償であり，押し返す強さを弱めさせて再度確認を行う．明らかな左右差がある場合や収縮が乏しい場合は多裂筋の機能不全を疑う．

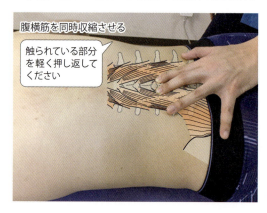

図19 ● 筋機能検査（多裂筋）

> **memo** 多裂筋の収縮時に腹横筋を同時収縮させる理由
> 胸腰筋膜の深葉は腹横筋と内腹斜筋に付着する（図20）[21]．また，胸腰筋膜は自所的背筋をとり囲んでいるため，同時収縮させることにより，その緊張が伝わり収縮が容易となる．

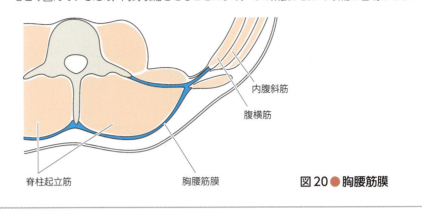

図20 ● 胸腰筋膜

6 運動制御検査（Motor controlテスト）[22,23]

　Luomajokiら[22]は，運動制御検査に関して検者内および検者間信頼性を検査した結果，以下に示す6つの検査が信頼性の高いものであると報告している．また，6つの検査のうち，2つ以上陽性であった場合，運動制御の異常が示唆されるとも報告している[23]．しかしながら，ここに紹介する検査は「動作観察評価」としても有効であるため，陽性・陰性に加え，特有の動作を行っているか，その際の疼痛の有無も含めて評価するとよい．

　以下の 1）～ 6）のテストにおいて，患者が動作を理解できなかった場合は，再度説明を行い，セラピストが実際に動作を行うのがよい．
　代償動作が生じた場合，それを抑制するように指示を与え再度検査を行う．ただし，修正できた場合も運動制御に問題がある可能性があると判断する．

1) 立位での股関節屈曲（お辞儀）（図21）

- **患者肢位**：立位．

【手順】
セラピストは患者に体幹を中間位に保持したまま股関節を屈曲するように指示を与える．
例：「体をまっすぐ保持したまま股関節を曲げてください」

- **正常パターン**：腰椎が動くことなく股関節屈曲50～70°程度まで体を前に倒すことができる．
- **陽性所見**
  ▶ 体幹中間位で股関節屈曲できる角度が50°未満．
  ▶ 腰椎の過度な屈曲が生じる．
  ▶ 腰椎の過度な伸展が生じる．

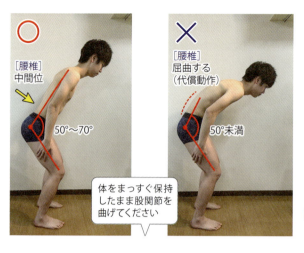

図21 ● Motor controlテスト
(立位での股関節屈曲)

2) 立位での骨盤後傾（図22）

- 患者肢位：立位.

【手順】
　セラピストは患者に骨盤を後傾するように指示を与える．
　例：「立ったまま骨盤を後ろへ倒してください」

- 正常パターン：胸椎は中間位のまま腰椎を屈曲方向へ動かすことができる．
- 陽性所見
  ▶ 骨盤が後傾できない．
  ▶ 胸椎が代償的に屈曲する．
  ▶ 腰椎が伸展方向へ動いてしまう．

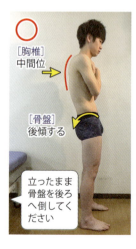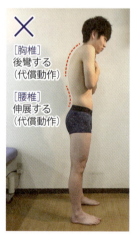

図22 ● Motor controlテスト
(骨盤後傾)

3) 片脚立位（図23）

- **患者肢位**：立位（足の位置は両大転子間距離の1/3程度）．

【手順】
　セラピストは患者に一側下肢を挙上し片脚立位をとらせる．両側行い，その際に側方へ動いた臍の移動距離を計測する．

- **正常パターン**：移動距離は左右対称であり，左右差は2 cmを超えない．
- **陽性所見**
  ▶ 側方への移動距離が10 cm以上移動する．
  ▶ 左右差が2 cm以上ある．

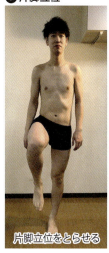
ⓐ 片脚立位
片脚立位をとらせる

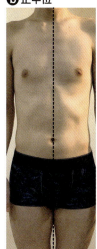
ⓑ 正中位

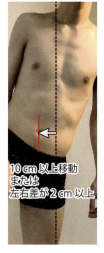
ⓒ 陽性所見
10 cm以上移動
または
左右差が2 cm以上

図23 ● Motor controlテスト（片脚立位）

4) 端座位での膝伸展（図24）

- **患者肢位**：端座位．

【手順】
　セラピストは患者に腰椎中間位に保持をさせ，腰椎を動かすことなく一側膝関節を伸展するように指示を与える．
　例：「腰をまげないように膝を伸ばしてください」

- **正常パターン**：腰椎中間位を保持したまま腰背部が動くことなく膝関節を伸展方向へ動かすことが可能である．
- **陽性所見**：腰椎が屈曲する．

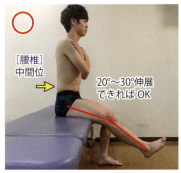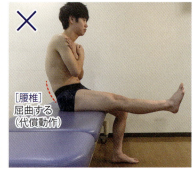

図24 ● Motor controlテスト（端座位での膝伸展）

5) 四つ這い位での骨盤前後移動 (rocking)（図25）

- **患者肢位**：四つ這い位で股関節屈曲90°．

【手順】
　セラピストは患者に腰椎中間位を保持させたまま骨盤を前後に移動させる（股関節を屈曲伸展させる）ように指示を与える．
　例：「骨盤が後ろ（前）に来るように股関節を曲げて（伸ばして）ください」

- **正常パターン**：腰椎中間位保持したまま股関節屈曲120°，股関節屈曲60°の位置まで骨盤を移動させることができる．
- **陽性所見**：股関節の動きに伴って腰椎が屈曲および伸展〔股関節屈曲していく際に腰椎屈曲（図25a），股関節伸展していく際に腰椎伸展（図25b）〕する．

ⓐ 骨盤後方移動

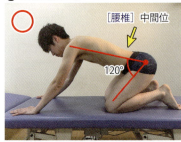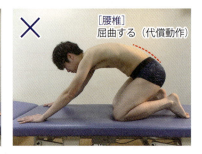

ⓑ 骨盤前方移動

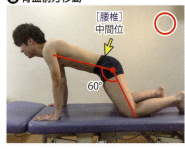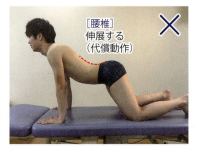

図25 ● Motor controlテスト（四つ這い位）

6）腹臥位での膝屈曲（図26）

- **患者肢位**：腹臥位.

【手順】

セラピストは患者に一側膝関節を90°まで屈曲するように指示を与える.
例：「どちらかの膝を直角になるまで曲げてみてください」

- **正常パターン**：腰椎や骨盤が動くことなく膝関節屈曲を行うことができる.
- **陽性所見**：膝関節屈曲に伴って腰椎前彎・骨盤前傾・回旋が生じる.

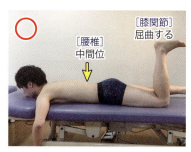 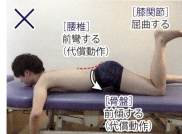

図26● Motor control テスト（腹臥位での膝屈曲）

おわりに

客観的評価の重要点は，**再現性のある検査を行うこと・主訴の再現性を得ること**である．また，1つの検査で決定するのではなく，結果を総合的に解釈する．これらの評価の解釈のしかたは**第5章**を参照にしてほしい．

文献

1)「運動器リハビリテーションの機能評価Ⅱ」（David J. Magee/著，陶山哲夫，他/監訳），エルゼビア，2006
2) Robert H, et al：Laségue's Sign. Arch Neurol, 21：219-220, 1969
3) 森本忠嗣：Straight Leg Raising test（SLRテスト）の定義の文献的検討．日本腰痛学会雑誌，1：96-101, 2008
4) 永島英樹：腰椎変性疾患．「標準整形外科学 第13版」（中村利孝，他/監，井樋栄二，他/編），医学書院，p549, 2017
5)「基礎運動学 第6版」（中村隆一，他/著），医歯薬出版，2003
6)「整形外科理学療法の理論と技術」（山嵜 勉/編），メジカルビュー社，1997
7)「Muscles：Testing and Function, with Posture and Pain, 5th edition」（Kendall PF, et al, eds），Lippincott Williams & Wilkins, 2005
8)「理学療法学 ゴールド・マスター・テキスト1 理学療法評価学」（柳澤 健/編），メジカルビュー社，2010
9) Smith A, et al：Classification of sagittal thoraco-lumbo-pelvic alignment of the adolescent spine in standing and its relationship to low back pain. Spine（Phila Pa 1976), 33：2101-2107, 2008
10) Doi T, et al：Right thoracic curvature in the normal spine. J Orthop Surg Res, 6：4, 2011
11) Wilke HJ, et al：New in vivo measurements of pressures in the intervertebral disc in daily life. Spine（Phila Pa 1976), 24：755-762, 1999
12) 紺野慎一，他：姿勢と椎間板内圧．脊椎脊髄ジャーナル，13：428-431, 2000
13) O'Sullivan PB, et al：Effect of different upright sitting postures on spinal-pelvic curvature and trunk muscle activation in a pain-free population. Spine（Phila Pa 1976), 31：E707-E712, 2006

14) Wattananon P, et al：Kinematic characterization of clinically observed aberrant movement patterns in patients with non-specific low back pain：a cross-sectional study. BMC Musculoskelet Disord, 18：455, 2017
15) Tojima M, et al：Three-Dimensional Motion Analysis of Lumbopelvic Rhythm During Trunk Extension. J Hum Kinet, 50：53-62, 2016
16)「非特異的腰痛の運動療法」（荒木秀明/著），医学書院，2014
17) Inscoe LE, et al：Reliability in Evaluating Passive Intervertebral Motion of the Lumber Spine. J Man Manip Ther, 3：135-143, 1995
18)「Vertebral Manipulation 4th Edition」（G. D. Maitland），Butterworth　Heinemann, 1977
19) Koh HW, et al：Comparison of the Effects of Hollowing and Bracing Exercises on Cross-sectional Areas of Abdominal Muscles in Middle-aged Women. J Phys Ther Sci, 26：295-299, 2014
20) 和田 良広，他：随意的収縮における深部体幹筋厚の検討，バイオメカニズム，20：225-232，2010
21)「解剖学アトラス」（Werner Kahle, et al/著，越智淳三/訳），文光堂，2003
22) Luomajoki H, et al：Reliability of movement control tests in the lumbar spine. BMC Musculoskelet Disord, 8：90, 2007
23) Luomajoki H, et al：Movement control tests of the low back; evaluation of the difference between patients with low back pain and healthy controls. BMC Musculoskelet Disord, 9：170, 2008

第4章 非特異的腰痛のClassification

1 Classificationとは何か?

三木貴弘

> **Point**
> - 効果的な介入をするために腰痛患者をサブグループに分類することをClassificationという.
> - 慢性腰痛は生物心理社会的な枠組みのなかで考慮する必要がある. 腰痛症状の発現に影響を与える要素は患者ごとに異なるため, 多角的な視点からの評価, 分類が重要となる.

1 Classificationの重要性

　2018年現在まで, 非特異的腰痛に対してさまざまな研究が行われているが, その結果はあまり芳しくない. 例えば, 腰痛のガイドラインをみると, さまざまな介入方法が紹介されていて,「効果がある場合もあるが, ない場合もある」という結論が多くみられる[1]. その原因の1つは, 対象者を「腰痛患者」と一括りにしていることにある. 腰痛には, 急性腰痛もあれば慢性腰痛もあり, それらをひとまとめにしてランダム化比較試験を行っても, 対象が大きすぎてしまいあまり意味をもたないことは想像できるだろう. それを解決するためには, 腰痛患者を細かく分類し, その分類ごとに介入の効果をみることが必要である. **Classification**, すなわち分類である.

　このClassificationは, 患者のアウトカムをより改善させるために非常に重要な要素となっている[2,3]. また, 治療を行ううえでの非効率的な要素を減少させる可能性があり, 有益なコミュニケーションツールを提供するとされている[4]. 例えば, 腰痛患者を**Movement障害**(腰部が固い群)と**Motor control障害**(腰部が不安定な群)に分類し, それぞれに対し, 関節モビライゼーションとスタビライゼーションを行ったところ, それぞれ有意な効果が得られたという研究が報告されている[5]. これは腰痛患者を分類し, それに適した介入を行うことで効果がより得られていることを示しているといえる. 別の報告では, ガイドラインをもとにした介入にくらべ, 分類を行ったうえでの介入がより効果が出たことが示されている[6]. このことからも, 現在の非特異的腰痛の理学療法戦略では, 構造的に異常が認められてない「非特異的腰痛」をどのように「分類」するか, ということが必須である.

2 さまざまなClassification

　Classificationにはさまざまな種類があるが歴史が古く, 日本において最も普及している1つに**病理解剖学モデル**(patho-anatomical model)がある. これは病理解剖学にもとづくものであり, 例えば,「椎間板性腰痛」や「椎間関節性腰痛」「筋筋膜性腰痛」などが代表的なサブ

グループである[7]．しかしながら，「構造的に正常から逸脱した組織」と「非特異的腰痛」の関連性は低く，多くの疼痛を生じていない人でも，椎間板や椎間関節の変形が認められていることがわかっている[8,9]．また，慢性腰痛に関しては85〜90％が構造的な異常と疼痛の関連性が明確ではなく，前述したように（**第2章-4参照**），構造的・機能的な問題だけではなく，心理社会的要因なども原因となっているため[10]，病理解剖学モデルのような「生物医学的」な分類では，非特異的腰痛に適応するには限界がある．医師の場合は，構造的な破綻を観血的介入（例：手術）を行うため，どの組織が異常であるかを見つけることが重要である．一方で理学療法士は主に動きや身体機能面，さらには心理面や認知面に対し評価・介入を行うため病理解剖学モデルのような構造的な分類は介入に直接結びつかないことが少なくない．理学療法を行うには，この構造的変化に至った機能的・心理社会的な原因を探し出す必要がある．いまだに多くの理学療法士は「どの組織が疼痛の原因か」を探し出す傾向があるが，非特異的腰痛においてこのことは混乱を招いてしまう恐れがある[11]．それよりも，「どのような原因で疼痛が生じているか」を導くことで介入の方向性を決定することが容易となる．日本では松平が，画像所見を重視した形態学的異常を軸にするのではなく，機能の不具合（dysfunction）という概念をとり入れ，**生物心理社会モデル**として捉えることを推奨している（**表1**）[12]．このモデルは，非特異的腰痛を運動器と脳の両方のdysfunctionが共存した状態として捉えており，腰痛の原因を器質的な変化であると捉えアプローチする生物医学モデルのみではその解決には不十分であり，心理社会的ストレスに由来する脳の機能不全がもたらす影響も併せて考慮する必要があると提唱している．

　世界に目を向けると，理学療法士が中心となって非特異的腰痛のClassificationの開発，発展が進められている．それらは「動き」と「痛みの原因（原因組織ではないことに注意）」が中心となっているものが多い．代表的なものに，「McKenzie法による分類[13]」「Sahrmannによる運動機能障害に基づく分類[14]」「治療反応に基づく分類（treatment based classification）[15]」そして「**O'Sullivanの分類**（O'Sullivan classification system：**OCS**）[16]」などがある．

　本書ではOCSを参考にし，非特異的腰痛を分類していく方法を紹介，解説する．他の分類方法については，成書を参考にしてほしい．しかしながら，世界的に分類が統一されていないのが現状であり，one-size-fits-allな分類方法はまだ存在しない．そのため，非特異的腰痛を呈する患者に関してはさまざまな視点で評価し，分類を行ったうえでおのおのに適した方法で介入することが重要であることを付け加えておく．

表1 ● 運動器と脳（中枢性）dysfunctionの見極め方

運動器の不具合	脳（脊髄を含む中枢性）機能の不具合
・姿勢，動作と腰痛との関係性が明確かつ一貫性がある ・全く痛くない姿勢が必ずある	・普通そんな痛くないだろうという刺激で，すごく痛がる ・身体化徴候を疑う身体症状が複数ある，あちこち痛い

文献12を改変して転載．

3 OCSの概要と特徴

O'Sullivanは，腰痛，特に慢性腰痛は生物心理社会的枠組みのなかで考慮しなければならないと述べている[16]．腰痛症状の発現に影響を与えうるあらゆる要素は当然のごとく患者ごとに異なるため，多角的な視点からの評価・分類が重要となる．それをふまえて，彼は非特異的腰痛患者に関する分類化を提唱している．

それらの分類を階層的にまとめたものを図1に示す．

非特異的な腰痛を細かく整理することができ，それぞれに見合った介入方法を選択することが可能となる．

> **memo： OCSの信頼性**
> 2名の理学療法士によって，35名の患者がこのOCSにより分類され，どのくらい一致するかという研究が行われた．その一致度をあらわす数値（Kappa係数：0～1の範囲で表し，値が高いほど一致度が高い）は0.96であった[17]．また，理学療法士の人数を4名に増やして26名の腰痛患者に対して行われた信頼性の研究では，平均Kappa係数0.74であった[18]．

1) Red flagsを評価する（第2章-1参照）

腰痛のなかには，Red flagsとよばれる理学療法対象外である深刻な疾患が存在する．「既往歴や現病歴などの患者情報を含む主観的評価」で評価し，その時点で理学療法適応外の疾患であることが疑われた場合は，再度医師の診断が必要となる．

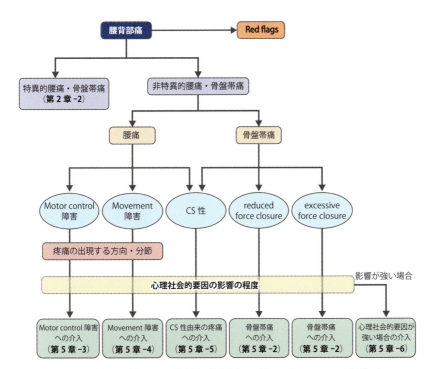

図1 ● OCSの考えを使用した非特異的腰痛のClassificationの全体図

2) 特異的腰痛と非特異的腰痛を分類する (第2章-2, 3参照)

　　日本の医療制度では非特異的腰痛という診断名は存在しないため，診断名で特異的腰痛か非特異的腰痛かを判断するのではなく，評価を行ったうえで判断する．非特異的腰痛の臨床的所見として，神経症状が認められない，脊柱に明らかな変形がない，あったとしても症状と一致しない，ことがあげられる．非特異的腰痛であると判断できた場合にはさらに細かく分類していく．特異的腰痛の場合は，疾患の病態に応じた理学療法を行う必要がある．理学療法士は診断することは認められていないため，医師との連携をとりながら進めることが必須である．

3) 骨盤帯痛と腰痛を分類する (第4章-2参照)

　　疼痛が骨盤帯から生じているものか腰部から生じているかを分類する．

4) 中枢性感作由来の疼痛を分類する (第4章-3参照)

　　疼痛の原因が中枢性感作（CS）によるものであるかどうかを分類する．

5) Motor control障害とMovement障害を分類する (第4章-4参照)

　　痛みが腰部由来である場合は，Motor control障害かMovement障害かに分類することで，介入の方向性を決定することができる．さらに，疼痛が出現する方向性（屈曲・伸展または全方向か）を評価，分類する．

6) 心理社会的要因の影響の程度を評価する (第4章-5参照)

　　非特異的腰痛には，心理社会的要因が影響することはすでに述べてきた．心理社会的要因がどの程度影響しているかを考慮することは必須である．

■ 文献

1) 「腰痛診療ガイドライン2012」（日本整形外科学会・日本腰痛学会/監，日本整形外科学会診療ガイドライン委員会・腰痛診療ガイドライン策定委員会/編），南江堂，2012
2) Borkan JM, et al：A report from the Second International Forum for Primary Care Research on Low Back Pain. Reexamining priorities. Spine (Phila Pa 1976), 23：1992-1996, 1998
3) Cherkin D, et al：The Ninth International Forum for Primary Care Research on Low Back Pain. Spine (Phila Pa 1976), 34：304-307, 2009
4) Rose SJ：Physical therapy diagnosis：role and function. Phys Ther, 69：535-537, 1989
5) Fritz JM, et al：Lumbar spine segmental mobility assessment：an examination of validity for determining intervention strategies in patients with low back pain. Arch Phys Med Rehabil, 86：1745-1752, 2005
6) Fritz JM, et al：Comparison of classification-based physical therapy with therapy based on clinical practice guidelines for patients with acute low back pain：a randomized clinical trial. Spine (Phila Pa 1976), 28：1363-71; discussion 1372, 2003
7) Nachemson A：Back pain：delimiting the problem in the next millennium. Int J Law Psychiatry, 22：473-490, 1999
8) Nakashima H, et al：Abnormal findings on magnetic resonance images of the cervical spines in 1211 asymptomatic subjects. Spine (Phila Pa 1976), 40：392-398, 2015
9) Tonosu J, et al：The associations between magnetic resonance imaging findings and low back pain：A 10-year longitudinal analysis. PLoS One, 12：e0188057, 2017
10) addell G：Subgroups within "nonspecific" low back pain. J Rheumatol, 32：395-396, 2005
11) Karayannis NV, et al：Physiotherapy movement based classification approaches to low back pain：comparison of subgroups through review and developer/expert survey. BMC Musculoskelet Disord, 13：24, 2012

12) 東大病院 22 世紀医療センター 運動器疼痛メディカルリサーチ＆マネジメント講座：松平浩のインタビュー記事．(http://lbp4u.com/interview/index.html)
13) 「The Lumbar Spine：Mechanical Diagnosis & Therapy 2nd Edition」(McKenzie RA & May S), Spinal Publications New Zealand Ltd, 2003
14) 「Diagnosis and Treatment of Movement Impairment Syndromes, 1st Edition」(Sahrmann S), Mosby, 2002
15) Delitto A, et al：A treatment-based classification approach to low back syndrome：identifying and staging patients for conservative treatment. Phys Ther, 75：470-485; discussion 485-489, 1995
16) O'Sullivan P：Diagnosis and classification of chronic low back pain disorders：maladaptive movement and motor control impairments as underlying mechanism. Man Ther, 10：242-255, 2005
17) Dankaerts W, et al：The inter-examiner reliability of a classification method for non-specific chronic low back pain patients with motor control impairment. Man Ther, 11：28-39, 2006
18) Vibe Fersum K, et al：Inter-examiner reliability of a classification system for patients with non-specific low back pain. Man Ther, 14：555-561, 2009

第4章 非特異的腰痛のClassification

2 骨盤帯痛と腰痛を分類する
～非特異的骨盤帯痛の評価と分類～

斎藤寛樹

Point

- 骨盤はform closureとforce closureの2つのメカニズムにより安定性がもたらされている．
- 骨盤帯痛とは，痛みを起こしている解剖学的な組織または病態としてではなく，痛みが起こる領域として定義される．
- 主観的および客観的評価により非特異的骨盤帯痛の評価を行う．
- 疼痛が仙腸関節領域にあり，骨盤帯への疼痛誘発テストが3つ以上陽性で，ASLRでの結果が陽性（合計スコアが1以上）である場合，骨盤帯痛の可能性が高い．
- 骨盤帯痛の可能性が高い場合，さらに中枢性骨盤帯痛，reduced force closureおよびexcessive force closureに分類することで，介入の方向性が定まる．

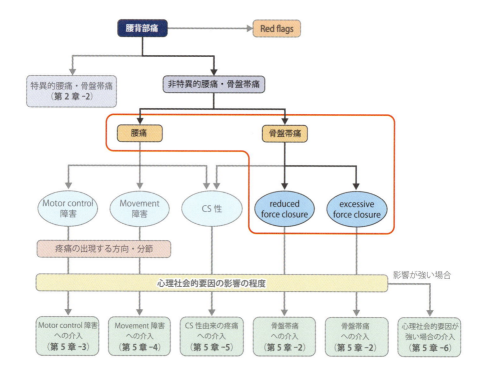

骨盤帯痛の定義

ヨーロッパのガイドライン[1]によれば骨盤痛は以下のように定義される．

「骨盤帯痛とは後方の腸骨と殿部の間，特に仙腸関節の近くに痛みがある．時に，大腿後面に痛みを放散し，恥骨周囲に痛みを起こすこともある．」

つまり，骨盤帯痛とは痛みを起こしている解剖学的な組織または病態としてではなく，**痛みが起こる領域**として定義される．健常人であれば腰部の領域に痛みを訴えることはない．骨盤帯痛の起こるメカニズムは多因子が複雑に絡み合うため[1,2]，生物心理社会的モデルとして患者を profiling（人の心理的および行動的特徴を記録して，解析する）していく必要がある．そのため理学療法を進めていくうえでは，侵害受容性疼痛を引き起こしている組織（関節，筋，靭帯，神経など）を特定することで分類し，疼痛を長引かせている要素（心理面・社会的・ライフスタイル的・身体的要素）を特定する必要がある（図1）[2]．

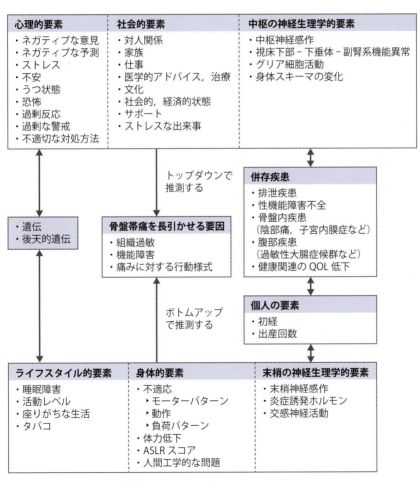

図1 ● 非特異的骨盤痛が起こるメカニズム

> **memo** **特異的骨盤帯痛**[3]
> 特異的骨盤帯痛とは痛みがある病態との関連が強いことをいう．例としては，強直性脊椎炎・仙腸関節炎・感染・骨折・疲労骨折・婦人科および泌尿器科関連疾患である．この場合は血液検査や画像診断で診断が確定されることが多い．そのため運動療法や徒手介入などを行う理学療法の役割は比較的少なく，それぞれの疾患に特異的な治療を優先すべきである（第2章-1参照）．

仙腸関節を安定させるform closureとforce closure[4～7]

骨盤帯の主な役割とは下肢への力伝達をスムースにさせることで，動作を安全にかつ機能的に行うことである．それらを適切に行うために，主に2つのシステムが存在する．

1 form closure（図2a）

form closureとは，負荷がかかったときに起こる剪断力や移動力に対して，関節の構造・位置・形などが安定性を提供することをいう．要素としては，骨・関節および靭帯である．仙腸関節の関節面は平らで，剪断力に弱い構造であるため関節の次の3つの特徴により安定性を供給する．

> ①仙骨は前後および垂直面においてくさび形をしており，2つまたは3つの違う方向の関節面を有しているため，圧迫されたときに生じる剪断力を防止する．
> ②他の滑膜関節に比べて，特に寛骨側の関節軟骨がスムースでなく不規則なため，圧がかかった際に摩擦力が大きくなりやすい．
> ③軟骨が付着する骨は凹凸を有しており，それらがうまく"はまる"ように関節を形成する．

これに加えて骨盤周囲の靭帯（主に骨間靭帯，仙棘靭帯，仙結節靭帯，長仙腸靭帯）が仙骨の動きを制限する．

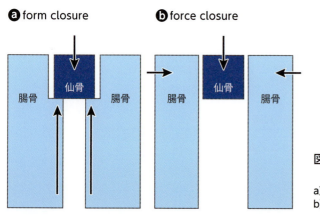

図2 ● form closure（左）とforce closure（右）の理論図
a) 関節的構造により仙骨を支える力．
b) 仙腸関節周囲の筋群により仙骨を圧迫する力．

2 force closure（図2b）

force closureは，form closureとは異なる力により関節圧を増加させることで，安定性を供給することである．以下の2つがある．

①仙腸関節をまたぐ筋群の安静時の張力および共同収縮により，直接的な安定性を与える．
②仙腸関節をまたがない筋が，機能的に連結のある関節をまたぐ筋膜を介在することで間接的な安定性を与える．

非特異的骨盤帯痛では，過剰（excessive）または不十分（reduced）なforce closureのシステムにより仙腸関節周囲組織に過剰に負担がかかることで痛みを起こすといわれている[3,4,8]．

非特異的骨盤帯痛の診断および機能評価

骨盤帯痛は多因子が複雑に絡み合うため，主観的評価および客観的評価によって骨盤帯痛の診断および症状を長引かせている機能異常を評価していく．特に以下の要素は骨盤帯痛に関連があるとされており，主観的評価にて把握しておく必要がある．また，その時点で特異的骨盤痛の可能性がある場合は，もう1度医師の診察などに入ってもらうことも必要である．主観的評価についての詳細は第3章-1にて述べているので参照してほしい．また骨盤由来の疼痛か腰部由来の疼痛かを判断するためにもこれらの評価は不可欠である．

1 主観的評価

ここでは非特異的骨盤帯痛によくみられる特徴を述べる．これらがあっても骨盤帯痛と確定できるわけではなく，またこれらの特徴がなくとも骨盤帯痛の可能性はあるため，主観的評価で推測を立てて，客観的評価でそれらの裏付けをしていく（表1）．

2 客観的評価

ここでは触診，疼痛誘発テストおよびMotor controlテストなどによって疼痛が起こっている組織とその原因について調べていく[1]．

1）触診

触診によって痛みが起こっている組織を同定する．しかしながら，触診によって触れる箇所には他の組織も同時に存在するため，触診によって疼痛を誘発できたとしてもその情報のみに頼ってはいけない．

表1 ● 主観的評価で確認すべき項目と特徴

項目	特徴
①病歴	・妊娠および出産に関連して，疼痛が発生した[9] ・殿部を強打するなどの外傷により疼痛が発生した[10]
②疼痛部位[11,12]	・通常は仙腸関節周囲，殿部，鼠径部および恥骨結合付近への痛みが多く，下肢へ拡がることもある ・腰椎付近への痛みは伴うことが少ない
③疼痛誘発動作[3,4,8]	・長時間の座位，歩行，階段などのADL動作，およびスポーツ動作など骨盤帯への力学的伝達が関連するすべての動作により疼痛が誘発される ・脊柱の動作での誘発は少ない
④心理的要素	・患者さん自身が回復を期待できないと思っている[13] ・ストレス[14] ・うつ病[15]
⑤社会的要素	・配偶者との関係不良[14] ・専門学校や大学などの高等教育を受けていない[14] ・仕事の満足度の低下[14]
⑥ライフスタイル的要素	・身体的活動が高い仕事[16] ・運動習慣が少ない[17] ・出産回数が多い[17] ・タバコを吸う[18] ・睡眠不足[19]

- 腸腰靭帯（図3）
- 長後仙腸靭帯（図4）
- 骨間仙腸靭帯・短後仙腸靭帯（図5）
- 仙腸関節下部（図6）
- 仙結節靭帯（図7）
- 恥骨結合（図8）

> **Evidence** 骨盤痛の原因同定には触診が重要
> 骨盤周囲の痛みを有する患者のうち仙腸関節内から痛みが起こるとされたのは全体の18.5％とされている[20]．つまり骨盤帯痛の大部分は関節外（周囲の靭帯・筋・筋膜・神経など）から痛みが起こっているということである[1]．そのため触診による疼痛部位の同定は重要な所見の1つであるといえる．

2）骨盤帯の5つの疼痛誘発テスト[21]

　このテストは仙腸関節へさまざまな力を加えることで疼痛を誘発させるために有用である．同側か反対側，もしくは両側にガイドラインが定義するエリアの痛みが出れば陽性とする．基本的には5つのテストをすべて行い，**そのうち3つが陽性となった場合高い確率で骨盤帯痛を疑うことが可能となる**．

- distractionテスト（図9）
- posterior shearテスト（図10，別名thigh thrustテスト，posterior pelvic painテスト）
- pelvic torsionテスト（図11，別名gaenslen'sテスト）
- compressionテスト（図12）
- sacral thrustテスト（図13，別名P-A sacrumテスト）

触診

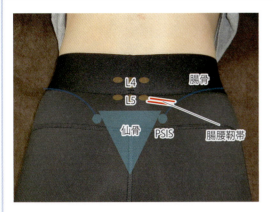

図3● 腸腰靱帯
L5の横突起のラインの腸骨で触れられる．しかし靱帯は深層に位置するため，直接触知するのは困難である．

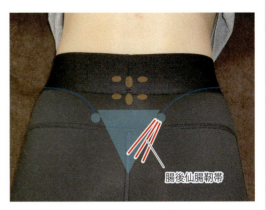

図4● 長後仙腸靱帯
上後腸骨棘（PSIS）の下方内側で触れる．

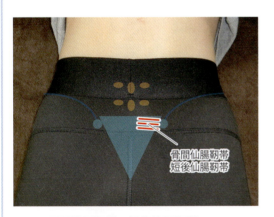

図5● 骨間仙腸靱帯・短後仙腸靱帯
PSISの内側にある仙骨溝で短背側仙腸靱帯，その深層で広く横たわっている骨間靱帯が触れられる．

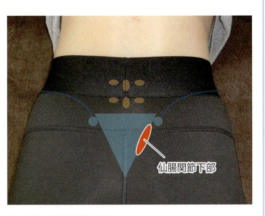

図6● 仙腸関節下部
PSISの下方にて触れられる．

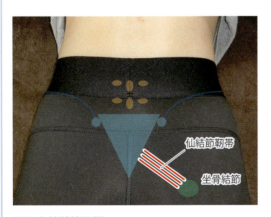

図7● 仙結節靱帯
仙骨の下部外側と坐骨結節の間で触れられる．

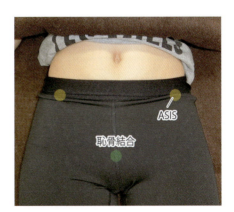

図8● 恥骨結合
上方より手のひらを使って触れる．時には患者自身または患者の指を用いてセラピストが触れるのが好ましい場合がある．

第4章 非特異的腰痛のClassification

骨盤帯の5つの疼痛誘発テスト

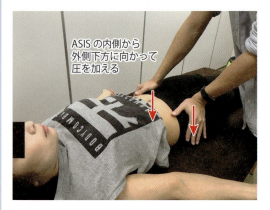

図9 ● distraction テスト

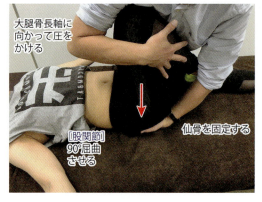

図10 ● posterior shear テスト
股関節を90°屈曲させた状態で，片方の手で仙骨を下方から固定し，反対の腕および体幹にて大腿骨長軸に向かって圧をかける．

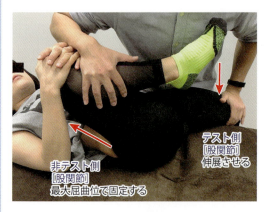

図11 ● pelvic torsion テスト
非テスト側の股関節を最大屈曲で固定した状態で，テスト側の股関節を伸展する．

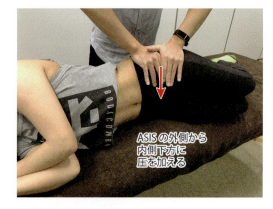

図12 ● compression テスト
ASISの外側から内側下方に向かって圧を加える．

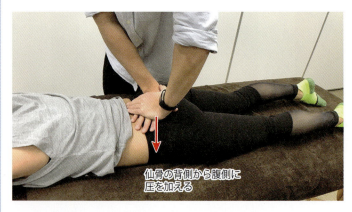

図13 ● sacral thrust test
背側から腹側に向かって仙骨に圧を加える．

3) ASLRテスト（図14）

　　ASLR（active straight leg raise）機能異常は骨盤周囲組織の疼痛との関連性があり[22,23]，診断に有用とされている[24,25]．

　　また診断に加えて，ASLRテストは骨盤帯痛患者における体幹および下肢の力学的伝達能力を評価するうえで便利な検査である[24,26,27]．そのため後述する機能評価および分類にも用いられる．

　　左右のASLRテストのスコアの合計点がテスト結果であり合計点が1〜10となる．陽性は1以上とし，点数が0の場合は陰性とする．

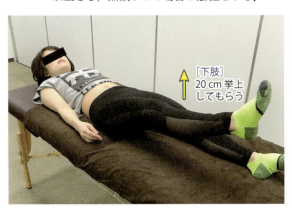

図14 ● ASLRテスト（active straight leg raise テスト） movie ①

背臥位にて行う．患者は自動運動にて下肢を伸展した状態のまま，20 cm挙上する．その際，患者にどのくらいの難易度か6段階で質問する．

0：全く難しくない
1：最小限の難しさ
2：いくらか難しい
3：なかなか難しい
4：とても難しい
5：全くできない

4) 非特異的骨盤帯痛の診断基準

　　非特異的骨盤帯痛の診断に関しては妥当性が担保されている評価法が存在しないため，複数の所見を加味し，あくまで"非特異的骨盤帯痛の可能性が高い"という立場にとどめておく．以下が非特異的骨盤帯痛を疑う所見である．

- 妊娠・出産または仙腸関節付近への直接的な外傷によって発症した．
- 疼痛領域が仙腸関節領域（殿部，恥骨結合部および鼠径部を含む）である．
- 骨盤帯への疼痛誘発テストが陽性である（陽性3つ以上）．
- ASLRでの結果が陽性（合計スコアが1以上）である．
- 腰部由来の疼痛の可能性は少ない．

　　一方，X線，CTおよびMRIなどの画像による診断は推奨されない[1]．

> **memo　腰部由来の疼痛との完全な鑑別は可能か？**
>
> 侵害受容器が存在する靭帯・筋・筋膜などが腰椎領域と骨盤領域を共有することや，患者が訴える症状自体も共通の部分が多いことから腰部と骨盤痛を明確に分けるのは難しい[4,11]．そのため，実際に評価する場合は明確な2つのボックスに分けようとするのではなく，腰部由来および骨盤由来の典型的な所見を把握しておき，連続体として捉えることでクリニカルリーズニングのエラーが起こりにくくなる（図15）．

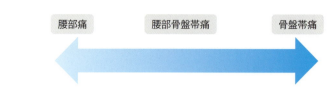

図15 ● 腰部痛と骨盤帯痛を連続体で捉える

非特異的骨盤帯痛の分類

　主観的評価・客観的評価の結果より，**非特異的骨盤帯痛**だと疑うことができたら，さらに**中枢性骨盤帯痛**，**reduced (insufficient) force closure**および**excessive force closure**の3つの分類に分けることで介入の方向性を決定することが可能となる．疼痛誘発テスト，ASLRの結果や動作姿勢の典型的パターンの情報を把握し総合的に判断する．しかしながら，この分類方法の信頼性および妥当性は検証されていないため，今後さらなる研究が必要であることを付け加えておく．

　3つの分類における検査結果および姿勢・動作の特徴を以下にまとめる．

1 中枢性骨盤帯痛[3,8)]

　痛みが組織からの侵害受容性信号が優位なのではなく中枢神経が関与するグループである．そのためこのグループでは，末梢組織の状態が改善しても痛みが長期化している（図16）．身

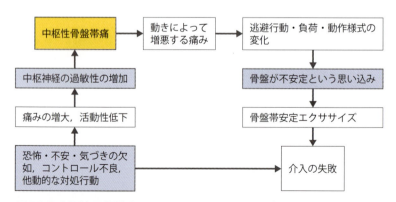

図16 ● 中枢性骨盤帯痛における悪循環のメカニズム

体検査の結果にかかわらず以下の特徴を示す場合は中枢性骨盤帯痛と分類される．
- 高いレベルの疼痛
- 疼痛領域の拡大
- 広範囲に及ぶ疼痛過敏または異痛症
- 身体活動と痛みの関連性が低いもしくはすべての動きで疼痛が再現
- 安静時痛
- 心理社会的要因が優位

具体的な介入は**第5章-5**を参照してほしい．

2 reduced force closure[3,4,8)]

このグループは**force closureが不十分**で，骨盤へ安定性の供給ができていないために仙腸関節周囲の組織が敏感になっている状態である（図17）．そのため代償的に体幹周囲の筋群は過活動を起こしていることが多い．

1) 身体的特徴

- 仙腸関節に局所的な痛み．
- 持続的または反復的な負荷に関連する疼痛（座位・立位・歩行など）．
- 脊柱の動きは正常．
- 骨盤への圧迫により症状の軽減がみられる（骨盤ベルト・深層筋の促通など）．
- 仙腸関節への疼痛誘発テストが陽性（compressionテストは陰性）．
- ASLRテストが陽性で，仙腸関節への外方からの圧迫にて症状が軽減する．
- 腰部骨盤帯・股関節のコントロール不良．
- 骨盤底筋群・多裂筋・殿筋群の活動不良．
- 脊柱起立筋・腰方形筋・横隔膜・腹直筋・腹斜筋群・腹横筋の過活動がある．

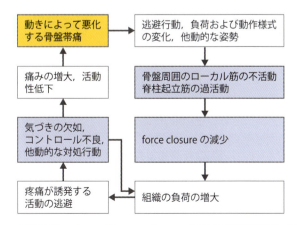

図17● reduced force closureにおける悪循環のメカニズム

2) 姿勢・動作の代表例

- スウェイバック姿勢（図18）
- 活動的な伸展パターン（図19）
- 胸椎伸展位の座位（図20）
- 立ち上がり動作（図21）
- 物を拾う動作（図22）

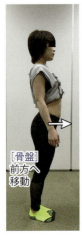

図18● スウェイバック姿勢
骨盤は胸椎に対して前方へ移動している．

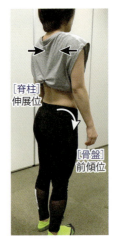

図19● 活動的な伸展パターン
腰背部筋の過活動により脊柱を伸展位で立位を保持している．

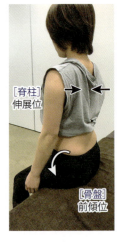

図20● 胸椎・腰椎伸展位での座位
腰背部筋の過活動により脊柱を伸展位で座位を保持している．

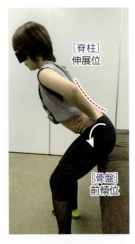

図21● 胸椎・腰椎伸展位での立ち上がり
腰背部筋の過活動により脊柱を伸展位で座位を保持している．立ち上がり時股関節・膝伸展筋を適切に使えない．

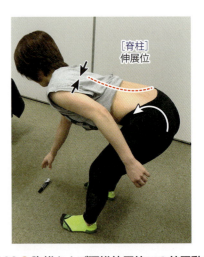

図22● 胸椎および腰椎伸展位での前屈動作
腰背部筋の過活動により脊柱を伸展位で保持して前屈する．

3 excessive force closure[3,4,8]

このグループは前述した**force closureが過剰な状態**であり，仙腸関節をとり巻く軟部組織が過剰に仙腸関節を圧迫することで痛みを引き起こしている（図23）．

1）身体的特徴

- 仙腸関節に局所的な痛み．
- 持続的または反復的な負荷に関連する疼痛（座位・立位・歩行など）．
- 脊柱の動きは正常．
- 疼痛がリラクセーション・ストレッチ・徒手療法で改善する．
- 仙腸関節への疼痛誘発テストが陽性．
- ASLRテストが陰性，仙腸関節への外方からの圧迫にて症状が再現される．
- 骨盤ベルトなどによる仙腸関節へのさらなる圧迫にて症状の増悪を示すことが多い．
- 浅層多裂筋，大殿部，梨状筋および坐骨尾骨筋などの骨盤・股関節周囲筋の過活動．

2）姿勢・動作の代表例

全体的に負荷をかけることはできるが動作の滑らかさに欠ける．
- 逆三角の立位（図24）
- 座位（図25）
- 前屈（図26）

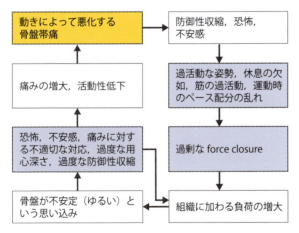

図23 ● excessive force closureにおける悪循環のメカニズム

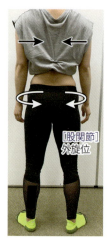
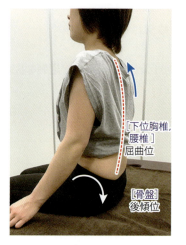
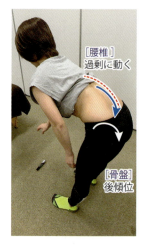

図24 ● 典型的な excessive force closure の立位
股関節の深層外旋筋群や坐骨尾骨筋など仙腸関節の下方を圧迫する筋群の過活動により，股関節は外旋位にあり常に緊張状態が高い．

図25 ● excessive force closure 座位姿勢
深層外旋筋群や坐骨尾骨筋など股関節後方筋群の過活動により，後傾・腰椎・下位胸椎の屈曲姿勢をとる．上位胸椎は伸展パターンか屈曲パターンのいずれかをとる．

図26 ● excessive force closure の前屈動作
股関節後方の筋群の過活動により，骨盤を前傾にもっていくことができず腰椎の分節が過剰に動く．

4 ASLRのMotor controlテストへの応用

　ASLRの際に生ずる異常な筋活動や代償動作すなわちMotor controlを評価することで，reduced force closure と excessive force closure の特徴を把握することが可能となる．

1) ASLRのMotor controlとは？

1 正常パターン[26]
- ASLR側の外腹斜筋と内腹斜筋の活動が高い．
- 腹腔内圧や胸腔内圧は一定に保たれるかベースラインからの上昇が少ない．
- 安静時に比べ呼吸率，骨盤底の移動および対側下肢の下方への圧に差がない．

2 異常パターン[27,28]
- 異常な呼吸パターン（息どめ，呼吸率の上昇，上胸部での呼吸および横隔膜の動きの低下など）．
- 両側外腹斜筋と内腹斜筋の過活動．
- 腹腔内圧の上昇．
- 反対下肢の過剰な固定．
- 腰部骨盤帯のねじれ（図27）．

3 ASLRにおける reduced force closure と excessive force closure の特徴
　徒手にて骨盤を外側方向から圧迫をかけて，ASLR時の疼痛，異常パターンまたはスコアの変化の有無を調べる（図28）．

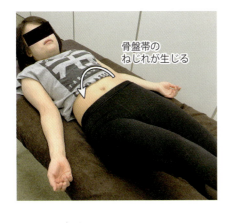

図27● 代償動作（例） movie❷
体幹，骨盤周囲の異常な筋活動により腰部骨盤帯のねじれが生じる．

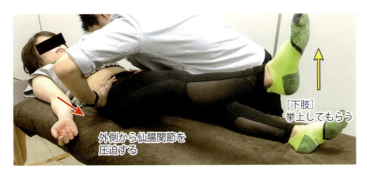

図28● 徒手による圧迫を加えたASLR
徒手にて外側から仙腸関節を圧迫し，ASLRの変化を確認する．

　通常reduced force closureではASLRテストは陽性を示し，骨盤の外側方向から圧迫によりスコアの改善がみられる．reduced force closureでは骨盤帯を安定させる筋群（骨盤底筋群，腹横筋，多裂筋，腸腰筋および大殿筋）に共同収縮の機能不全が認められる．そのため，ASLRを行ったときに仙腸関節周囲の組織（靭帯，筋，筋膜など）に負荷がかかるため疼痛が誘発されるが，骨盤帯に対して外方から圧迫を加えた場合には仙腸関節に安定性が供給され，痛みを起こす組織への負担が減少することで疼痛が改善する．

　反対にexcessive force closureではASLRテストは陰性を示し，骨盤の外側方向から圧迫によりスコアは悪化する．excessive force closureでは骨盤を安定させる筋群（腹横筋，背筋群，腸腰筋や殿筋群など）がすでに安定性を供給しているためASLRではreduced force closureのような不安定性による疼痛は出現しない．しかし，外方からの圧迫を加えると安定を供給していた筋群の過活動が起こることで仙腸関節をとりまく組織へと負荷が増大し，疼痛が発生する．

■ 文献
1）Vleeming A, et al：European guidelines for the diagnosis and treatment of pelvic girdle pain. Eur Spine J, 17：794-819, 2008
2）「Grieve's Modern Musculoskeletal Physiotherapy 4th Edition」（Jull G, et al, eds），Elsevier, 2015
3）O'Sullivan PB & Beales DJ：Diagnosis and classification of pelvic girdle pain disorders--Part 1：a mechanism based approach within a biopsychosocial framework. Man Ther, 12：86-97, 2007

4) 「The Pelvic Girdle, 4th Edition」(Diane G, eds), Churchill Livingstone, 2011
5) Snijders CJ, et al：Transfer of lumbosacral load to iliac bones and legs Part 1：Biomechanics of self-bracing of the sacroiliac joints and its significance for treatment and exercise. Clin Biomech (Bristol, Avon), 8：285-294, 1993
6) Vleeming A, et al：Relation between form and function in the sacroiliac joint. Part I：Clinical anatomical aspects. Spine (Phila Pa 1976), 15：130-132, 1990
7) Vleeming A, et al：Relation between form and function in the sacroiliac joint. Part II：Biomechanical aspects. Spine (Phila Pa 1976), 15：133-136, 1990
8) O'Sullivan PB & Beales DJ：Diagnosis and classification of pelvic girdle pain disorders, Part 2：illustration of the utility of a classification system via case studies. Man Ther, 12：e1-12, 2007
9) Albert HB, et al：Incidence of four syndromes of pregnancy-related pelvic joint pain. Spine (Phila Pa 1976), 27：2831-2834, 2002
10) Chou LH, et al：Inciting events initiating injection-proven sacroiliac joint syndrome. Pain Med, 5：26-32, 2004
11) Slipman CW, et al：Sacroiliac joint pain referral zones. Arch Phys Med Rehabil, 81：334-338, 2000
12) van der Wurff P, et al：Intensity mapping of pain referral areas in sacroiliac joint pain patients. J Manipulative Physiol Ther, 29：190-195, 2006
13) Vøllestad NK & Stuge B：Prognostic factors for recovery from postpartum pelvic girdle pain. Eur Spine J, 18：718-726, 2009
14) Albert HB, et al：Risk factors in developing pregnancy-related pelvic girdle pain. Acta Obstet Gynecol Scand, 85：539-544, 2006
15) Gutke A, et al：Pelvic girdle pain and lumbar pain in relation to postpartum depressive symptoms. Spine (Phila Pa 1976), 32：1430-1436, 2007
16) Larsen EC, et al：Symptom-giving pelvic girdle relaxation in pregnancy. I：Prevalence and risk factors. Acta Obstet Gynecol Scand, 78：105-110, 1999
17) Mogren IM：Previous physical activity decreases the risk of low back pain and pelvic pain during pregnancy. Scand J Public Health, 33：300-306, 2005
18) Wu WH, et al：Pregnancy-related pelvic girdle pain (PPP), I：Terminology, clinical presentation, and prevalence. Eur Spine J, 13：575-589, 2004
19) Beales D, et al：Disturbed body perception, reduced sleep, and kinesiophobia in subjects with pregnancy-related persistent lumbopelvic pain and moderate levels of disability：An exploratory study. Man Ther, 21：69-75, 2016
20) Maigne JY, et al：Results of sacroiliac joint double block and value of sacroiliac pain provocation tests in 54 patients with low back pain. Spine (Phila Pa 1976), 21：1889-1892, 1996
21) Laslett M, et al：Diagnosis of sacroiliac joint pain：validity of individual provocation tests and composites of tests. Man Ther, 10：207-218, 2005
22) Palsson TS, et al：Experimental Pelvic Pain Impairs the Performance During the Active Straight Leg Raise Test and Causes Excessive Muscle Stabilization. Clin J Pain, 31：642-651, 2015
23) Palsson TS SH, Beales DJ. PregnancyUrelated disability is related with lumbopelvic pain and facilitates the outcome of the active straight leg raise test. Australian Physiotherapy Association Conference Week 2013.Melbourne, Australia. 2013
24) Mens JM, et al：Validity of the active straight leg raise test for measuring disease severity in patients with posterior pelvic pain after pregnancy. Spine (Phila Pa 1976), 27：196-200, 2002
25) Mens JM, et al：The Active Straight Leg Raise test in lumbopelvic pain during pregnancy. Man Ther, 17：364-368, 2012
26) Beales DJ, et al：Motor control patterns during an active straight leg raise in pain-free subjects. Spine (Phila Pa 1976), 34：E1-E8, 2009
27) Beales DJ, et al：Motor control patterns during an active straight leg raise in chronic pelvic girdle pain subjects. Spine (Phila Pa 1976), 34：861-870, 2009
28) O'Sullivan PB, et al：Altered motor control strategies in subjects with sacroiliac joint pain during the active straight-leg-raise test. Spine (Phila Pa 1976), 27：E1-E8, 2002

第4章 非特異的腰痛のClassification

3 中枢性感作由来の疼痛を分類する

田中克宜，西上智彦

> **Point**
> - 中枢性感作（CS）の影響がある患者を見分けるために，神経障害性疼痛との分別が必要である．
> - CS由来の疼痛であると判断するには，①症状と器質的要因の不相応，②神経解剖学的に一致しない広範囲な疼痛パターン，③中枢性感作質問票で40点以上が基準となる．

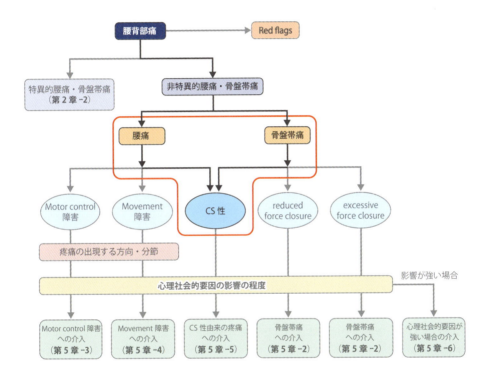

1 中枢性感作とは？

　中枢性感作（central sensitization：**CS**）は，中枢神経系（脳および脊髄）における痛覚過敏を誘発する神経信号の拡大と定義される．つまり，末梢からの感覚入力は伝導路を伝わって大脳まで伝導されるが，その伝導路である中枢神経系において刺激が増大され，本来よりも増幅されて伝導される状態を指す（**反応性の増大**）．CSの生理学的反応の一例として，痛みと感じない刺激でも短い間隔で反復して刺激すると痛み刺激に変化する現象（**wind up現象**）が知られている．これは健常人でも生じるが，CSの代表的な疾患である線維筋痛症などの患者では増幅程度が大きくなる．また，CSは刺激に対する反応性の増大だけでなく，本来備わっている中枢からの疼痛抑制機構（下降性疼痛抑制系）の機能低下を引き起こし[1]，痛覚過敏やアロディニアの誘発（memo 参照），うつ症状や睡眠障害などと関連する．

　腰痛患者や変形性関節症においても，CSの影響が報告されている[2〜4]．この影響が強いと，痛み以外にもさまざまな刺激に過敏性を示し，治療側がCSの概念を知らなければ不定愁訴として扱われてしまう危険性がある．近年，CSが病態に関与している包括的な疾患概念として**中枢性感作症候群**（central sensitivity syndrome：**CSS**）が提唱されている．

> **memo　アロディニアとは？**
> 通常は痛みを引き起こさない刺激による痛みと定義される．触覚であれ，温覚であれ，もとの刺激の様式は通常では痛みを生じないが，その反応として痛みが生じるものを指す臨床的な用語である．反復して刺激した際に痛み刺激に変化する生理現象を指すwind up現象とも異なり，また，通常痛みを引き起こす刺激に対して痛みが増強した状態を指す痛覚過敏とも異なるので区別することが重要である．

2 脳機能の変化

　CSは中枢神経系のさまざまな機能低下を引き起こすことが報告されている．非特異的腰痛患者において，帯状回や扁桃体といった疼痛関連領域の機能的変化や，体性感覚野の縮小などの構造的変化が生じる[5,6]．

> **Evidence　慢性腰痛患者では脳の機能的変化が引き起こされる！[7]**
> 慢性腰痛患者では，痛み刺激を与えたときに体性感覚や情動，認知など疼痛に関連する領域で過活動な反応を示す．これは，刺激に対する過敏性のエビデンスとなり，腰部そのものよりも，中枢系をターゲットとした治療戦略選択の必要性を示す．

3 CSの影響がある腰痛・骨盤帯痛患者をどう分類するか？

　CS由来の疼痛を見分けるためには脳のfunctional MRIなどで詳細に検査する必要があるが，臨床では現実的ではない．代わりに，いくつかの臨床上の特徴を知ることでCS由来の疼痛を

ある程度評価できる．

1) 神経障害性疼痛との分別

　　CS由来の疼痛は，神経障害性疼痛との分類が第1ステップとして必要となる．神経障害性疼痛の評価は**第3章-1, 2**を参照してほしい．神経障害性疼痛の特徴として以下のようなものがある．
① 神経系疾患の既往歴・障害歴がある．
② 痛みや感覚障害の部位が神経解剖学的に論理的である．
③ 神経系の異常を示す診断的なエビデンス，もしくは神経系の外傷後・術後損傷を示すエビデンスがある．
④ しばしば脳卒中・糖尿病・神経変性疾患などと関連している．

2) 侵害受容性疼痛との識別

　　非特異的腰痛の疼痛が侵害受容性疼痛か，CS由来かの識別に推奨するアルゴリズムを示す（**図1**）[8]．これにより3段階の評価を行う．

1 基準1：疼痛の症状と器質的要因の不相応

　　CS由来の疼痛の特徴として，症状と器質的要因の不相応があげられる．つまり，組織損傷や構造障害と痛みや能力障害などの患者の訴えが乖離しているのか，一致しているのか，客観的に機能障害の評価を行い，スクリーニングを行う（**第3章-2**参照）．1つの例としては，画像所見上ごく軽度のヘルニアのみであり，筋力評価・動作評価では問題がないにもかかわらず，痛くて動かせないといった訴えがある場合は，「症状と器質的要因の不相応」と評価する．

2 基準2：神経解剖学的に一致しない広範囲な疼痛パターン

　　次に，body chart（**図2**）[9]を使用して疼痛範囲を詳細に評価する．基準1と基準2を満たしていれば，CS由来の疼痛と分類される．評価の詳細は**第3章-1**を参照してほしい．1つの例としては，L4/5に軽度の椎間板ヘルニア所見があるものの，「脚全部，前も後ろもすべてが重だるくて痛い」というような訴えがある場合は，「神経解剖学的に一致しない広範囲な疼痛パ

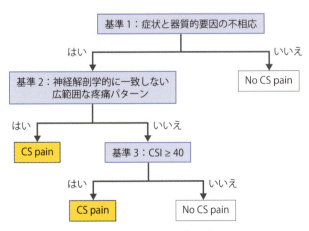

図1 ● CS由来の疼痛の識別アルゴリズム

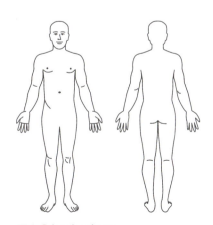

図2 ● body chart

CENTRAL SENSITIZATION INVENTORY : PART A

名前：　　　　　　　　　　　　　　日付：

以下の項目について右側の選択肢のうち，最も当てはまるものに○をつけてください．

1. 眠りから覚めた時に，疲れていてすっきりしない感じがする	まったくない	まれにある	ときどき	頻繁に	いつも
2. 筋肉に硬さや痛みを感じる	まったくない	まれにある	ときどき	頻繁に	いつも
3. 不安発作がある	まったくない	まれにある	ときどき	頻繁に	いつも
4. 歯を食いしばったり，または歯ぎしりをしたりする	まったくない	まれにある	ときどき	頻繁に	いつも
5. 下痢や便秘の問題を抱えている	まったくない	まれにある	ときどき	頻繁に	いつも
6. 普段の生活での動作を行ううえで，助けが必要である	まったくない	まれにある	ときどき	頻繁に	いつも
7. 明るい光に過敏である	まったくない	まれにある	ときどき	頻繁に	いつも
8. 身体を動かすと，すぐに疲れる	まったくない	まれにある	ときどき	頻繁に	いつも
9. 全身のあらゆるところに痛みを感じる	まったくない	まれにある	ときどき	頻繁に	いつも
10. 頭痛がある	まったくない	まれにある	ときどき	頻繁に	いつも
11. 膀胱の不快感と排尿時の灼熱感の両方，またはいずれか一方を感じる	まったくない	まれにある	ときどき	頻繁に	いつも
12. よく眠れない	まったくない	まれにある	ときどき	頻繁に	いつも
13. 集中することが難しい	まったくない	まれにある	ときどき	頻繁に	いつも
14. 乾燥肌や痒み，発疹などの皮膚の問題がある	まったくない	まれにある	ときどき	頻繁に	いつも
15. ストレスで身体症状が悪化する	まったくない	まれにある	ときどき	頻繁に	いつも
16. 悲しんだり，または憂鬱な気分になる	まったくない	まれにある	ときどき	頻繁に	いつも
17. 元気が出ない	まったくない	まれにある	ときどき	頻繁に	いつも
18. 首と肩の筋肉が緊張している	まったくない	まれにある	ときどき	頻繁に	いつも
19. 顎に痛みがある	まったくない	まれにある	ときどき	頻繁に	いつも
20. 香水などのある特定の匂いでめまいや吐き気がする	まったくない	まれにある	ときどき	頻繁に	いつも
21. 頻繁に排尿しないといけない	まったくない	まれにある	ときどき	頻繁に	いつも
22. 夜に寝ようとする時，あしに不快感や落ち着かない感じを感じる	まったくない	まれにある	ときどき	頻繁に	いつも
23. 物事を思い出すことが難しい	まったくない	まれにある	ときどき	頻繁に	いつも
24. 子供の頃に心的外傷（トラウマ）を経験した	まったくない	まれにある	ときどき	頻繁に	いつも
25. 骨盤周辺に痛みがある	まったくない	まれにある	ときどき	頻繁に	いつも

図3 ● 日本語版CSI
まったくない0点，まれにある1点，ときどき2点，頻繁に3点，いつも4点の5段階で評価する．
文献11より引用．

表1 ● CSIの重症度

点数	0〜29点	30〜39点	40〜49点	50〜59点	60〜100点
重症度	subclinical	mild	moderate	severe	extreme

文献13を参考に作成.

ターン」と評価する．基準1を満たしているが，基準2を満たしていない場合は，次に述べる基準3の評価でCS由来かどうかをスクリーニングする．

3 基準3：筋骨格系と関係しない感覚過敏

　CS由来の疼痛では，機械的な圧迫刺激に限らずさまざまな刺激への反応性が増加する．そこで，CSの過敏性を評価する質問紙としてCSI（central sensitization inventory）（図3）[10〜12]を使用する．CSIはCSに共通する症状を評価する質問紙で，5段階で回答する．各項目合計点を算出し，点数が高いほどCSの重症度が高いとされる．ここではカットオフ値である40点でアルゴリズムを示しているが，臨床的には重症度レベルも参考にすべきである（表1）．

4 おわりに

　CS由来の疼痛分類のアルゴリズムを提示したが，臨床では患者をくっきりと分類できる訳ではない．CS由来の腰痛患者でも，他の要因が全く関与していないわけではなく，CSの影響の要素が大きい腰痛患者として治療選択していくことが重要である．「腰痛にCSの影響がどの程度あるか」という視点をもつことが臨床上必要である．また，CS由来の疼痛は心理社会的要因と関連していることも多いため，これらの評価も合わせて重要である（**第4章-5**参照）．

■ 文献

1) Yarnitsky D：Conditioned pain modulation（the diffuse noxious inhibitory control-like effect）：its relevance for acute and chronic pain states. Curr Opin Anaesthesiol, 23：611-615, 2010
2) Roussel NA, et al：Central sensitization and altered central pain processing in chronic low back pain：fact or myth? Clin J Pain, 29：625-638, 2013
3) Lee YC, et al：The role of the central nervous system in the generation and maintenance of chronic pain in rheumatoid arthritis, osteoarthritis and fibromyalgia. Arthritis Res Ther, 13：211, 2011
4) Lluch E, et al：Evidence for central sensitization in patients with osteoarthritis pain：a systematic literature review. Eur J Pain, 18：1367-1375, 2014
5) Staud R, et al：Brain activity associated with slow temporal summation of C-fiber evoked pain in fibromyalgia patients and healthy controls. Eur J Pain, 12：1078-1089, 2008
6) Seifert F & Maihöfner C：Central mechanisms of experimental and chronic neuropathic pain：findings from functional imaging studies. Cell Mol Life Sci, 66：375-390, 2009
7) Kregel J, et al：Structural and functional brain abnormalities in chronic low back pain：A systematic review. Semin Arthritis Rheum, 45：229-237, 2015
8) Nijs J, et al：Applying modern pain neuroscience in clinical practice：criteria for the classification of central sensitization pain. Pain Physician, 17：447-457, 2014
9) Barbero M, et al：Test-retest reliability of pain extent and pain location using a novel method for pain drawing analysis. Eur J Pain, 19：1129-1138, 2015
10) Mayer TG, et al：The development and psychometric validation of the central sensitization inventory. Pain Pract, 12：276-285, 2012

11) 田中克宜, 他：日本語版 Central Sensitization Inventory (CSI) の開発：言語的妥当性を担保した翻訳版の作成. 日本運動器疼痛学会誌, 9：34-39, 2017
12) Tanaka K, et al：Validation of the Japanese version of the Central Sensitization Inventory in patients with musculoskeletal disorders. PLoS One, 12：e0188719, 2017
13) Neblett R, et al：Establishing Clinically Relevant Severity Levels for the Central Sensitization Inventory. Pain Pract, 17：166-175, 2017

第 4 章 非特異的腰痛の Classification

4 Motor control 障害と Movement 障害を分類する

日髙惠喜, 三木貴弘

Point

- Motor control 障害とは, 腰部の安定性が低下し, 腰椎の動きを適切に制御できなくなることにより, 腰部の周囲組織に負担がかかるために腰痛が生じるものである.
- Movement 障害は脊柱の運動障害であり, 腰椎の分節運動が硬くなって腰痛を引き起こす障害である. Motor control 障害と見分けるポイントは動きの硬さである.
- 双方ともに疼痛が誘発される動作方向や, どの分節に問題があるかを評価し, 何に対して介入をすべきかを判断する.

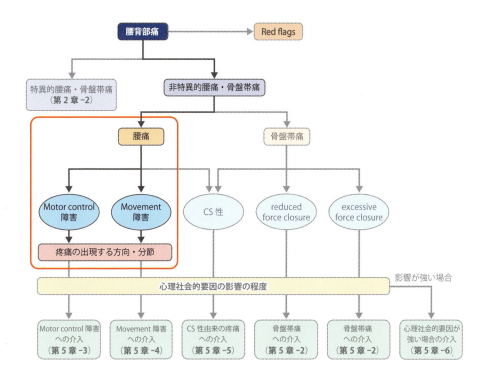

1 Motor control障害とは何か？

　Motor controlは日本語にすれば，「動き（motor）」を「制御（control）する」ことになり，つまりMotor control障害は**動きを制御することの障害**となる．非特異的腰痛におけるMotor control障害は，「腰部の安定性が低下し，腰椎の動きを適切に制御できなくなることにより，腰部の周囲組織に負担がかかった結果腰痛が生じる」ことを意味する[1]．

1) Motor control障害により痛みが生じるメカニズム

　前提として，メカニカルストレスで生じる腰の痛みは，腰部の安定性低下による「腰椎周囲の組織への負荷増大による疼痛」であり，それが急激に生じた場合はいわゆる「ぎっくり腰＝急性腰痛」として激しい疼痛を伴う．しかし大抵の場合は，本人が気づかないような微々たる負荷が蓄積され，結果として「痛み」として表に生じる．

　具体的に，Motor control障害によって起こる痛みにつながる負荷は，①最終域での負荷，②動きの最中での負荷，③静的姿勢での持続的な負荷の3つに分けることが可能である[1]．

　それぞれ，腰部に"非効率な"負荷がかかることにより，腰椎周囲の組織に損傷を与えた結果，腰痛を生じる．

2) 腰部の安定性

　腰部の運動学については**第1章-3**を参照してほしいが，腰部を動かす際には腰部の安定性を保つ必要がある．その際に必要な知識が**ニュートラルゾーン**（neutral zone）と**エラスティックゾーン**（elastic zone）である（図1）．

❶ ニュートラルゾーン[2]

　ニュートラルゾーンとはPanjabiが提唱した概念であり，図1のR1の部分である．屈曲・伸展ともに最大可動域のなかの中間部分をさしているが，この部分の間で屈曲・伸展などを行った場合，組織の負担は最小限といわれている．例えるなら，箱の中にボールがあるとして，そのボールが壁にぶつからない範囲で動いている様子を想像してもらえると理解しやすい．壁にボールがぶつからないように箱を傾けるには，常に箱の動きを制御しバランスをとる必要がある（図2）．箱が脊柱だと考えるとその動きを制御しているのが，体幹筋群，特に多裂筋や腹横筋などの脊柱に直接付着しているローカル筋群である．

❷ エラスティックゾーン

　一方，エラスティックゾーンとは，図1のR2の部分を指す．先ほどの例に例えると，箱の中のボールが壁にぶつかってしまう部分である．動くたびにボールが壁にぶつかると，壁もしくはボールに負担が蓄積されることは想像できるだろう．脊柱の運動でその状態を考えると，脊柱の動きが伴うたびにエラスティックゾーンにまで動きが出てしまい，壁にぶつかり無理やり動きを制御していることになる．それが組織に負担をかけ，組織の損傷，ひいては疼痛につながる．

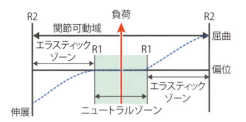

図1● 脊柱の安定性のイメージ図
R1：ニュートラルゾーンとなる最終可動域
R2：可動域の限界値
文献2を参考に作成.

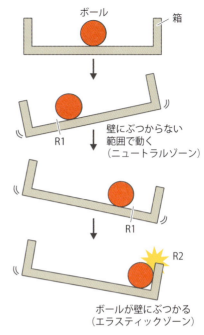

図2● 腰部の安定性イメージ図

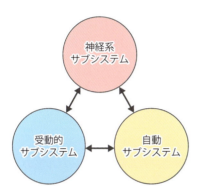

図3● 腰椎の安定性
文献3より引用.

3）正しいMotor controlとは

　ニュートラルゾーン内で腰部の動きが生じることが「正しいMotor controlを行えている＝腰部の安定性が高い」ということである．

　その腰部の安定性は，3つのシステムにより成り立っている．①受動サブシステム，②自動サブシステム，③神経コントロールシステムである[3]（図3）．

■1 受動サブシステム

　腰椎・靱帯・椎間関節・椎間関節関節包などの受動的組織がこのサブシステムにあたり，エラスティックゾーンの制御に最も寄与する．例えば，腰椎の最大伸展位においては，前縦靱帯・椎間板の前方部・椎間関節にて制限されている（表1）．これらの組織があることにより，動きを（強制的に）止めることが可能となる．

　また，これらの受動サブシステムに関与する組織は，固有受容性感覚の受容器としても作用し，後述する神経コントロールシステムに影響を与えている．脊柱の動きが起こり受動サブシステムに刺激が入ると，そこにある位置覚・運動覚が作用し，その部分に負担がかからないように自動サブシステムが働き，動きを制御する．

■2 自動サブシステム

　自動サブシステムとして働いているのは，主にローカル筋群である．多裂筋・腹横筋・横隔膜・腸腰筋・腰方形筋などがこの自動サブシステムに関与している（表2）．

表1 ● 受動サブシステムとして働く組織

動き	受動サブシステムとして働く組織
屈曲の制限	後縦靱帯 関節包 椎間板
伸展の制限	前縦靱帯 椎間板の前方部 椎間関節
回旋の制限	椎間板 椎間関節
側屈	横突起間靱帯

表2 ● 自動サブシステムとして働く筋群

自動サブシステムとして働く筋群
腹横筋
多裂筋
横隔膜
骨盤底筋

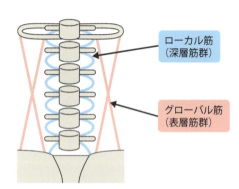

図4 ● ローカル筋とグローバル筋の付着のイメージ

　これらの筋群の特徴は，脊柱に直接付着しており，分節1つ1つの動きを制御することができる点であり（図4），その役割は，脊柱の分節の動きをニュートラルゾーンのなかで制御することである．したがってローカル筋群の働きは受動サブシステム組織の負担を最小限にしていることになり，腰部の組織に加わるメカニカルストレスを減少させる．

3 神経コントロールシステム

　受動サブシステムと自動サブシステムを使いこなすのが神経コントロールシステムであり，「適切な筋群を適切なタイミングで使用（収縮）させる能力」である．これにはγニューロンがかかわっており，筋紡錘の興奮を制御しているγニューロンを介すことで，ローカル筋群（自動サブシステム）が適切に働くことができる．

　これについての有名な研究が，Hodgesらによる，「健常者（腰痛を生じていない患者）には，上肢を挙上する直前に反射的に腹横筋，多裂筋などのローカル筋群が働き，腰痛患者においては，ローカル筋群の反応が遅延，もしくは消失する」という研究報告である[4]．しかし一方，「腰痛患者において，上肢の挙上の直前に，ローカル筋群・グローバル筋群の過度な収縮が生じてしまっており，それが疼痛の原因になっている」という逆の報告もある[5]．矛盾したような両者の結果だが，どちらにおいても腰痛患者は「四肢の動きに伴い脊柱（腰部）の動きが適切に制御されていない」状態である．前者のようにローカル筋群の反応が消失している場合にはinstability（Motor control障害）につながり，後者のように過度に働いて脊柱の動きを止めてしまっている場合は，Movement障害につながる．この脊柱筋群を働かせ過ぎず，適度に収縮させるのが神経コントロールシステムであり，腰痛患者は，Motor control障害・Movement障害どちらであってもこのシステムの破綻が生じている可能性が高い．

以上のことより，Motor control障害においては，自動サブシステムと神経コントロールシステムの改善を目的として介入することが必要となる．

> **memo** グローバル筋とローカル筋
>
> 脊柱の筋機能を2つに分けると，グローバル筋群とローカル筋群に分けることができる．
> ・グローバル筋群
> 　腰部に関連する筋として，腹直筋や内・外腹斜筋，脊柱起立筋群などが該当する．これらの筋群は，主に速筋線維で構成されており，短期間での身体活動を行う場合に優位になる．脊柱全体に付着しているため，脊柱の分節間の動きを制御するには適しておらず，また持続的な収縮は苦手である．
> ・ローカル筋群
> 　腹横筋，多裂筋群がこれに該当する．主に遅筋線維で構成されており，持続的な収縮を得意とする．また，多裂筋群は分節間に付着しているため，脊柱の分節間の動きを制御する役割を担う．また，外部からの刺激に対し筋緊張を変動して対応する能力をもっており，固有受容器としての役割も果たしているとされる[6]．

> **Evidence** 痛みとMotor control
>
> 疼痛は腹横筋・多裂筋群などのローカル筋の収縮のタイミングを遅延させる，という研究報告がある[7]．これは疼痛によりγ運動ニューロンの活性が破綻し，固有受容器の求心性神経からの反応が鈍化することで生じる．よって，Motor control障害への介入では，ローカル筋群の収縮の再学習が必要である．

2 Movement障害とは何か？

Movementは「(具体的な動きの方向・目的・規則性などを強調した) 運動」と訳される．Movement障害は脊柱の運動障害，つまり腰椎の分節運動が硬くなり，腰痛を引き起こす障害のことである[1]．Motor control障害とMovement障害を分けるためのキーワードは**動きの硬さ**である．さらにMovement障害は自動運動の硬さが原因である場合と他動運動の硬さが原因である場合に分けられる[1]．自動運動と他動運動の両方の硬さが原因である場合もある．

1) 自動運動の硬さが原因の場合

【自動運動の硬さが原因で起こるMovement障害の特徴】
▶自動運動の硬さ
▶腰部〜骨盤帯筋群をうまくコントロールできないことによる硬さ
▶ニュートラルゾーンでの狭い範囲での運動（過度に制御された運動）
▶運動恐怖による正常運動の阻害
▶自動サブシステム，神経コントロールシステムの問題

1 痛みが生じるメカニズム

自動運動の硬さによって起こるMovement障害は腰部〜骨盤帯筋群をうまくコントロールできないことによって腰部の硬さと痛みを引き起こす障害である．そのため，客観的評価におい

て，他動運動では硬さを示さず，自動運動での硬さや制限を示す．

　痛みを誘発する方向への自動運動によって，腰部〜骨盤帯筋群は防御性収縮と同時収縮を引き起こし，脊柱の分節運動は阻害されて硬さと痛みを示す[8,9]．この障害はニュートラルゾーンの狭い範囲内で，過度に制御されたことにより硬さを呈している（図5）．例えば，腰椎屈曲の自動運動によって，脊柱起立筋群が過剰な防御性収縮と腹部筋群との同時収縮を引き起こし，痛みを出現させる．このような収縮は脊柱への強い圧縮ストレス・動作の制限・そして過度な安定をもたらし，侵害受容器に対する感作（過敏性）を引き起こす[9]．痛みを起こす組織は，過剰収縮による腰部〜骨盤帯筋群自身，脊柱への圧縮ストレスによる椎間関節・椎間板などが考えられる．しかしながら，これらの痛みは動作のなかで起こる複合的なものであるため，痛みを引き起こす組織の同定は難しい．重要なことは組織の同定ではなく，異常な動作の把握である．

　このパターンは，疼痛自体はもとより，それによる恐怖心がきっかけとなり，本来の正常運動が障害され引き起こされることが多い．また，体幹への大きな負荷はその恐怖から過剰な防御性収縮と同時収縮を招きやすい．この運動に対する恐怖は急性腰痛の経験から発展したものであることが多く，さらに，「この疼痛は害がある」という信念は家族や治療者によって補強される場合が多いため，適切な時期に適切なアドバイスが必要である．急性腰痛の介入はこのような状態になるのを防ぐためにも重要である．詳細は**第2章–4**や**第4章–5**を参照してほしい．

2 介入

　Motor control障害と同様にこの障害は適切なタイミングでローカル筋群を働かせることができないことが原因である．しかしながら，その反応に対し，アウター筋群が過剰に反応してしまう点が異なる．前述した，「腰痛患者において，上肢の挙上の直前にローカル筋群・グローバル筋群の過度な収縮が生じる」研究報告がこれにあたる[5]．

　自動サブシステムと神経コントロールシステムの問題であるため，介入の方向性として，恐怖心の軽減，過度に収縮しているグローバル筋群の正常化，ローカル筋群の活性化などを行っていく．自動運動の硬さが原因であるMovement障害を呈する腰痛患者に対して，腹部筋群（グローバル筋群含む）を自動的に収縮させ，体幹を引き締める（bracing）エクササイズのような体幹を固めるような動き[10]を学習させることは逆効果である．

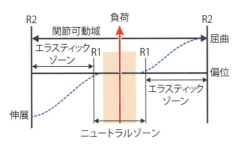

図5● 自動運動の硬さによるMovement障害の脊柱安定性のイメージ図

コントロール不全により，過度に制御された運動範囲（　　）．腰部〜骨盤帯筋群の防御性収縮と同時収縮により痛みを引き起こす．

2) 他動運動の硬さが原因の場合

【他動運動の硬さが原因によって起こるMovement障害の特徴】
▶ 他動運動の硬さ
▶ 組織（靭帯・関節・椎間板・筋群）の硬さ
▶ 狭い関節可動域によるわずかな動きでのエラスティックゾーンへの到達
▶ 主に受動サブシステムの問題

■ 痛みが生じるメカニズム

他動運動が原因であるMovement障害は脊柱に関連する組織の硬さによって痛みを引き起こす障害である[8]．そのため，評価テストにおいて，他動運動で硬さや痛みを示す．

この障害は本来の関節可動域が狭まり，それに伴いニュートラルゾーンとエラスティックゾーンの両方が狭まった状態である（図6）．主に受動的組織が硬くなることにより，本来はニュートラルゾーンに含まれる動きでも，エラスティックゾーンが狭まったことで容易に最終域に達し，組織にストレスがかかり痛みが引き起こされる．例えば，腰椎屈曲の他動運動によって生じる脊柱起立筋の過緊張による痛みや，椎間関節包の拘縮による痛みがあげられる．前者は短縮した筋群が無理に伸長されることによって過緊張となり痛みが引き起こされ，後者は拘縮によって柔軟性と強靭性を失った組織が伸長されることによって痛みが引き起こされる．

筋は，靭帯・椎間関節包・椎間板の痛みにもかかわる神経終末が存在するため，それらの組織の伸長ストレスによっても疼痛が引き起こされる[11,12]．痛みを引き起こす組織としては，受動サブシステムである前縦靭帯・棘上靭帯・棘間靭帯・黄色靭帯，横突間靭帯などの靭帯，椎間関節（関節包を含む）・椎間板・傍脊柱筋群・大腰筋などがあげられる[11,13〜15]．しかしながら，この障害も痛みを引き起こす組織の同定は難しく，理学所見によってそれらを完全に判別するのは困難である[16]．

■ 介入

原因は急性腰痛のとき，またはその後に適切な脊柱の活動を起こさなかったことによる組織の過緊張または拘縮によって引き起こされることが多い．例えば過度な安静や長期間にわたる必要以上の不活動があげられる．介入の方向性としては，関節モビライゼーションやグローバル筋群のストレッチを行う（詳細は第5章-4参照）．

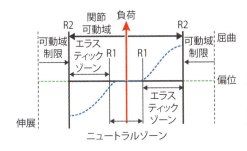

図6● 他動運動の硬さによるMovement障害の脊柱安定性のイメージ図
組織の硬さにより，可動域が狭まった状態（本来の可動域は-----）．わずかな動きでも容易にエラスティックゾーンに到達し，痛みを引き起こす．

3 Motor control障害とMovement障害をどう分けるか？

　両者の特徴を踏まえたうえで，非特異的腰痛をMotor control障害とMovement障害に分類する．各障害の分類は主観的評価と客観的評価を用いて行う．各障害によくみられる客観的評価結果を表3に示す．また，表4にMotor controlテストの際に各障害でみられる異常動作についてまとめる．しかしながら，これらの結果はおおよその傾向であり，臨床上必ずしもすべてが一致するとは限らないことを念頭に置いてほしい．

> **memo** Saner Jら[17]は研究の際のMotor control障害の包含基準として，次のような基準を提唱している．
> - 年齢18歳～75歳．
> - 急性腰痛ではなく（6週以上），腰痛による休職が3カ月未満．
> - Motor control障害のテストのうち2つ以上陽性（**第3章-2**を参照）．
> - Roland-morris disability質問紙票が5点以上．
> - 姿勢や動作が症状を変化させる．

表3 ● Motor control障害とMovement障害の臨床的特徴と共通した問題点

Motor control障害とMovement障害の臨床的特徴			共通した特徴
Motor control障害	Movement障害		・疼痛の再現性
	自動運動制限	他動運動制限	・中枢性感作や心理社会的要因の影響が少ない
・他動運動，自動運動ともに制限なし ・自動運動での疼痛出現，不安定性 ・腰部・骨盤帯筋群（特にローカル筋群）の機能不全 ・静的アライメント異常（sway backなど） ・過剰可動性の分節が存在する可能性 ・Motor controlテストで陽性所見	・自動運動の硬さ・制限・疼痛 ・運動時の表層筋群の過度な収縮 ・静止時において表層筋の過度な収縮の観察 ・強い運動恐怖感 ・疼痛への過剰な恐怖感	・自動，他動運動の硬さ，制限，疼痛 ・疼痛誘発検査での組織（靱帯，関節，椎間板，筋群）の硬さ，疼痛 ・過少可動性の分節が存在する可能性 ・急性期における過度な安静や必要以上の活動制限などの既往	・神経症状がない

表4 ● Motor controlテストの際のMotor control障害とMovement障害でみられる異常動作の特徴

Motor controlテスト	Motor control障害	Movement障害（自動運動制限）
立位での股関節屈曲	・股関節屈曲に対して腰椎をコントロールできない 　例）股関節屈曲と同時に腰椎屈曲など	・腰椎，股関節の自動運動の硬さ 　例）腰椎・骨盤帯を地面と垂直にした状態での下肢屈曲など
立位での骨盤後傾	・コントロール不全による骨盤後傾不可または腰椎伸展	・胸椎，腰椎，骨盤の自動運動の硬さ
片脚立位	・不安定かつ骨盤が側方へ大きく移動	・不安定にも関わらず各関節の硬い運動
端座位での膝伸展	・膝伸展に対して腰椎をコントロールできない 　例）膝伸展時と同時に腰椎屈曲など	・腰椎，股，膝関節の自動運動の硬さ 　例）腰椎中間位で膝伸展30°未満など
四つ這い位での骨盤前後移動	・股関節屈曲時：コントロール不全による腰椎屈曲 ・股関節伸展時：コントロール不全による腰椎伸展	・腰椎中間位だが股関節の屈曲または伸展運動の硬さ
腹臥位での膝屈曲	・膝屈曲に対して腰椎をコントロールできない 　例）膝屈曲時に腰椎伸展・回旋など	・腰椎，膝関節の自動運動の硬さ 　例）腰椎中間位だが，膝屈曲90°未満など
全てのMotor controlテストにおける共通事項	・腰椎のローカル筋群のコントロール不全 ・腰椎のアライメントに注意を払えない	・腰部～骨盤帯筋群の防御的収縮と同時収縮 ・運動恐怖の訴え

1) 疼痛が誘発される動作方向

　Motor control障害，Movement障害ともに，疼痛が誘発される動作方向を評価・分類する．これは大きく屈曲パターン・伸展パターン・全方向パターンに分類することが可能である．どの方向でそれらの障害・疼痛が出現しているのかを明らかにすることで介入の方向性を決定することが可能となる．

◾️ 屈曲パターン

　屈曲方向でのMotor control障害，Movement障害が生じているパターンで，腰部屈曲の際にいずれかの特徴的な動き・疼痛が出現する．

◾️ 伸展パターン

　腰部伸展時にいずれかの特徴的な動き・疼痛が出現する．

◾️ 全方向

　どの動きに対しても疼痛やMotor control障害またはMovement障害が生じる．

【どの方向性に問題があるかを評価する検査】
- 主観的評価（増悪動作・軽減動作）
- 自動運動検査
- 他動運動検査

2) どの分節に問題があるか

　さらに，どの分節に問題があるかを明らかにすることでより介入の手助けとなる．主観的評価，客観的評価の疼痛誘発検査，他動運動検査などで明らかにすることが可能である．（詳細は第3章-2を参照）．

【どの分節に問題があるかを評価する検査】
- 主観的評価（疼痛箇所，再現性の有無）
- 疼痛誘発テスト（コインテスト，スプリングテスト）
- 他動運動検査

文献

1) O'Sullivan P：Diagnosis and classification of chronic low back pain disorders：maladaptive movement and motor control impairments as underlying mechanism. Man Ther, 10：242-255, 2005
2) Panjabi MM：The stabilizing system of the spine. Part II. Neutral zone and instability hypothesis. J Spinal Disord, 5：390-396; discussion 397, 1992
3) Panjabi MM：The stabilizing system of the spine. Part I. Function, dysfunction, adaptation, and enhancement. J Spinal Disord, 5：383-389; discussion 397, 1992
4) Hodges PW & Richardson CA：Feedforward contraction of transversus abdominis is not influenced by the direction of arm movement. Exp Brain Res, 114：362-370, 1997
5) Gubler D, et al：Ultrasound tissue Doppler imaging reveals no delay in abdominal muscle feed-forward activity during rapid arm movements in patients with chronic low back pain. Spine (Phila Pa 1976), 35：1506-1513, 2010
6)「Clinical Anatomy Of The Lumbar Spine And Sacrum 3rd Edition」(Bogduk N), Churchill Livingstone, 1997
7) Moseley GL & Hodges PW：Reduced variability of postural strategy prevents normalization of motor changes induced by back pain：a risk factor for chronic trouble? Behav Neurosci, 120：474-476, 2006

8) O'Sullivan P：Classification of lumbopelvic pain disorders--why is it essential for management? Man Ther, 11：169-170, 2006
9) O'Sullivan P：Diagnosis and classification of chronic low back pain disorders：maladaptive movement and motor control impairments as underlying mechanism. Man Ther, 10：242-255, 2005
10) Urquhart DM, et al：Abdominal muscle recruitment during a range of voluntary exercises. Man Ther, 10：144-153, 2005
11)「腰椎・骨盤領域の臨床解剖学 原著第4版」（Bogduk N/著, 齋藤昭彦/訳），エルゼビア，pp41-51, 79-98, 125-142, 2008
12) 山下敏彦：椎間関節性腰痛の基礎．日本腰痛学会雑誌，13：24-30, 2007
13) Adams MA, et al：The resistance to flexion of the lumbar intervertebral joint. Spine (Phila Pa 1976), 5：245-253, 1980
14) Adams MA, et al：The lumbar spine in backward bending. Spine (Phila Pa 1976), 13：1019-1026, 1988
15) Wilke HJ, et al：Stability increase of the lumbar spine with different muscle groups. A biomechanical in vitro study. Spine (Phila Pa 1976), 20：192-198, 1995
16) Suzuki H, et al：Diagnosis and Characters of Non-Specific Low Back Pain in Japan：The Yamaguchi Low Back Pain Study. PLoS One, 11：e0160454, 2016
17) Saner J, et al：Movement control exercise versus general exercise to reduce disability in patients with low back pain and movement control impairment. A randomised controlled trial. BMC Musculoskelet Disord, 12：207, 2011

第 4 章 非特異的腰痛のClassification

5 心理社会的要因が腰痛に与える影響と評価方法

齋藤 雄, 三木貴弘

Point

● 心理社会的要因の有無ではなく, 心理社会的要因が腰痛にどれほど影響しているのかを評価する.

評価項目	評価法
不安感・抑うつ	HADS BS-POP
仕事によるストレスとそれが及ぼす影響	職業性ストレス簡易調査票
破局的思考の有無	PCS
恐怖回避行動の有無	TSK-J
自己効力感	PSEQ-J

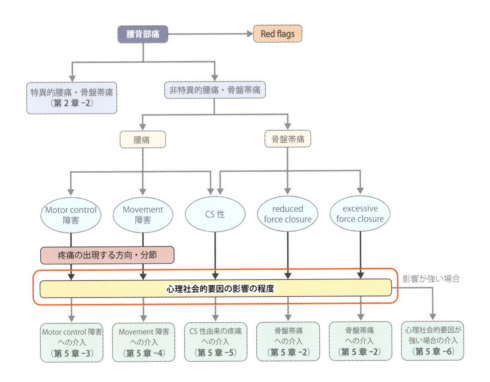

1 心理社会的要因が腰痛に与える影響

心理社会的要因が腰痛に影響を与えることを示唆する論文は，各国ですでに多数報告されている[1〜5]（**第2章-3参照**）．同時に，「生物心理社会モデル」という概念で捉えることの重要性が認識されている[2]（図1）．

しかしながら，注意すべきは「心理社会的要因の原因がすべて心理社会的な問題であり，器質的な問題はない」とし，心理社会的な側面のみに注目し器質的な要素を排除して進めてしまうことである．すべての非特異的腰痛の患者は心理社会的な影響を受けている可能性をもつが，実際は全く影響を受けていない場合もあればとても強い影響を受けている場合もあり，その割合は人によってさまざまである．よって，**「心理社会的要因があるのかないのか」**という二者択一ではなく**「この腰痛には心理社会的要因がどれほど影響しているのかを評価する」**という考え方で，非特異的腰痛の評価を行う必要がある．

> **Evidence　心理社会的要因が腰痛に与える影響**
>
> 心理社会的要因が腰痛に与える影響はすでに多くの報告がある．Boosら[6]は，「椎間板ヘルニアが認められる患者のうち，手術適応の場合と無症状の場合との差異は，職業的精神的ストレス（仕事上のストレス・仕事への満足度・辞職など）や心理社会的要因（不安・抑うつ・自尊心・配偶者の有無）」と最初に発表し，1995年volvo賞を受賞した．また，Chouら[7]は「腰痛の最も重要な危険要素の1つに精神医学的な併存疾患がある」と発表しており，Carrageeら[8]は，「心理社会的要因は長期間および短期間の腰痛どちらにおいても重篤な腰痛の予測因子となる」としている．さらに，Remeら[9]は「慢性腰痛患者のうち31％の患者が少なくとも1つは精神障害を有しており，身体表現性障害（18％），不安障害（12％）を含む広範囲な精神障害がある」としている．

2 評価ツール

1) 介入のポイント

非特異的腰痛患者に対しては，整形外科的な評価に加えて心理社会的要因がどの程度の割合で含まれているかを判断するための評価が必須となる．心理社会的要因が影響を与えている場合，その原因は個人によってさまざまで多岐にわたるため特定は容易ではない．また，客観的に評価するのも難しい．そのために開発されているのが**自己記入式質問票**（questionnaire）である．これにより評価者のスキルに関係なく客観的に評価が可能となる．

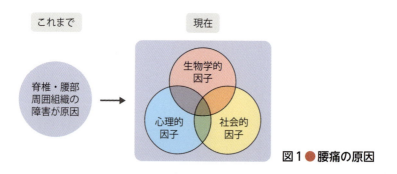

図1● 腰痛の原因

ただし，初回から脈絡もなく質問票を使用しての評価は避けたい．自身の腰痛の原因は器質的なところのみに存在していると信じてやまない患者は，まさか自分の腰痛に心理社会的要因が関与しているとははなはだ考えてはいない．そのような状況で突然質問票を使用すると，「早く腰痛を治してほしいのになぜこの人はこんな心理テストのようなことをするのか」「自分を精神的な病気だと思っているのか」と猜疑心を抱き，アプローチを進めていくなかでの信頼関係の構築の妨げになりかねない．問診などを通してコミュニケーションをとっていくなかで，質問票を使用した評価を進めたほうが賢明である．問診の具体的な方法については**第3章-1**を参照してほしい．

2) 不安感・抑うつを評価する

問診で患者の発言や反応をみることは大切であるが，**表情**や**返答のスピード**，会話中の**姿勢**や**しぐさ**などにも注目したい．常にうつむき加減で，会話にもあまり抑揚がなく，悲観的な発言が多い患者の場合，不安感や抑うつ状態による影響を受けていることが疑われる．

精神的要因やうつ状態が腰痛に与える影響は各国でも数多く報告があり[10〜12]，「腰痛ガイドライン2012」においてもGradeBとされている[1]．精神的な疾患（うつ病や睡眠障害）に対する服薬をしている場合，これらが腰痛の悪化・遷延などに大きく影響していることが予測される．慢性化している非特異的腰痛患者はいろいろな療法を受けたが，完治できずにまた違う医療機関へ訪れるといったことをくり返していることが多く，そのために治療者や治療内容に対して満足感を得られず，**不安感**や**怒り・焦り**などを抱えている場合が多く見受けられる．このような状況で用いられる評価ツールに**HADS**と**BS-POP**がある．

1 HADS（表1）

HADS（hospital anxiety and depression scale）は，不安感や抑うつ状態を評価するツールで，自己記入式の質問票になっている[13]．不安7項目，抑うつ7項目の計14項目からなり，奇数項目が**不安**，偶数項目が**抑うつ**を評価する．回答は4段階で，あまり考え込まずに当てはまる項目に丸をつけてもらい，回答を配点表に当てはめ合計点を出す（項目によって配点の順が異なるため注意する）．

2 BS-POP（表2）

BS-POP（brief scale for psychiatric problem in orthopaedic patients）は簡易的に心理

| column |

腰痛がある方が今の自分に都合がよい？

治療に訪れる患者は，もちろん腰痛を治してほしい一心で受診をするが，なかには腰痛がある方が今の自分にとって都合がよい場合がある．腰痛を発症していることで嫌な仕事を休む理由になる，労災の場合は，仕事を休んだ状態で補償を受けられる，寝込まないといけないほど辛い腰痛で目の前の困難から目を背けることができる，腰痛があるから学校に行かなくてすむなど，「腰痛持ちの自分」が現在の日常生活において好都合の場合，腰痛が消失すると都合が悪くなるために長期化する場合がある．

また，労災補償歴のある群と労災補償歴のない群では，労災補償がある群の方が，支障度が高い腰痛経験をしているという報告もある[14]．このような場合は，治療も遷延する可能性が高く慎重な問診や詳細な評価が必要になる．

表1 ● HADS

気分の変化は病気に重要な影響を与えることもあり，これを知ることが治療に役立つことがあります．以下の質問にあまり考え込まずにお答えください．長い時間考え込むと不正確になることがあります．各項目1つだけお答えください．

☆HAD尺度　最近の気持ちについて，あてはまる数字に○をつけて下さい．

1. 緊張したり気持ちが張りつめたりすることが：
   1. しょっちゅうあった
   2. たびたびあった
   3. ときどきあった
   4. まったくなかった

2. むかし楽しんだことを今でも楽しいと思うことが：
   1. まったく同じだけあった
   2. かなりあった
   3. 少しだけあった
   4. めったになかった

3. なにか恐ろしいことが起ころうとしているという恐怖感を持つことが：
   1. しょっちゅうあって，非常に気になった
   2. たびたびあるが，あまり気にならなかった
   3. 少しあるが気にならなかった
   4. まったくなかった

4. 物事の面白い面を笑ったり，理解したりすることが：
   1. いつもと同じだけできた
   2. かなりできた
   3. 少しだけできた
   4. まったくできなかった

5. 心配事が心に浮かぶことが：
   1. しょっちゅうあった
   2. たびたびあった
   3. それほど多くはないが，ときどきあった
   4. ごくたまにあった

6. きげんの良いことが：
   1. まったくなかった
   2. たまにあった
   3. ときどきあった
   4. しょっちゅうあった

7. 楽に座って，くつろぐことが：
   1. かならずできた
   2. たいていできた
   3. たまにできた
   4. まったくできなかった

8. 仕事を怠けているように感じることが：
   1. ほとんどいつもあった
   2. たびたびあった
   3. ときどきあった
   4. まったくなかった

9. 不安で落ちつかないような恐怖感を持つことが：
   1. まったくなかった
   2. ときどきあった
   3. たびたびあった
   4. しょっちゅうあった

10. 自分の顔，髪型，服装に関して：
    1. 関心がなくなった
    2. 以前よりも気を配っていなかった
    3. 以前ほどは気を配っていなかったかもしれない
    4. いつもと同じように気を配っていた

11. じっとしていられないほど落ち着かないことが：
    1. しょっちゅうあった
    2. たびたびあった
    3. 少しだけあった
    4. まったくなかった

12. 物事を楽しみにして待つことが：
    1. いつもと同じだけあった
    2. 以前ほどはなかった
    3. 以前よりも明らかに少なかった
    4. めったになかった

13. 突然，理由のない恐怖感（パニック）におそわれることが：
    1. しょっちゅうあった
    2. たびたびあった
    3. 少しだけあった
    4. まったくなかった

14. 面白い本や，ラジオまたはテレビ番組を楽しむことが：
    1. たびたびできた
    2. ときどきできた
    3. たまにできた
    4. ほとんどめったにできなかった

HAD Scale 配点表

	A		D
1	3/2/1/0	8	3/2/1/0

	D		A
2	0/1/2/3	9	0/1/2/3

	A		D
3	3/2/1/0	10	3/2/1/0

	D		A
4	0/1/2/3	11	3/2/1/0

	A		D
5	3/2/1/0	12	0/1/2/3

	D		A
6	3/2/1/0	13	3/2/1/0

	A		D
7	0/1/2/3	14	0/1/2/3

A：不安
D：抑うつ

評価方法
0〜7点：不安・抑うつなし
8〜10点：不安・抑うつ状態が疑わしい
11〜21点：明確な不安・抑うつがある

文献14より引用．

社会的な問題が関与するかを判断できる質問票で，患者に対してだけでなく治療者（理学療法士）への質問票もあることが特徴である．

使用方法は，質問票A「治療者用」と質問票B「患者用」の2つを使用し，それぞれの総得点で心理社会的問題の有無を判断するが，質問票A「治療者用」のみを使用することも可能で

表2 ● BS-POP 簡易質問票

A：治療者に対する質問項目

質問項目	回答と点数			評価点
①痛みのとぎれることがない	1 そんなことはない	2 時々とぎれる	3 ほとんどいつも痛む	
②患部の示し方に特徴がある	1 そんなことはない	2 患部をさする	3 指示がないのに衣服を脱ぎ始めて患部を見せる	
③患部全体が痛む（しびれる）	1 そんなことはない	2 ときどき	3 ほとんどいつも	
④検査や治療をすすめられたとき，不機嫌，易怒的または理屈っぽくなる	1 そんなことはない	2 少し拒否的	3 おおいに拒否的	
⑤知覚検査で刺激すると過敏に反応する	1 そんなことはない	2 少し過剰	3 おおいに過剰	
⑥病状や手術について繰り返し質問する	1 そんなことはない	2 ときどき	3 ほとんどいつも	
⑦治療スタッフに対して，人を見て態度を変える	1 そんなことはない	2 少し	3 著しい	
⑧ちょっとした症状に，これさえなければとこだわる	1 そんなことはない	2 少しこだわる	3 おおいにこだわる	
			総評価点	

B：患者に対する質問項目

質問項目	回答と点数			評価点
①泣きたくなったり，泣いたりすることがありますか	1 いいえ	2 ときどき	3 ほとんどいつも	
②いつもみじめで気持ちが浮かないですか	1 いいえ	2 ときどき	3 ほとんどいつも	
③いつも緊張して，イライラしていますか	1 いいえ	2 ときどき	3 ほとんどいつも	
④ちょっとしたことが癪（しゃく）にさわって腹が立ちますか	1 いいえ	2 ときどき	3 ほとんどいつも	
⑤食欲はふつうですか	3 いいえ	2 ときどきなくなる	1 ふつう	
⑥一日の中では，朝方がいちばん気分がよいですか	3 いいえ	2 ときどき	1 ほとんどいつも	
⑦何となく，疲れますか	1 いいえ	2 ときどき	3 ほとんどいつも	
⑧いつもとかわりなく仕事がやれますか	3 いいえ	2 ときどきやれなくなる	1 やれる	
⑨睡眠に満足できますか	3 いいえ	2 ときどき満足できない	1 満足できる	
⑩痛み以外の理由で寝つきが悪いですか	1 いいえ	2 ときどき寝つきが悪い	3 ほとんどいつも	
			総評価点	

文献15より引用．

あり，その場合11点以上で患者の治療への満足度が低いことを示す[15]．

3) 仕事によるストレスが及ぼす影響を評価する

　　　　仕事による心理社会的要因が腰痛に与える影響も数多く報告されており，就いている仕事への**満足度**，**仕事の単調さ**，**職場の人間関係**，**仕事量**，**ストレス**などは腰痛の発生と強い関連があるとされている[16]．また，腰痛の予後不良因子として，うつ状態があるほか，仕事上の満足度の低さや仕事上の不満などがあげられ[17]，仕事内容や過労，収入や職場の人間関係などが重度の機能障害をもたらす腰痛の要因となる[18]ともいわれており，腰痛と仕事における関係性は大きいことがわかる．問診において職業や仕事内容・仕事に対する満足感や考えなどを聴取した際，患者から「ストレスを非常に感じている」「人間関係に悩んでいる」など仕事に対してネガティブな発言がある場合，これらが要因となって腰痛に悪影響を及ぼしている場合がある．その際に使用できる評価ツールが，職業性ストレス簡易調査票である．

表3 ● 職業性ストレス簡易調査票（B項目）

最近1カ月間のあなたの状態についてうかがいます．最もあてはまるものに○を付けてください．

	ほとんどなかった	ときどきあった	しばしばあった	ほとんどいつもあった
①活気がわいてくる	1	2	3	4
②元気がいっぱいだ	1	2	3	4
③生き生きする	1	2	3	4
④怒りを感じる	1	2	3	4
⑤内心腹立たしい	1	2	3	4
⑥イライラしている	1	2	3	4
⑦ひどく疲れた	1	2	3	4
⑧へとへとだ	1	2	3	4
⑨だるい	1	2	3	4
⑩気がはりつめている	1	2	3	4
⑪不安だ	1	2	3	4
⑫落ち着かない	1	2	3	4
⑬ゆううつだ	1	2	3	4
⑭何をするのも面倒だ	1	2	3	4
⑮物事に集中できない	1	2	3	4
⑯気分が晴れない	1	2	3	4
⑰仕事が手につかない	1	2	3	4
⑱悲しいと感じる	1	2	3	4
⑲めまいがする	1	2	3	4
⑳体のふしぶしが痛む	1	2	3	4
㉑頭が重かったり頭痛がする	1	2	3	4
㉒首筋や肩がこる	1	2	3	4
㉓腰が痛い	1	2	3	4
㉔目が疲れる	1	2	3	4
㉕動悸や息切れがする	1	2	3	4
㉖胃腸の具合が悪い	1	2	3	4
㉗食欲がない	1	2	3	4
㉘便秘や下痢をする	1	2	3	4
㉙よく眠れない	1	2	3	4

素点換算表

尺度	計算	性別	低い 少ない	やや低い 少ない	普通	やや高い 多い	高い 多い
活気	①+②+③	男	3	4〜5	6〜7	8〜9	10〜12
		女	3	4〜5	6〜7	8〜9	10〜12
イライラ感	④+⑤+⑥	男	3	4〜5	6〜7	8〜9	10〜12
		女	3	4〜5	6〜8	9〜10	11〜12
疲労感	⑦+⑧+⑨	男	3	4	5〜7	8〜10	11〜12
		女	3	4〜5	6〜8	9〜11	12
不安感	⑩+⑪+⑫	男	3	4	5〜7	8〜9	10〜12
		女	3	4	5〜7	8〜10	11〜12
抑うつ感	⑬〜⑱の合計	男	6	7〜8	9〜12	13〜16	17〜24
		女	6	7〜8	9〜12	13〜17	18〜24
身体愁訴	⑲〜㉙の合計	男	11	12〜15	16〜21	22〜26	27〜44
		女	11〜13	14〜17	18〜23	24〜29	30〜44

文献19より引用．

■ 職業性ストレス簡易調査票（表3）

　現在の仕事に対して，心理的なストレスと身体的ストレスをどの程度感じているかを評価することが可能である．

　職業ストレス簡易調査票はA〜Dの4項目に分かれている．すべての項目に答えてもらっても差し支えないが，特にB項目が「ストレスによって起こる心身の反応」であるため，仕事によるストレスや満足度の低下による腰痛が疑われる場合に使用するとよい．「心理的ストレス反応」がNo.1〜18，「身体的ストレス反応」がNo.19〜29となっており，素点換算表を用いて各項目の合計値で評価する．

4）破局的思考の程度を評価する

　非特異的腰痛の患者において，心理社会的要因による影響が強い場合，不安・抑うつ・怒り・焦燥感などの精神的な症状が現れ，物事をネガティブに捉えやすくなり，腰痛に対する恐怖感や不安感から強い警戒心を抱いていることがある．このような傾向を**破局的思考**といい[20]，痛みの経験に対して「どうして自分だけ痛みが強くなるのか」「この痛みはこれからどんどん強くなっていくのでは」「痛みが自分の日常生活に悪影響を及ぼすに違いない」などの歪んだ認知をしていることを指す．破局的思考が強い場合，痛みの増強，慢性的な腰痛の遷延要因，障害の強さにも関係しており，破局的思考が改善されることでよい治療成績につながるとされている[21]．

　破局的思考に陥っている場合，常に痛みのことばかりを考え（**反芻**），破局的思考に陥っていない状態であれば特に気にならない痛みにおいても，「この痛みは恐ろしいものであって，今後悪化していって自分は何もできなくなってしまうのではないか」と考え（**無力感**），「腰痛だけじゃなく，他のところも痛くなってくる気がする．何か他の悪い病気にもなってしまうのではないか」（**拡大視**）といった思考に陥ってしまう．このような歪んだ認知は，Burns[22]が提唱している**認知の歪み10パターン**（表4）が知られており，当の本人は自分自身の認知の

表4 ● 認知の歪み10パターン

認知の歪み10パターン	
全か無かの思考	物事に対し「白か黒」「0か100」といった極端な捉え方や決断をし，中間にあることを考慮にいれる柔軟な思考が難しい．ほとんどの問題の解決策は中間にあるが，物を見るとき，両極端な見方をしてしまうことから，「白黒思考」と呼ばれている
一般化のしすぎ	1つよくないことが起こると，「すべてが…」「いつもこうです…」という考え方やものの言い方をしてしまう．自信喪失になりやすい物の考え方
心のフィルター	ちょっとしたひとつの欠点を大事に捉え，他のすべてのことを無視してしまう傾向
マイナス思考（プラス思考の否定）	成功や喜びの価値を割り引いてしまう
結論の飛躍	具体的な根拠もないまま，自分で勝手に結論を急ぎ，物事を否定的に考えてしまう
過大視と過小評価	自分の短所や失敗を必要以上に大変なことだと捉え，自分の長所やしたことをつまらないとして見積もってしまう傾向
感情的決め付け	「嫌なものは嫌」「ダメなものはダメ」「できないといったらできない」
すべき思考	何かしようとする時に「…すべき」「…すべきではない」「…こうあるべきだ」と考えてしまう
レッテル貼り	自分にネガティブなレッテルを貼ってしまうこと．自分で勝手に物事を決めてしまう傾向
誤った自己責任化（個人化）	自分に直接関係がないようなことでも，自分のせいにしてしまう傾向

文献22より引用．

歪みに気づいていない場合が多い．このような思考に加えて，インターネットやテレビなどからの腰痛に対するネガティブな情報を自身に当てはめ，破局的思考に陥り腰痛の症状悪化・遷延と悪循環に入ってしまう．

> **Evidence　破局的思考がもたらす影響**
>
> 破局的思考の程度の強さと疼痛の関係性が報告されている（表5）．破局的思考が強いと疼痛も悪化し，この思考の改善が疼痛の軽減につながると考えられる．
>
> **表5● 破局的思考がもたらす影響についての報告**
>
> | author | 内容 |
> |---|---|
> | Sullivan[20]ら | 破局的思考の高まりは疼痛の増強に関連しており，破局的思考の有無が疼痛悪化の予測因子にもなる |
> | Sorbi[23]ら | 痛みに対して，誇張された否定的な解釈（歪んだ認知）が疼痛の誘発または増強させる因子になり，また破局的な思考は生活の障害の程度とも関連している |
> | Severeijns[24]ら | 破局的思考は疼痛の強度や障害，心理的な苦痛などに大きく関与し，破局的思考の有無がこれらの予測因子となる |
> | Burns[25]ら | 破局的思考の改善が，よい治療結果（疼痛の減少）につながる |
> | Jensen[26]ら | 破局的思考の改善と患者のbeliefの変化は，慢性疼痛の改善と関連している |

■ pain catastrophizing scale 日本語版（PCS，表6）

破局的思考の有無を評価する際に用いられるのがPCS（pain catastrophizing scale）の質問票であり[20]，松岡らにより日本語版が作成され妥当性と信頼性も検証されている[27]．

PCSは13項目からなり，①⑧⑨⑩⑪を反芻，⑥⑦⑬を拡大視，②③④⑤⑫を無力感とし，得点が高いほど破局的思考が高いとされる．松岡ら[27]によると，PCS全体の合計点数に性差が関連しており，女性の方が得点が高い傾向にあり，反芻と無力感においても男性よりも女性

表6● PCS 日本語版

この質問紙では，痛みを感じている時のあなたの考えや感情についてお聞きします． 　以下に，痛みに関連したさまざまな考えや感情が13項目あります． 　痛みを感じている時に，あなたはこれらの考えや感情をどの程度経験していますか．あてはまる数字に○をつけてお答え下さい．	全くあてはまらない	あまりあてはまらない	どちらともいえない	少しあてはまる	非常にあてはまる
1. 痛みが消えるかどうか，ずっと気にしている．	0	1	2	3	4
2. もう何もできないと感じる．	0	1	2	3	4
3. 痛みはひどく，決して良くならないと思う．	0	1	2	3	4
4. 痛みは恐ろしく，痛みに圧倒されると思う．	0	1	2	3	4
5. これ以上耐えられないと感じる．	0	1	2	3	4
6. 痛みがひどくなるのではないかと怖くなる．	0	1	2	3	4
7. 他の痛みについて考える．	0	1	2	3	4
8. 痛みが消えることを強く望んでいる．	0	1	2	3	4
9. 痛みについて考えないようにすることはできないと思う．	0	1	2	3	4
10. どれほど痛むかということばかり考えてしまう．	0	1	2	3	4
11. 痛みが止まって欲しいということばかり考えてしまう．	0	1	2	3	4
12. 痛みを弱めるために私にできることは何もない．	0	1	2	3	4
13. 何かひどいことが起きるのではないかと思う．	0	1	2	3	4

文献27より引用．

の方が得点が高いとしている．なお，SullivanのPCSマニュアルによると，カットオフ値は臨床的に関連する破局的なレベルを表すのが30点とされており[28]，30点以上で破局的思考が強いと判断する．

5) 恐怖回避行動が疑われた場合

破局的思考，腰痛に対する悲観的・否定的な感情に陥ると，痛みに対する恐怖感や不安感が惹起され，腰痛の悪化を防ごうと過剰に腰を大事にし，運動や活動を回避するようになる．このような行動を**恐怖回避行動**といい，運動や活動を回避することで不活動となり疼痛が悪化することを**恐怖回避モデル**（fear-avoidance model）で示すことができる[29,30]（**第1章-4 図4**参照）．

局所が固定され，活動性が低下することで痛覚過敏が発生することはすでに明らかにされており[31]，恐怖回避モデルに陥っている非特異的腰痛患者においても同様に，過剰に腰を大事にすることで，不活動から痛覚過敏となり，ちょっとした痛みでも強く感じてしまうことで「痛みがだんだん強くなっている…．これは腰痛が悪化しているに違いない．この腰痛は重症なのかもしれない」と破局的思考に陥り，「これ以上悪くならないように趣味も運動もやめて治るまでもっと安静にしておこう」とさらなる悪循環に陥ることで悪化・遷延する．

また，慢性疼痛の患者の特徴とされる**5D syndrome**にもdisuse（不活動），depression（抑うつ），disability（能力障害）が含まれており（**表7**），非特異的腰痛と恐怖回避モデルが慢性腰痛につながっていくことが示唆される．

表7 ● 5D syndrome

5D syndrome
①薬物に対する執着・志向
②機能障害
③不活動
④抑うつ
⑤能力障害，社会生活への適応障害

> **Evidence** 恐怖回避と痛みの強さのメタアナリシス
> Kroska[32]は，恐怖回避と疼痛の強さの関係性について118件の研究を対象に調査を実施した．その結果，恐怖回避行動が増加した者は疼痛の強度が高く，疼痛の強度が高い者は恐怖回避を増加させることを示していた．より激しい痛みや恐怖回避行動が強い患者は，早期の介入とその予防が必要であるとしている．

■ TSK-J（表8）

恐怖回避行動の有無を評価する際に用いられるのがTSK（Tampa scale for kinesiophobia）であり[33]，松平ら[34]により日本語版（TSK-J）が作成され，妥当性と信頼性も検証されている．

日本語版である**TSK-J**は17項目の質問に対して4段階で回答し，総得点は最低17点，最高68点となり得点が高いほど恐怖回避行動の程度が強いとされており，カットオフ値は37点とされている[35]．また，松平ら[34]はTSK-Jの簡易版であるTSK-11-Jの開発も行っている．これにより臨床でより簡便に評価が可能となる[36]．

> **memo** 破局的思考と恐怖回避行動はとても似ている概念だが，「破局的思考」はより痛みに対しての誤った考え（認知面）を指しており，「恐怖回避行動」は痛みの恐怖や不安による行動面を指す．どちらにおいても，腰痛の予後に影響する大きな原因となり，STarT Backスクリーニングツールなどを用いた評価が重要となる（詳細は**第2章-4**と**第3章-1**参照）．

表8 ● TSK-J

それぞれの質問をよく読み，あなたの考えや気持ちとして最もよく当てはまる数字に○をつけてください．

	少しも そう思わない	そう思わない	そう思う	強く そう思う
1. 運動すると体を傷めてしまうかもしれないと不安になる	1	2	3	4
2. 痛みが増すので何もしたくない	1	2	3	4
3. 私の体には何か非常に悪いところがあると感じている	1	2	3	4
4. 運動したほうが私の痛みはやわらぐかもしれない	1	2	3	4
5. 他の人は私の体の状態のことなど真剣に考えてくれていない	1	2	3	4
6. アクシデント（痛みが起こったきっかけ）のせいで，私は一生痛みが起こりうる体になった	1	2	3	4
7. 痛みを感じるのは，私の体を傷めたことが原因である	1	2	3	4
8. 私の痛みが何かで悪化しても，その何かを気にする必要はない	1	2	3	4
9. 予期せず体を傷めてしまうかもしれないと不安になる	1	2	3	4
10. 不必要な動作を行わないよう，とにかく気をつけることが，私の痛みを悪化させないためにできる最も確実なことである	1	2	3	4
11. この強い痛みは私の体に何か非常に悪いことが起こっているからに違いない	1	2	3	4
12. 私は痛みがあっても，体を動かし活動的であれば，かえって体調は良くなるかもしれない	1	2	3	4
13. 体を傷めないために，痛みを感じたら私は運動をやめる	1	2	3	4
14. 私のような体の状態の人は，体を動かし活動的であることは決して安全とはいえない	1	2	3	4
15. 私はとても体を傷めやすいので，すべてのことを普通の人と同じようにできるわけではない	1	2	3	4
16. 何かして私が強い痛みを感じたとしても，そのことでさらに体を傷めることになるとは思わない	1	2	3	4
17. 痛みがあるときは，誰であっても運動することを強要されるべきではない	1	2	3	4

点数をつける際，項目4・8・12・16においては，1～4までの点数を逆転させて計算する．
簡易版であるTSK-11-Jは，1，2，3，5，6，7，10，11，13，15，17の11項目からなり，「少しもそう思わない」と「そう思わない」を0点，「そう思う」と「強くそう思う」を1点とし，合計点数は0～11点で，点数が高いほど恐怖回避行動が強いと判断する．
文献34より引用．

6）自己効力感を評価する場合

　　自己効力感とは，目標を達成するために「必要な行動をうまく遂行できる」という可能性の認知のことを指す．非特異的腰痛の患者は，「自分自身で治そう」，「痛みのあるなかでどのように生活していこう」など，痛みを前向きに受け止め乗り越えようとする力が低下している場合が多く，痛みに活動や運動・思考などを支配されている場合が多い．特に，心理社会的な影響を受け，破局的思考や恐怖回避行動に陥っている患者においてはより顕著に自己効力感が低下していることが予測され，逆に自己効力感が高い患者は，恐怖回避モデルにおいても痛みの経験からネガティブな思考に入らずに，痛みを自己で管理することができ回復に向かいやすい．このような点から，自己効力感の有無は治療アプローチをするうえでもとても重要になる．この自己効力感を評価する際に用いられるのが，PSEQ-J（日本語版PSEQ：pain self-efficacy questionnaire）である[36]．

表9 ● PSEQ-J

現時点で「痛みはあってもこれらの事柄ができる」という自信の程度を教えて下さい．
0は「まったく自信がない」，6は「完ぺきな自信がある」です．それぞれの項目の下の番号を1つ選んで○をつけてください．

記入例

0	1	2	③	4	5	6
全く自信がない						完ぺきな自信がある

この質問票は以下の事柄をあなたが今まで実際に行ってきたかどうかではなく，「痛みはあるけれども，現時点でこれらの事柄を行える自信がどの程度あるか」を尋ねるものです．

1　痛みがあっても物事を楽しめる．

0	1	2	3	4	5	6
全く自信がない						完ぺきな自信がある

2　痛みがあっても家事のほとんど（掃除や皿洗いなど）をこなせる．

0	1	2	3	4	5	6
全く自信がない						完ぺきな自信がある

3　痛みがあっても友達や家族とこれまで通りに付き合える．

0	1	2	3	4	5	6
全く自信がない						完ぺきな自信がある

4　ほとんどの場合痛みに対応できる．

0	1	2	3	4	5	6
全く自信がない						完ぺきな自信がある

5　痛みがあっても何か仕事ができる（仕事には家事も報酬のある仕事もない仕事も含む）．

0	1	2	3	4	5	6
全く自信がない						完ぺきな自信がある

6　痛みがあっても趣味や気晴らしなどの楽しいことがたくさんできる．

0	1	2	3	4	5	6
全く自信がない						完ぺきな自信がある

7　薬がなくても痛みに対応できる．

0	1	2	3	4	5	6
全く自信がない						完ぺきな自信がある

8　痛みがあっても人生の目標のほとんどを達成できる．

0	1	2	3	4	5	6
全く自信がない						完ぺきな自信がある

9　痛みがあってもふつうに生活できる．

0	1	2	3	4	5	6
全く自信がない						完ぺきな自信がある

10　痛みがあっても徐々に活動的になれる．

0	1	2	3	4	5	6
全く自信がない						完ぺきな自信がある

0が「全く自信がない」，6を「完璧な自信がある」とし，合計点数を0〜60点で算出する．
文献36より引用．

■ PSEQ-J（表9）

　　PSEQ-Jは10項目からなる質問票で，「痛みのある現段階で質問に対して行える自信がどの程度あるか」を0〜6段階で回答する．この合計点数が高ければ高いほど**自己効力感**が高いと判断する．

3　おわりに

　　心理社会的要因が与える影響を評価するには，問診やコミュニケーションを図るなかで患者の発する一言や表情・しぐさ・姿勢などを見逃さないことが大切であるが，これらはあくまで主観的であるため，客観的な事実とは異なる場合もある．そのような場合に，信頼性・妥当性が検証された質問票を用いることで，より客観的に評価を行うことができ，また治療者間の評価結果の共有，アウトカムとしての使用が可能となる．

　　心理社会的要因が少なかった場合，通常通り，機能的な問題点に着目し理学療法を行えばよく，影響が多い場合はどの要因が大きいかを評価したうえで介入の工夫が必要である．心理社会的要因の影響の強い場合の具体的な介入は**第5章-6**に述べる．

■ 文献

1) 「腰痛診療ガイドライン2012」（日本整形外科学会・日本腰痛学会/監，日本整形外科学会診療ガイドライン委員会・腰痛診療ガイドライン策定委員会/編），pp21-22，南江堂，2012
2) 菊地臣一：腰痛の病態・分類-新たな概念．脊椎脊髄ジャーナル，25：228-234，2012
3) Waddell G & Burton AK：Occupational health guidelines for the management of low back pain at work：evidence review. Occup Med (Lond), 51：124-135, 2001
4) Hoogendoorn WE, et al：Systematic review of psychosocial factors at work and private life as risk factors for back pain. Spine (Phila Pa 1976), 25：2114-2125, 2000
5) Airaksinen O, et al：Chapter 4. European guidelines for the management of chronic nonspecific low back pain. Eur Spine J, 15 Suppl 2：S192-S300, 2006
6) Boos N, et al：1995 Volvo Award in clinical sciences. The diagnostic accuracy of magnetic resonance imaging, work perception, and psychosocial factors in identifying symptomatic disc herniations. Spine (Phila Pa 1976), 20：2613-2625, 1995
7) Chou R & Shekelle P：Will this patient develop persistent disabling low back pain? JAMA, 303：1295-1302, 2010
8) Carragee EJ, et al：Discographic, MRI and psychosocial determinants of low back pain disability and remission：a prospective study in subjects with benign persistent back pain. Spine J, 5：24-35, 2005
9) Reme SE, et al：Prevalence of psychiatric disorders in sick listed chronic low back pain patients. Eur J Pain, 15：1075-1080, 2011
10) Currie SR & Wang J：More data on major depression as an antecedent risk factor for first onset of chronic back pain. Psychol Med, 35：1275-1282, 2005
11) Hartvigsen J, et al：Physical and mental function and incident low back pain in seniors：a population-based two-year prospective study of 1387 Danish Twins aged 70 to 100 years. Spine (Phila Pa 1976), 31：1628-1632, 2006
12) Meyer T, et al：Disabling low back pain and depressive symptoms in the community-dwelling elderly：a prospective study. Spine (Phila Pa 1976), 32：2380-2386, 2007
13) 八田宏之，他：Hospital Anxiety and Depression Scale 日本語版の信頼性と妥当性の検討--女性を対象とした成績．心身医学，38：309-315，1998
14) Fujii T, et al：The association between compensation and chronic disabling back pain. J Orthop Sci, 17：694-698, 2012
15) 佐藤勝彦，他：脊椎・脊髄疾患に対するリエゾン精神医学的アプローチ（第2報）—整形外科患者に対する精神医学的問題評価のための簡易質問票（BS-POP）の作成．臨床整形外科，35：843-852，2000
16) Linton SJ：Occupational psychological factors increase the risk for back pain：a systematic review. J Occup Rehabil, 11：53-66, 2001

17) Kent PM & Keating JL：Can we predict poor recovery from recent-onset nonspecific low back pain? A systematic review. Man Ther, 13：12-28, 2008
18) Takahashi N, et al：Discrepancy between disability and the severity of low back pain：demographic, psychologic, and employment-related factors. Spine (Phila Pa 1976), 31：931-9; discussion 940, 2006
19) 下光輝一，他：職業性ストレス簡易調査票．産業精神保健，12：25-36, 2004
20) Sullivan MJ, et al：Theoretical perspectives on the relation between catastrophizing and pain. Clin J Pain, 17：52-64, 2001
21) Wertli MM, et al：Influence of catastrophizing on treatment outcome in patients with nonspecific low back pain：a systematic review. Spine (Phila Pa 1976), 39：263-273, 2014
22) 「いやな気分よ，さようなら 増補改訂 第2版」（デビッド・D・バーンズ/著，野村総一郎，他/訳），星和書店，2004
23) Sorbi MJ, et al：Electronic momentary assessment in chronic pain Ⅱ：pain and psychological pain responses as predictors of pain disability. Clin J Pain, 22：67-81, 2006
24) Severeijns R, et al：Pain catastrophizing predicts pain intensity, disability, and psychological distress independent of the level of physical impairment. Clin J Pain, 17：165-172, 2001
25) Burns JW, et al：Do changes in cognitive factors influence outcome following multidisciplinary treatment for chronic pain? A cross-lagged panel analysis. J Consult Clin Psychol, 71：81-91, 2003
26) Jensen MP, et al：Changes in beliefs, catastrophizing, and coping are associated with improvement in multidisciplinary pain treatment. J Consult Clin Psychol, 69：655-662, 2001
27) 松岡紘史，他：痛みの認知面の評価：Pain Catastrophizing Scale 日本語版の作成と信頼性および妥当性の検討．心身医学，47：95-102, 2007
28) Sullivan MJL：The Pain Catastrophizing Scale User Manual, 2009
29) 「機能障害科学入門」（松原貴子，他/著，千住秀明/監），pp43-67, 九州神陵文庫，2010
30) Vlaeyen JW & Linton SJ：Fear-avoidance and its consequences in chronic musculoskeletal pain：a state of the art. Pain, 85：317-332, 2000
31) 沖田 実，他：痛みの発生メカニズム―末梢機構．「ペインリハビリテーション」（松原貴子，他/著），pp134-177, 三輪書店，2011
32) Kroska EB：A meta-analysis of fear-avoidance and pain intensity：The paradox of chronic pain. Scand J Pain, 13：43-58, 2016
33) Miller RP, et al：The Tampa Scale：a Measure of Kinisophobia. Clin J Pain, 7：51, 1991
34) 松平 浩，他：日本語版 Tampa Scale for Kinesiophobia(TSK-J) の開発：言語的妥当性を担保した翻訳版の作成．臨床整形外科，48：13-19, 2013
35) Vlaeyen JW, et al：Fear of movement/(re)injury in chronic low back pain and its relation to behavioral performance. Pain, 62：363-372, 1995
36) 「新しい腰痛対策Q&A21」（松平 浩/著），p27, 産業医学振興財団，2012

第5章 腰痛のClassificationにもとづいた介入

1 非特異的腰痛に対する介入の基本的な考え方

三木貴弘

Point

- 非特異的腰痛は，非器質的要因が複雑に絡み合っているため，セラピストによる受動的な治療だけでは完治は難しい．患者自身の考え方を変化させるために，患者をマネージメントする必要がある．
- すべての非特異的腰痛患者において患者教育が必要であり，認知面・機能面・生活習慣から個々の問題点に合った介入を実施していかねばならない．

1 生物心理社会モデルにもとづいた理学療法戦略の必要性

ここまで，非特異的腰痛は「解剖学（構造的）に異常が認められないもの，もしくは関連が少ないもの」「生物医学的な問題ではなく，心理社会的要因も含めて幅広い視野での評価が必要，すなわち生物心理社会モデルで考えることが必要」ということを述べてきた．また，非特異的腰痛をさらに分類することによって機能面と認知面を含む，多面的な介入が可能である．

2 治療ではなく，マネージメント

ここでの"治療"は，マッサージ・ストレッチング・関節モビライゼーションなど，受動的な介入またはhands-onなテクニックを指すが，そのような治療"だけ"では効果が薄いことは周知の事実である[1,2]．

非特異的腰痛，特に慢性化する原因は非器質的要因が多くを占め，複雑に絡み合っているため（詳細は**2章-3**参照），受動的な治療のみでそれらを改善することは難しい．あくまでリハビリテーション（理学療法）の一部であることを念頭に置いて，介入を行う必要がある．

例えば，腰背部筋群の筋緊張が高く，それにより動きが制限され疼痛が出現している場合，理学療法士からの受動的な治療により，一時的に筋緊張を軽減することができる．しかし，それだけでは患者が「筋緊張が高くなった原因」を解決したことにはならない．患者になぜそのような原因が生じたのかを説明し，実際に負担になっている姿勢の癖・運動恐怖感・間違った認識を正す必要がある．患者自身の考え方を変化させるためにも，患者をマネージメントする必要があり，疼痛の説明や病態の説明などの患者教育を含めたいわゆる"hands-off"な介入が求められる．中枢性感作が生じている場合や心理的要因が強くかかわっている慢性腰痛ではなおさらである．

3 非特異的腰痛への介入の基本戦略

すべての介入に必須なことを大きくまとめると**患者教育**である．患者が理学療法士や医師に頼るような受動的な介入では効果は限定的・短期的であるため，患者が自らの問題を理解し，改善しようと取り組む必要がある．そのためにも，患者教育はどの分類においても核となる．

実施のタイミングは最初の初期評価または治療が終わった時点で行うのがよいが，初回は患者の話を聞くことや評価で終わってしまう場合もあるだろうから，臨機応変に対応するのが望ましい．

1) 基本的な患者教育

■1 ゴールを明確にする

多くの患者が「痛みをとりたい」を目的にしているが，それがすべてとは限らず，またどの活動レベルでそれを達成したいかは患者によって異なる．そのため，理学療法士・患者ともに共通のゴールをもつことは非常に重要であるが，実際には両者が異なるゴールを設定していることが散見される[3]．患者のゴールは何かということを主観的評価のなかで聞き出し，共通認識をもつ．患者主体のゴールを設けることは，慢性腰痛患者において，介入成績が向上することが報告されている[4]．

■2 原因を"わかりやすく"説明する

非特異的腰痛の原因はさまざまであることを理学療法士はもとより，患者自身も理解する必要がある．そのために，理学療法士が評価・クリニカルリーズニングしてきたことをわかりやすく説明する．例えば，座位や動作の際に腰椎が屈曲方向へ過度に動いてしまっている患者に対しては，今患者が"普通だと思っている"姿勢が正常からずれていて，それが腰部の組織に少しずつ負担をかけており，痛みの原因になっていることを伝える．そのうえで，姿勢を改善すること，動作を改善することが痛みの軽減につながることを理解してもらう．心理社会的要因の影響が大きい腰痛に対しては，「運動恐怖がどのように動きに影響を与えているか」「疼痛の破局的思考がどのように痛みを増悪させているか」などを伝えるとよい．中枢性感作由来の腰痛だと分類した患者に対しては，「痛みとは何か？脳の変化によって痛みを感じやすくなってしまっていること」などを説明する．患者は痛みがなぜ起こるのか，を理解することで痛みの改善が認められることが報告されており，「痛み教育」はどの分類にとっても必須である[5,6]．痛み教育の詳細は**第5章-5**にて詳細を解説する．

患者は自分の腰痛の"原因"を理解することで，これから理学療法が何のために行われるかが明確になり，また理学療法士と直接かかわっていない時期（ホームエクササイズなど）でもそのことを意識できる可能性が高まって介入の成果を高めることにつながる．

■3 腰痛の真実を"わかりやすく"伝える

「MRI画像と非特異的腰痛の原因は関連性が低い」「考え方，運動恐怖感などの心理社会的要因と腰痛は関連する」などのエビデンスにもとづいた真実を説明する．多くの患者は医療従事者よりも知識が少ないため，間違った常識を信じている人は多い．また，過去に「腰が痛いのは骨がずれているからである」というなど間違った説明を受けていることによりbeliefが形成

されている場合があるため，それらをとり除くことは重要である．

　本書の前半に書いている事実を患者にわかりやすく伝えることで介入の成果はあがるであろう．また，医師や理学療法士の与える言葉は患者の治療成績に影響を与えるため[7]，間違った情報を伝えないことはもちろん，伝え方にも工夫が必要である（memo 参照）．

> **memo　悲観的な言葉を使うことはやめよう**
>
> 理学療法士を含む多くの医療従事者が知らず知らずのうちに患者に悲観的なことを伝えており，その言葉は患者に深く根付いている場合が多い[7]．そのような悲観的なbeliefは，過度な筋の過収縮や運動恐怖感，疼痛の破局的思考につながり，腰痛を慢性化させる原因となる[8,9]．
> 以下に「使ってはいけない言葉」「使ったほうがよい言葉」の一例を載せる[7]．
>
> **使ってはいけない言葉の一例**
> ・腰痛は深刻なものですよ．
> ・側彎や骨盤がずれていることが腰痛の原因です．
> ・背中の筋肉が弱っていますね．
> ・身体を動かし過ぎないほうがいいです．
> ・腰が痛くなると困るのでなるべく休んでいてください．
>
> **積極的に伝えたほうがよい言葉の一例**
> ・あなたの腰痛はそこまで心配しなくて大丈夫です．
> ・腰痛の原因はいろいろあります．例えば，睡眠不足・不安・ストレス・普段の生活習慣なども関係します．
> ・理想的な姿勢を探すよりも，いつも同じ姿勢をとらないようにしましょう．
> ・なるべく普段の活動レベルを維持して，積極的に動きましょう．
> ・歳をとるにしたがって，ある程度骨が変形するのは当たり前です．それは皮膚や髪の毛と同じですよ．

4 評価結果を伝える

　患者がどのタイプの腰痛なのかを主観的評価・客観的評価の結果にもとづいて説明する．患者は「腰痛はすべて同じ原因」と思っている場合も多々あり，腰痛のなかでもさまざまな原因があることを伝えることは有益である．非特異的腰痛の分類については**第4章-1**を参照してほしい．

5 介入方針を説明する

　介入の具体的な方向性，全体図を患者と共有する．例えば，週に何回通う必要があり，何カ月後の完治をめざすのか，またホームエクササイズはどの程度行えばよいのか，などである．

6 信頼関係をつくる

　理学療法士（治療者）と患者の信頼関係は，治療成績に影響を与えることが報告されている[10]．信頼関係を構成するキーワードは，良好なコミュニケーション，ゴールの共有，介入（治療）の共有[10]，理学療法士の自信[8]，はげまし，などがある．また，患者の話を聞く時間や介入方法について議論することも信頼関係を向上させるために有効である[10]．信頼関係を構築するにはさまざまな方法があり，正解はないが，そのことが治療成績の向上，つまり患者の腰痛を改善させることにつながることは確かなため，どの介入を行うにしても信頼関係を得ることを意識すべきである．信頼関係を評価する質問紙として，「working alliance inventory」があり[11]，日本語でも筆者らによって妥当性が担保されたものが開発されている[12]．

2) cognitive functional therapyの紹介（図1，表1）

　腰痛を生物心理社会モデルでとらえ，多面的な介入をオーストラリアの理学療法士Peter O'Sullivanが開発・発展させている[13]．cognitive functional therapy（CFT）とよばれているこの介入方法は，認知行動療法と似ている部分もあるが，一番の違いは理学療法士が中心となり適切に評価し，機能面に対しても適切な介入を行えるということである[14]．

　CFTは認知面・機能面・生活習慣の側面からなり，それらを組合わせて患者の個々の問題点に合った介入を行っていく[15,16]．

1 認知面

　認知面への介入には腰痛に対してのネガティブな考えや過度な恐怖感・画像所見と非特異的腰痛の関連性の低さの説明，疼痛出現のメカニズムの説明，現在の患者の姿勢や動作の再確認，指導（sway-backになっている，前屈動作の際に腰部がひとかたまりになって動いてしまっているなど）が含まれる．

2 機能面

　患者の姿勢や動作の修正などをめざす．

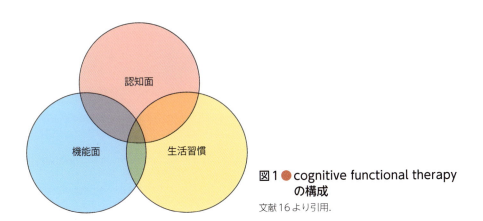

図1 ● cognitive functional therapyの構成
文献16より引用．

表1 ● cognitive functional therapyの介入例

	stage	介入の例
1	痛みの理解 （認知面への介入）	・生物心理社会モデルの説明 ・画像と腰痛の関係性の説明
2	基本的な動きへの介入	・普段の姿勢の気づき ・痛みを引き出しているふるまいや習慣の修正 ・痛みに関連している姿勢や動作の修正
3	より機能的な動きへの介入	・痛みが出現しない動作の獲得練習 ・より日常生活に関連した動作の練習 ・新しい動作パターンの獲得
4	生活習慣への介入	・活動レベルの変化 ・睡眠習慣の改善 ・1週間に2～4回の運動習慣の獲得

文献15を参考に作成．

3 生活習慣

ここには，普段の運動・睡眠・食事の習慣などが含まれる．慢性腰痛は，睡眠や[17]，運動習慣との関連が報告されているため[18]，それらの部分においても介入を行うことは効果的である．しかしながら，睡眠や食事に関して，理学療法士は専門家ではないため，どこまで踏み込むかは注意が必要である．運動の重要性も含め，エビデンスを交えながら患者に対してわかりやすい説明をすることで，患者はより主体的に自分の腰痛を管理することができる．

また，運動習慣をもってもらうには，痛みが出現しない運動を指導する必要があり，例えば，長時間歩くことや立っていることで痛みが出現している患者に対しては，エアロバイクや自転車などの運動を与えることにより，患者は運動を続ける可能性が高くなる．そのように，理学療法士が"どの動きで痛みが出現するのか"を評価できていることによって，適切な課題を与えることができ，運動習慣を獲得する可能性が高くなる．それは理学療法士の強みの1つである．また，定期的な運動は，日中の適度な疲労につながり，睡眠や食事へのよい影響を与えることができるため効果的である．

このように，3つの側面をお互いに組合わせて介入していくことで，従来の介入方法よりも効果が出ていることが報告されている[19〜21]．具体的な介入を行う際に，この考えを意識することでより効果が出るだろう．

■ 文献

1) Menke JM：Do manual therapies help low back pain? A comparative effectiveness meta-analysis. Spine (Phila Pa 1976), 39：E463-E472, 2014
2) Mannion AF, et al：Consensus at last! Long-term results of all randomized controlled trials show that fusion is no better than non-operative care in improving pain and disability in chronic low back pain. Spine J, 16：588-590, 2016
3) Frantsve LM & Kerns RD：Patient-provider interactions in the management of chronic pain：current findings within the context of shared medical decision making. Pain Med, 8：25-35, 2007
4) Gardner T, et al：Patient led goal setting in chronic low back pain-What goals are important to the patient and are they aligned to what we measure? Patient Educ Couns, 98：1035-1038, 2015
5) Louw A, et al：The effect of neuroscience education on pain, disability, anxiety, and stress in chronic musculoskeletal pain. Arch Phys Med Rehabil, 92：2041-2056, 2011
6) Nijs J, et al：How to explain central sensitization to patients with 'unexplained' chronic musculoskeletal pain：practice guidelines. Man Ther, 16：413-418, 2011
7) Darlow B, et al：The enduring impact of what clinicians say to people with low back pain. Ann Fam Med, 11：527-534, 2013
8) Sullivan MJ, et al：Theoretical perspectives on the relation between catastrophizing and pain. Clin J Pain, 17：52-64, 2001
9) Stewart M & Loftus S：Sticks and Stones: The Impact of Language in Musculoskeletal Rehabilitation. J Orthop Sports Phys Ther, 48：519-522, 2018
10) O'Keeffe M, et al：What Influences Patient-Therapist Interactions in Musculoskeletal Physical Therapy? Qualitative Systematic Review and Meta-Synthesis. Phys Ther, 96：609-622, 2016
11) Tracey JT & Kokotovic MA：Factor Structure of the Working Alliance Inventory. Psychol Assess, 1：207-210, 1989
12) Takasaki H, et al：Development of the Working Alliance Inventory-Short Form Japanese version through factor analysis and test-retest reliability. Physiother Theory Pract, ：1-6, 2018
13) O'Sullivan P：It's time for change with the management of non-specific chronic low back pain. Br J Sports Med, 46：224-227, 2012
14) Bunzli S, et al：Making Sense of Low Back Pain and Pain-Related Fear. J Orthop Sports Phys Ther, 47：628-636, 2017
15) 西上智彦，他．慢性痛に対する運動療法の効果と応用 これからの慢性痛の運動療法とは：オーストラリアでの経験を踏まえて．ペインクリニック，38：609-614, 2017

16）三木貴弘，他：慢性腰痛の新たな治療戦略-Cognitive Functional Therapyの紹介-. 保健医療学雑誌，9：61-69, 2018
17）Kelly GA, et al：The association between chronic low back pain and sleep：a systematic review. Clin J Pain, 27：169-181, 2011
18）Björck-van Dijken C, et al：Low back pain, lifestyle factors and physical activity：a population based-study. J Rehabil Med, 40：864-869, 2008
19）Cañeiro JP, et al：Cognitive functional therapy for the management of low back pain in an adolescent male rower：a case report. J Orthop Sports Phys Ther, 43：542-554, 2013
20）Meziat Filho N：Changing beliefs for changing movement and pain：Classification-based cognitive functional therapy (CB-CFT) for chronic non-specific low back pain. Man Ther, 21：303-306, 2016
21）Vibe Fersum K, et al：Efficacy of classification-based cognitive functional therapy in patients with non-specific chronic low back pain：a randomized controlled trial. Eur J Pain, 17：916-928, 2013

第5章 腰痛のClassificationにもとづいた介入

2 骨盤帯痛に対する介入

斎藤寛樹

Point
- 骨盤帯に対する理学療法のエビデンスは確立されていない．
- 理学療法介入に入る前の説明および骨盤帯痛に対する患者教育は重要である．
- 理学療法の基本方針は患者教育およびMotor control介入であるが，必要に応じて徒手療法によって動作を促通させる．
- 3つのカテゴリーに対して異なる理学療法を展開する（**第4章-2**参照）．

1 理学療法は骨盤帯痛に効果的か？

骨盤帯痛における理学療法の効果についてはエビデンスが十分でなく[1〜3]，治療法や対象患者などのバリエーションが多いため，「骨盤帯痛＝○○の治療方法」という単純な図式にならないことが多い．よって，骨盤痛をさらに分類することでそれぞれの患者に適切なアプローチを行うことができる．

本稿では，**第4章-2**で紹介した分類に沿って，心理面・社会面・ライフスタイル面・身体面に対して総合的な介入の例を紹介する．

2 実際の介入におけるコンセプト

1) 説明，患者教育

すべての分類に対していえることだが，理学療法を提供する前に患者に現在の身体の状態を説明し，納得したうえで治療をはじめられれば高い治療効果が期待できる．また患者の認知面にアプローチしなければ運動療法の効果が充分に発揮されないことがある．以下はセラピストがよく患者に対して説明してしまう1つの例である．

> 【好ましくない患者説明の例】
> 「あなたの症状は体幹の筋が弱く，骨盤がずれて不安定になっていることで生じます．またもし妊娠や出産後に痛みが出たのであれば，それはホルモンの変化によって靱帯が緩んだことが原因の1つです．今回私が行う治療によって骨盤のずれを修正します．非常に小さい動きですので，自分でずれを修正するのは困難です．そのため，定期的に来院する必要があると思います．また痛みが生じる動きは骨盤周囲の組織にダメージを与えている可能性があるのですべて止めてください」

このようにセラピストが間違った説明をすると，いくら技術内容が優れていたとしても，よい反応を示してくれるどころかときには症状を悪化させてしまうことが少なくない．そのためセラピストはエビデンスにもとづいて正しい説明することが求められる．

【正しい患者説明の例】
「あなたの今回の症状は決して骨盤がずれたり，靭帯が緩んだりして起こるものではありません．ライフスタイル，体の動かし方，姿勢や考え方など，さまざまな要因によって骨盤周りの筋や靭帯が痛みを感じやすくなっている状態です．そして痛みというのは最終的には脳で感じるため，心配すればするほど痛みを感じやすくなります．リハビリでは，痛みが起こらない姿勢や動かし方を指導したり，自分でできる運動をご紹介することで体の動きに自信をもてるようお手伝いさせていただきます．骨盤は人体で最も強い構造の1つですので安心して運動に励んでください．それと同時に睡眠不足，不適切な食生活およびストレスなども並行して改善していけると治りが早くなると思います．また，自分で行うリハビリがうまくできるように，こちらで必要に応じてマッサージなどを行い筋肉の緊張を緩めていきます」

> **memo** 仙腸関節の評価・治療に関するエビデンス
> 仙腸関節の動きは非荷重位で平均2.5°の回旋[4〜7]，そして荷重位では平均0.2°回旋と非常に小さい[8]．そのため仙腸関節の主な機能は力学的な伝達をスムーズに行うこととされている[9〜11]．セラピストが行う仙腸関節の動きを調べる評価法は妥当性および信頼性ともに確かめられておらず[5,12〜16]，臨床でよく使われる骨盤の非対称性という概念は骨盤や体幹の筋によって生ずる脊柱や股関節の変化によるものである[17]．すなわち骨盤帯痛は過剰な，または不十分な腰部骨盤帯とその周囲の筋活動によって生じる関節外の問題であることが多い[18〜22]．さらに仙腸関節周囲の靭帯の緩みと骨盤帯痛の関連は確かめられていない[23,24]．
> また治療に関しても，仙腸関節のマニュピレーション（仙腸関節のずれを修正する治療法）後の実際の仙腸関節の位置変化は確かめられていない[17]．

2) Motor control[25]

骨盤帯痛におけるMotor control介入とは，患者が維持する姿勢やアライメント，動き，筋活動の様式に変化を起こすことで腰部骨盤帯組織の負荷を変化させ，痛みを軽減したり機能異常を改善することである．しかしながらどの姿勢，動作，筋活動が痛みと関連するかは多様である．共通していえることは最終可動域で負担がかかる姿勢や動きは避けること，またその場でそれらを修正してみて，症状が改善もしくは悪化するかによって"促通"するか"避ける"選択をとればよい．

介入におけるエクササイズの種類，負荷設定，回数設定は様々なコンセプトがある．筆者が行っている方法を例に挙げれば，まずは本人が困っている動作を詳細に把握する．例えばものを持ち上げる動作で疼痛が発生する患者がいたとすると，どのくらいの重さでそれをどのような姿勢で何回持ち上げた時に疼痛が出現するのかを，問診や実際に同じ環境を設定してみて疼痛を再現させる．次にその行っている動作の姿勢や意識する場所などを修正してみて，疼痛が軽減するのかを調べる．例えば3 kgの重さのものを10回持ち上げた時に疼痛が発生するとする．姿勢を修正してみて，持ち上げ動作10回目での痛みが減少したり，疼痛が起こり始

回数が20回などになったとすれば修正は成功したとみなす．動作を修正し，それを日常生活で実践する事で痛みがなくなる場合もあれば，筋力低下や柔軟性低下などからその修正動作をうまく遂行できない場合もある．その場合エクササイズとしてその持ち上げ動作への耐久性を向上させるために例えば少し軽めの2 kgで持ち上げ動作を15回，それを1日3回程度として処方する．また，個別の筋力の弱化がその正しい動作への機能不全を起こしていると判断したならば，その筋に対して単独のトレーニングを施行する．

3) 徒手療法

腰部骨盤帯への徒手療法の効果についてはエビデンスが十分でない[1]．また徒手療法によって患者の状態を治すという視点に立ちすぎるあまり，患者自身が受動的な治療に頼り過ぎてしまい，自立できないことがよくある．そのため，徒手療法の目的は，患者自身が治るためのきっかけ，言い換えれば変化を起こすための機会を提供することである．

3 各分類に対する治療[26〜28]

1) 共通する基本戦略

患者が症状訴える動作はさまざまである．身体的側面について理学療法を提供する場合，まずはじめに患者が主に訴える動作に対して口頭指示や徒手による誘導によって，Motor controlを変化させて症状の改善を試みる．筋の過緊張が強い場合や筋の弱化によって直接的に動作を変化させられない場合は，徒手療法や選択的な収縮などによりターゲットする筋の機能改善を図り，Motor controlの変化を起こす．また，中枢性感作が原因と思われる骨盤帯痛においては，身体的側面のみならず，心理社会的要因に対しても介入が必要である．

このように骨盤帯痛でも，分類により治療方針が異なることに留意する．

2) 中枢性骨盤帯痛

中枢性骨盤帯痛は症状の原因が心理的社会的な要素が大部分を占めることが多い．またバイオメカニズムにもとづいた単純な理学療法は効果をもたらすことが少ない．理学療法士による患者教育，Motor control介入および徒手療法に限界があると判断された場合は他の医療従事者と連携をとりながら多方面から介入を行っていく必要がある（第5章-5参照）．

3) reduced force closureに対する介入

❶ 基本方針

reduced force closureの治療方針は，横隔膜・脊柱起立筋・腹斜筋群などの体幹周囲筋の過剰な収縮を軽減させ，仙腸関節の安定性に不可欠な殿部筋に対して促通を図ることである．

❷ 骨盤ベルト

reduced force closureでは仙腸関節の安定性が欠如しているため痛みが強く，日常生活の

活動が不十分にできない場合はそれを補う形として**骨盤ベルト**を処方する．患者への説明の際は痛みがコントロールできない場合の補助的なもので，症状改善とともに徐々に外していくこと，適切に筋肉を使えるためのサポートであることを強調する．また，骨盤が不安定であるということを過剰に伝えないよう留意する．

> **Evidence　骨盤ベルトの効果**
> 腰部骨盤帯における骨盤ベルトの効果を調べた systematic review では骨盤ベルトはエクササイズグループと教育グループよりも3週および6週での疼痛改善率が有意に高かった．そのため短期的な介入としての疼痛軽減は期待できるとされている[29]．

3 Motor control 介入

- 立位姿勢（図1）
- 腰椎骨盤伸展パターン（図2）

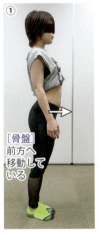
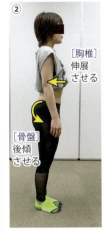

図1● スウェイバック姿勢の修正
スウェイバック姿勢：骨盤を後傾および後方へ促し，胸椎の伸展を促すことで骨盤に対して前方へもっていく．

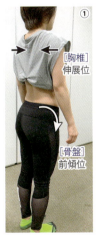
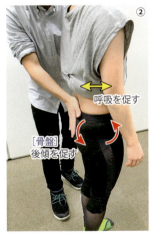

図2● 活動的な伸展パターンの修正
股関節および胸椎に対して骨盤を後傾させる．胸椎は呼吸を促し，緊張をとる．

- 座位姿勢（図3）
- 立ち上がり動作（図4）
- 物を拾う動作（図5）

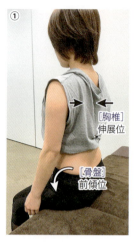
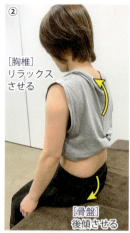

図3 ● 胸椎・腰椎伸展位での座位の修正
股関節および胸椎に対して骨盤を後傾させる．胸椎は呼吸を促し，緊張をとる．

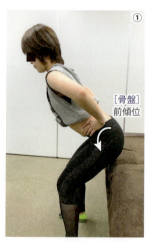
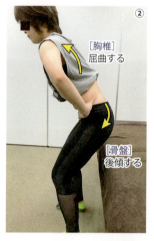

図4 ● 胸椎・腰椎伸展位での立ち上がり修正
腰背部の前彎を減少させ，胸椎をリラックスさせる．骨盤の後傾を促し，殿筋群を促通し，膝・股関節を適切に使って立ち上がる．

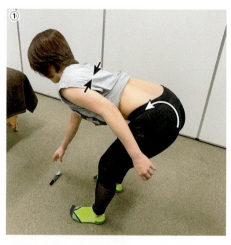
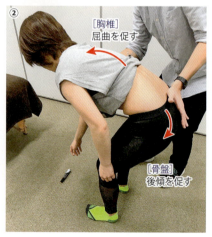

図5 ● 胸椎・腰椎伸展位での前屈動作の修正
胸椎・腰椎をリラックスさせた状態で物をとる．骨盤を後傾させ，胸椎を屈曲，やや膝を屈曲させて落とし込むようなイメージで前屈を行う．

4 徒手療法アプローチ

　症状によってはMotor control介入のみでは改善が期待できないことがある．例えば物を拾う動作において脊柱起立筋の緊張を自分で落とすことができず，骨盤を後傾方向へ動かせない場合がある．この場合，セラピストの徒手療法によって体幹筋の緊張を緩めることで疼痛を軽減させ，骨盤後傾が円滑にできるようにする．

- 脊柱起立筋（図6，図7）
- 横隔膜（図8）
- 腹直筋（図9）
- 外腹斜筋（図10，11）
- 内腹斜筋（図12，13，14）

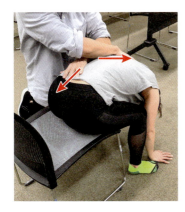

図6●脊柱起立筋のストレッチ（座位）

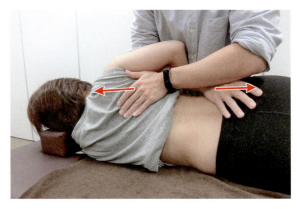

図7●脊柱起立筋のストレッチ（側臥位）

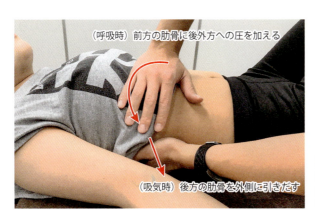

（呼吸時）前方の肋骨に後外方への圧を加える

（吸気時）後方の肋骨を外側に引きだす

図8●呼吸時の横隔膜の促通
吸気時に後方の肋骨を外側に引き出す．呼気時は前方の肋骨に対して，後外方への圧を加える．

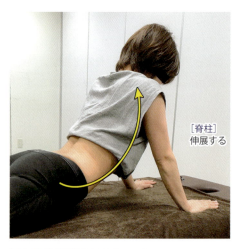

図9●腹直筋のストレッチ

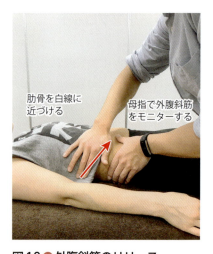

図10●外腹斜筋のリリース

母指で外腹斜筋の圧痛をモニターした状態で，肋骨を白線に近づけることにより圧痛が存在する線維束を短縮位にもっていく．

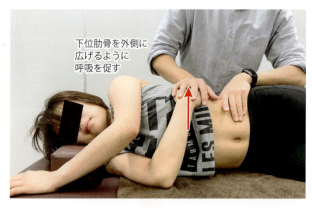

図11●外腹斜筋リラクゼーション

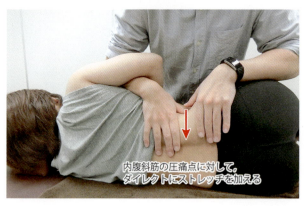

図12●内腹斜筋のダイレクトストレッチ

上方から中央付近に圧痛点が存在することが多い．表層に外腹斜筋があるためゆっくり浅く指をあてていく．

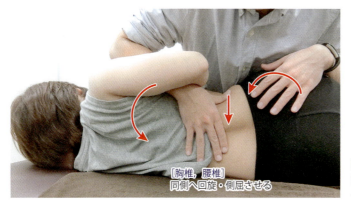

図13 ● 内腹斜筋のリリース

胸椎・腰椎を同側へ回旋側屈させることにより線維束を短くする.

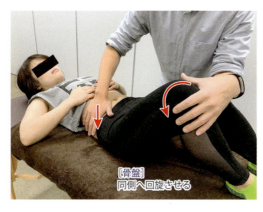

図14 ● 内腹斜筋のストレッチ

同側へ骨盤を回旋させることで内腹斜筋へストレッチを行う.

5 個別の筋（群）に対する選択的収縮

　reduced force closureの場合，股関節の筋が弱化していることが多く，適切な筋活動を発揮できない．そのため必要に応じて個別の筋に対して促通を図る．以下に代表的な筋に対する促通法を示す．

- 殿筋群（図15）
- 中殿筋（図16）
- 内転筋群（図17）

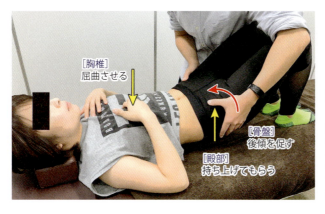

図15 ● 腰骨盤帯と股関節の協調性（殿筋群）

胸椎が屈曲位を保った状態で骨盤の後傾を促す．胸骨が上方へ移動しないようにモニターしながら，セラピストは骨盤の後傾を促す．その状態より，殿部を持ち上げる．下位胸椎，腰椎の屈曲および骨盤の後傾を維持する．

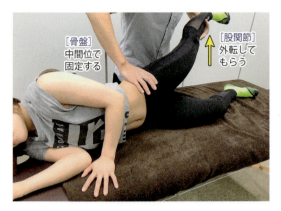
図16 ● 中殿筋非荷重位エクササイズ

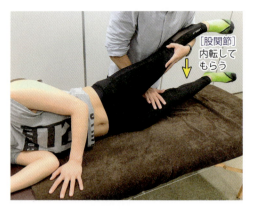
図17 ● 内転筋非荷重位エクササイズ

4) excessive force closureに対する介入

1 基本方針

　　excessive force closureのカテゴリーに分類された場合の治療方針は，仙腸関節に対して圧迫ストレスを起こす骨盤帯および股関節の筋群の緊張を軽減させ，全身運動を行うことで痛みを改善する．

2 骨盤ベルト

　　この分類では，骨盤ベルトにより仙腸関節に対する圧迫を助長してしまうため，禁忌である．

3 体幹や骨盤周囲のスタビラーゼーション

　　同じく仙腸関節に対する圧迫を助長するため中止してもらう．

4 Motor control介入

- 立位姿勢（図18）

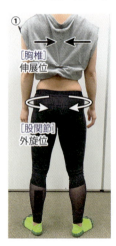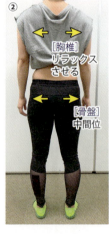

図18 ● excessive force closureの立位の修正
股関節・骨盤を中間位にし，胸椎をリラックスさせる．

- 座位（図19）
- 立ち上がり動作（図20）
- 物をとる動作（図21）
   ▶骨盤中間位を保ちながら，股関節の屈曲および胸椎の屈曲を促す．

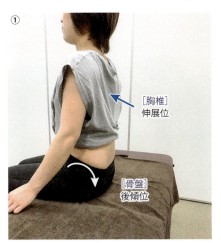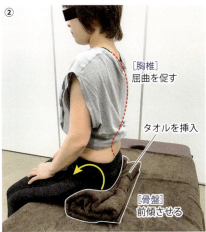

図19● excessive force closure 座位姿勢の修正
骨盤の前傾を促すことで，下位胸椎と腰椎の伸展を促す．上位胸椎は屈曲を促し，リラックスさせる．
タオルを坐骨結節付近に入れると修正が行いやすい．

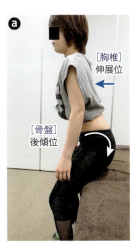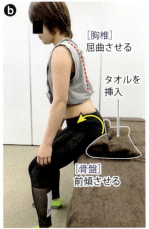

図20● excessive force closure 立ち上がり動作の修正
骨盤の前傾を促すことで，下位胸椎と腰椎の伸展を促す．上位胸椎は屈曲を促し，リラックスさせる．タオルを坐骨結節付近に入れると修正が行いやすい．

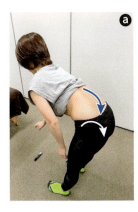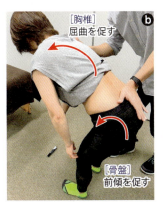

図21● excessive force closure の前屈動作の修正
骨盤の前傾を促し，股関節が優位に屈曲できるように促す．また胸椎は屈曲方向へ持っていきリラックスさせる．

- スクワット（図22）およびランジ（図23）

運動パターンが修正されてきたら，スクワットやランジ動作などで股関節・膝関節・足関節にバランスよく荷重できるように練習する．

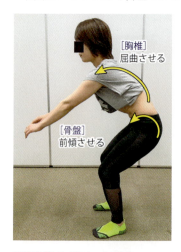

図22●スクワット動作
運動パターンが修正されてきたら，スクワット動作により下肢の筋力・持久力の向上を図る．

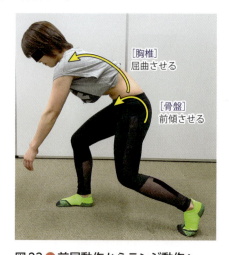

図23●前屈動作からランジ動作へ
片側への荷重を促したい場合は，同下肢を前方へ持っていきランジ動作を練習する．

5 徒手療法アプローチ

reduced force closureと同様に症状によってはMotor control介入のみでは改善が期待できないことがある．以下の筋は特にexcessive force closureで特に緊張が高く，仙腸関節の圧迫ストレスを高める．そのため自分で動作をコントロールできない場合は徒手療法によって疼痛を軽減させ，動作の円滑化を図る．

- 浅層多裂筋（図24）
- 坐骨尾骨筋（図25）
- 梨状筋（図26）
- 脊柱起立筋（図6, 7）

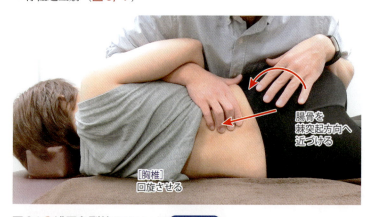

図24●浅層多裂筋のリリース movie ❸
ターゲットにする多裂筋の付着部（棘突起側）の1つ上のレベルまで胸椎を回旋させる．圧痛点をモニターした状態で腸骨を付着部である棘突起方向へ近づける．

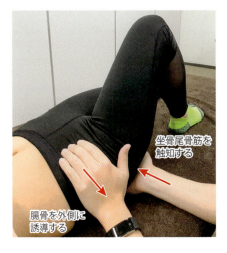

図25 ● 坐骨尾骨筋のリリース
セラピストは一方の指で筋腹を触知し，手の平にて坐骨結節を尾骨へ近づける．他方の手では腸骨を外側に誘導する．

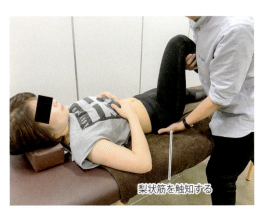 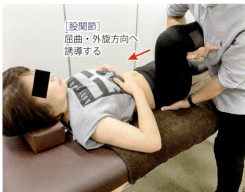

図26 ● 梨状筋のストレッチ
梨状筋の筋腹を触知した状態で，股関節を屈曲，外旋方向へ誘導する．

文献

1) Gutke A, et al：Treatments for pregnancy-related lumbopelvic pain：a systematic review of physiotherapy modalities. Acta Obstet Gynecol Scand, 94：1156-1167, 2015
2) Vleeming A, et al：European guidelines for the diagnosis and treatment of pelvic girdle pain. Eur Spine J, 17：794-819, 2008
3) Brunner C, et al：The effects of morphology and histopathologic findings on the mobility of the sacroiliac joint. Spine (Phila Pa 1976), 16：1111-1117, 1991
4) Jacob HA & Kissling RO：The mobility of the sacroiliac joints in healthy volunteers between 20 and 50 years of age. Clin Biomech (Bristol, Avon), 10：352-361, 1995
5) Sturesson B, et al：Movements of the sacroiliac joints. A roentgen stereophotogrammetric analysis. Spine (Phila Pa 1976), 14：162-165, 1989
6) Vleeming A, et al：An integrated therapy for peripartum pelvic instability：a study of the biomechanical effects of pelvic belts. Am J Obstet Gynecol, 166：1243-1247, 1992
7) Vleeming A, et al：Mobility in the sacroiliac joints in the elderly：a kinematic and radiological study. Clin Biomech (Bristol, Avon), 7：170-176, 1992
8) Sturesson B, et al：A radiostereometric analysis of movements of the sacroiliac joints during the standing hip flexion test. Spine (Phila Pa 1976), 25：364-368, 2000
9) Vleeming A, et al：Relation between form and function in the sacroiliac joint. Part Ⅰ：Clinical anatomical aspects. Spine (Phila Pa 1976), 15：130-132, 1990
10) Vleeming A, et al：Relation between form and function in the sacroiliac joint. Part Ⅱ：Biomechanical aspects.

Spine (Phila Pa 1976), 15:133-136, 1990
11) Snijders CJ, et al:Transfer of lumbosacral load to iliac bones and legs Part 1:Biomechanics of self-bracing of the sacroiliac joints and its significance for treatment and exercise. Clin Biomech (Bristol, Avon), 8:285-294, 1993
12) Freburger JK & Riddle DL:Using published evidence to guide the examination of the sacroiliac joint region. Phys Ther, 81:1135-1143, 2001
13) Holmgren U & Waling K:Inter-examiner reliability of four static palpation tests used for assessing pelvic dysfunction. Man Ther, 13:50-56, 2008
14) Robinson HS, et al:The reliability of selected motion- and pain provocation tests for the sacroiliac joint. Man Ther, 12:72-79, 2007
15) van der Wurff P, et al:Clinical tests of the sacroiliac joint. A systematic methodological review. Part 1:Reliability. Man Ther, 5:30-36, 2000
16) van der Wurff P, et al:Clinical tests of the sacroiliac joint. Man Ther, 5:89-96, 2000
17) Tullberg T, et al:Manipulation does not alter the position of the sacroiliac joint. A roentgen stereophotogrammetric analysis. Spine (Phila Pa 1976), 23:1124-8; discussion 1129, 1998
18) Hungerford B, et al:Evidence of altered lumbopelvic muscle recruitment in the presence of sacroiliac joint pain. Spine (Phila Pa 1976), 28:1593-1600, 2003
19) O'Sullivan PB & Beales DJ:Changes in pelvic floor and diaphragm kinematics and respiratory patterns in subjects with sacroiliac joint pain following a motor learning intervention:a case series. Man Ther, 12:209-218, 2007
20) O'Sullivan PB, et al:Altered motor control strategies in subjects with sacroiliac joint pain during the active straight-leg-raise test. Spine (Phila Pa 1976), 27:E1-E8, 2002
21) Pool-Goudzwaard AL, et al:Relations between pregnancy-related low back pain, pelvic floor activity and pelvic floor dysfunction. Int Urogynecol J Pelvic Floor Dysfunct, 16:468-474, 2005
22) Woolf CJ:What is this thing called pain? J Clin Invest, 120:3742-3744, 2010
23) Aldabe D, et al:Pregnancy-related pelvic girdle pain and its relationship with relaxin levels during pregnancy:a systematic review. Eur Spine J, 21:1769-1776, 2012
24) Vøllestad NK, et al:Association between the serum levels of relaxin and responses to the active straight leg raise test in pregnancy. Man Ther, 17:225-230, 2012
25) 「Grieve's Modern Musculoskeletal Physiotherapy 4th Edition」(Jull G, et al, eds), pp243-309, Elsevier, 2015
26) 「The Pelvic Girdle 4th Edition」(Diane GL, et al, eds), Churchill Livingstone, 2011
27) O'Sullivan PB & Beales DJ:Diagnosis and classification of pelvic girdle pain disorders--Part 1:a mechanism based approach within a biopsychosocial framework. Man Ther, 12:86-97, 2007
28) O'Sullivan PB & Beales DJ:Diagnosis and classification of pelvic girdle pain disorders, Part 2:illustration of the 27 of a classification system via case studies. Man Ther, 12:e1-12, 2007
29) Kordi R, et al:Comparison between the effect of lumbopelvic belt and home based pelvic stabilizing exercise on pregnant women with pelvic girdle pain; a randomized controlled trial. J Back Musculoskelet Rehabil, 26:133-139, 2013

第5章 腰痛のClassificationにもとづいた介入

3 Motor control障害に対する介入

三木貴弘

Point

- Motor control障害に対し，適切なアプローチを選択する．

認知段階
痛み教育を含む，認知面への介入．現在の問題点を患者とともに理解する．静的状態での腰椎中間位の獲得を目標とする．

治療アプローチ
❶ 患者教育（痛み教育を含む）
❷ ローカル筋群の正しい収縮練習
❸ 静的状態でのMotor control練習：座位，立位，四つ這い位，腹臥位

連合段階
動的な動きに対して腰椎中間位を保ちながら行えることを目標とする．

治療アプローチ
❶ 立ち上がり練習
❷ 四つ這い位での動的練習
❸ 立位での動的練習

自立段階
個々の目標によって必要な動作を取得する．また，静的・動的練習ともに自動的に行えるようになること，または修正できることを目標とする．

治療アプローチ
❶ 重りを使用しての動的練習
❷ 不安定な支持面での動的練習
❸ ゴルフやサッカーなどスポーツ動作のなかでのMotor control練習

基本戦略

　Motor control障害への介入では基本的には強い負荷は必要ない．**動きを変化させることが**目的であり，「認知面」と「動きの癖」を修正することが基本的な戦略となる．そのためには，セラピストの細かいフィードバックが重要である．

　Motor controlへの介入は大きく分けて「認知段階」「連合段階」「自立段階」という3つのステージに分かれる[1,2]．

> **Evidence** Motor control介入では強い負荷は必要ない！[3]
> 腰痛患者に対し，12種類の低い負荷でのMotor control練習と強負荷でのトレーニングを8週間行った．どちらのトレーニングにおいても疼痛尺度，筋持久力，筋力はすべて向上したが，患者のアウトカム指標であるpatient-specific functional scaleとMotor controlテストにおいて，低負荷でのトレーニングの方がスコアが有意に向上していた．このことからも，Motor control障害の腰痛患者には，むしろ低負荷でのトレーニングが有効であるといえる．

1 認知段階 (cognitive stage)

この段階では次の点を中心に介入する．

- ▶痛みの教育
- ▶痛みがどのように出現するのか，姿勢や動作と関連しているのかの理解
- ▶本人の現在の姿勢の認知・気づき
- ▶腹横筋や多裂筋などの深層筋群の単独収縮
- ▶静的状態での腰椎中間位の認知・取得

ほとんどの患者は自分がどのような姿勢で痛みが出現するのか，また普段どのような姿勢で過ごしているのか，立っているときはどんな姿勢でいるのか，腹横筋や多裂筋などの深層筋群の機能低下が生じているのかなどを認知していない場合がほとんどである．その部分を認知してもらうことにより最終的に患者自身の姿勢・動きを変化させることが可能となる．

この段階では，「深層筋群の活性化」「座位・立位などの静的状態での腰椎中間位の獲得」などの介入も含まれる．慢性的な腰痛の場合，この段階の獲得において3〜6週間ほどかかる[4]．

2 連合段階 (associative stage)

次の段階は，認知段階で取得した能力を動きのなかに落とし込んでいく．連合段階の具体的な介入は「中間位を保ちながら起立・着座練習」「四つ這い位から股関節屈曲していくまたはその逆の動き」「立位から腰椎中間位を保ちながら股関節屈曲させていく，またはその逆の動き」などがある．また，認知段階で学んだ深層筋群を使用しながらの歩行や自転車に乗ることも行なっていく．

連合段階の獲得は人によって異なるが，2〜4カ月ほどといわれている[4]．

3 自立段階 (autonomous stage)

最後の段階は応用的な段階であり，個人の目的によって介入を変えていく．例えば，ゴルフを目的としている人であれば，前段階で学んだ能力をゴルフのスイングに応用させていく．テニスや自転車でも同様である．また，重りを使用したり，より不安定な支持のなかで介入していくこともさらにレベルの高いMotor controlを獲得するために有効である．

認知段階での具体的介入

1 患者教育

　ひと昔前の考えでは受動的な治療が好まれていたが，その効果は長続きせず[5]，また，さまざまな腰痛のなかでも一部分にしか適応できない[6]．実際に，Motor control障害においてもそのような介入の効果は薄い．

　Motor control障害に分類された患者に対して重要なことは，患者が主体になって自分の状態をコントロールすることである．そのために理学療法士は適切な知識・アドバイスを通して患者教育を実施していく必要がある．患者教育は，「痛み教育」「痛みと動きの関連性」「正しい姿勢について」など多岐にわたるが，ここではMotor control障害に関連するものを紹介する．

1) 痛み教育

　詳細は**第5章-5**を参照．

2) Motor control障害の説明

　評価結果を患者に説明する．そのときになるべく専門用語を使用せずに，患者が理解しやすいような言葉遣いを心がける．患者が自分の病態を理解していることは介入結果に影響をおよぼす．

【例】
　「あなたの腰痛は足のしびれや痛みが広がってはいないので，神経には影響ないものです．これは基本的には手術は必要なく，理学療法が効果的になります．上手く腰をコントロールすることができないために，腰の組織，例えば筋肉や筋膜などに負担がかかってしまい痛みが生じています．これをモーターコントロール障害，と私たちは呼んでいます．あなたの腰痛はこの障害に分類されます」

3) 画像所見との関係性の説明

　非特異的腰痛に関しては，画像所見と症状に明確な相関がないと報告されているため[7]そのことを患者に説明する必要がある．詳細は**第3章-1**を参照．

【例】
　「今回の腰痛はモーターコントロール障害だと先ほど説明しました．この場合，現在の症状と画像所見との明確な関連性はありません．例えば，腰椎の間が狭くなっている部分がありますが，これは加齢である程度生じることであり，健康な人でもこのような変化はあります．足のしびれが生じていたり，骨折していて手術が必要な場合は画像所見が重要な意味をもちますが，今回は医師に手術は必要ないと診断されたので，画像所見を気にしすぎるのはあまりよくないかもしれませんね」

4）痛みが出る動作・姿勢を認知させる教育

痛みが出現する動作・姿勢を説明することは必須である．患者自身は自分がどのようなときに痛みを感じているのかを理解していないことが多い．Motor control障害への介入は患者自身の動きを変化させることが必要であるため，まずは患者がどの動きで痛みが生じているのかを正しく理解しなければならない．これができると，今後の具体的な介入がより効果的になる．

> 【例：屈曲パターンの場合】
> 「あなたの場合は，腰を曲げると痛いですよね？逆に反ったときは痛くないですよね？どうですか？（実際に患者と一緒に動いて試してみる）
> ほとんどの場合，腰が曲がったときに痛みが出ているはずです．それ以外のときは痛くないですね．これを理解しておくだけでも腰痛に対する恐怖はぐっと減ります．やってはいけない動作はほとんどないので，そこを覚えておいてください．いつも通りの生活をすることは腰痛の慢性化を防ぐためにとても大事なことです．
> 次に，なぜ曲げたときに腰が痛いのか，ということを説明します．先ほど検査を行いましたが，あなたの腰は動きが硬くなっているのではなく，逆に腰が動きすぎてしまって，その部分に負荷がかかって痛みが生じています．また，座っているときや立っているときに，そのような姿勢を続けていることも持続的に腰の負担を高めてしまい，重だるさや痛みが生じている可能性が高いようです．
> 理学療法の方針は，腰を曲げるときの動きすぎを修正して，腰に負担がかからない正しい姿勢を練習していくことになります」

5）現在の座位姿勢・立位姿勢に対する気づき，正しい姿勢の教育

患者の「普段の姿勢」についてフィードバック・教育を行う．多くの患者は自身の通常の姿勢を認知していないことが多く，また正しい姿勢がどのような姿勢かも理解していないことが多い．患者の現在の姿勢を写真や動画で見せ，患者が自分で思っている姿勢と実際の姿勢の違いを認知させる．

例えば，伸展パターンの患者は胸を張り，腰部を過伸展させていることが「よい姿勢」と考えていることがよくあるため，セラピストは座位姿勢の中間位を正しく教え，正しい姿勢の定義を患者に教えることが必要である．

2 ローカル筋群の正しい収縮練習

1 ポイント

実際の介入に入っていくなかで，認知段階でのポイントは次の通りである．
①ローカル筋群を正しく，適切なタイミングで収縮させることができる．
②非効率な静的アライメントを修正し，適切に中間位で制御できるようにすること．
　※動きの質に注目し，負荷（強度）の強い運動は必要ない．
立位姿勢・座位姿勢などの静的な動きを修正し，そこから第2段階で動的な動きに対しても

介入していく．客観的評価や患者との会話（フィードバック）を通して，患者の反応に対して柔軟に対応することが重要である．

2 目的

腰部を含む体幹を中間位で正しく制御するためには，体幹筋群の分節的安定化が必要であり[8]，そのためには体幹筋群の深層筋群を正しく収縮できることが求められる．深層筋群が正しく収縮できていない群はMotor controlを正しく行えていない可能性が高いことがわかっている[9]（詳細は**第4章-4**参照）．

1）腹横筋の収縮練習（例）

腹横筋の解剖学については**第1章-2**を参照してほしい．

【手順】
①患者に背臥位になってもらう．
②人差し指と中指を上前腸骨棘（ASIS）の2横指内側かつ2横指下方に置いてもらう（**図1**，この際セラピストが腹横筋の正しい位置を指導してもよい）．
③その状態から鼻からゆっくりと息を吸い，口をすぼめながらゆっくりと息を最後まで吐き続けるよう指導する．
④息を吐き切る際に触診している腹横筋が収縮することを感じてもらう．
⑤患者が③を取得できたら，息を吐き出して腹横筋が収縮している状態を保ちながら，再び息を吸う．その際にセラピストは腹横筋の収縮が抜けていないか触診により確認し，正しくフィードバックを行う．

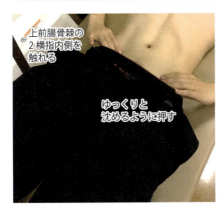

図1●腹横筋の触診

2）多裂筋の収縮練習（例）

多裂筋の解剖学については**第1章-2**を参照してほしい．

【手順】
①患者に腹臥位になってもらう．
②多裂筋が付着している部分に親指を置く（**図2a**）．
③そのまま患者に「私の親指を押し返すように力を入れて，それを保持してください」と伝える（**図2b**）．

④それが可能であれば,「そのまま押し返しながら呼吸をしてください」と指示する.

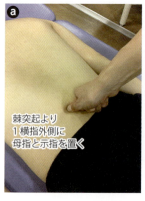
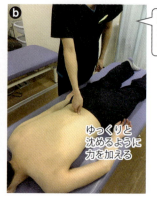

私の親指を押し返すように力を入れて,それを保持してください

棘突起より1横指外側に母指と示指を置く

ゆっくりと沈めるように力を加える

図2● 多裂筋の収縮練習

> **コツ** 代償動作（グローバル筋群の過剰収縮）の見つけ方[10]
>
> 介入の最中,セラピストは以下の代償動作が生じていないか常に確認し,細かいフィードバックを与えることが重要である.
> ①骨盤の後傾が生じる：外腹斜筋,内腹斜筋,腹直筋が収縮している.
> ②骨盤の前傾が生じる：脊柱起立筋が収縮している.
> ③胸郭の下制：腹斜筋群が収縮している.
> ④股関節屈曲が生じる.
> ⑤股関節伸展が生じる：大殿筋群が強く収縮している.

3) 静的状態でのMotor control練習

【介入のポイント】
①座位姿勢での腰椎中間位を認知させることで,固有受容器を刺激する.
②中間位を保っている時に表層筋群の筋活動を最小限にする.

> **Evidence** 腰椎中間位でローカル筋群の筋活動が有意に向上する！[11]
>
> 20人の健常者に対し,3つの異なる座位（中間位,slump位,腰椎過伸展位）での筋活動を測定した.その結果,中間位にて,多裂筋・腹横筋の筋活動が有意に向上していた.これは中間を保つことが,多裂筋や腹横筋の筋活動を高めることになり,Motor control向上に役に立つことを示す.
> このエビデンスから,もし患者さんに「なぜこのような姿勢をとることがよいのですか？」と聞かれた場合,「よい姿勢（中間位）をとることで,腰部の負担を最小限にでき腰痛になりづらくなります.また,この姿勢をとっている事自体が,腰部の安定性を高める筋肉（例えば腹横筋や多裂筋）の筋トレになっているのです」などと答えることが可能となる.

1 座位にて腰椎を中間位に保つ練習

座位では,屈曲パターンでは腰椎後彎・骨盤後傾になることが多く,伸展パターンでは腰椎過前彎・骨盤過前傾になることが多い（図3,4）.どちらも本人にとっては自然な姿勢であることが多いため,フィードバックを行い固有受容器に刺激を入れ,中間位を認知させる介入をすることが重要である.

たいていの場合，腰椎を中間位に保つ筋力が充分にあるにもかかわらず，中間位を保てていない．高齢者で中間位が保てないほど筋機能が弱い場合はあるが，その場合はMotor control以前の問題が優先になることが多い．

ここでも患者に説明しながら行い，患者自身ができる動作・できない動作の認知をさせ，なぜこの運動を行っているのかの理解をしてもらうことが重要である．

よくない姿勢の例

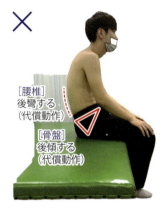

図3 ● 屈曲パターン（座位）
骨盤後傾・腰椎後彎している．まずは，本人がセラピストの口頭指示にて修正できるかどうか試し，さらに徒手によって誘導することで中間位を覚えてもらう．

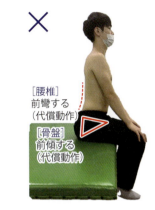

図4 ● 伸展パターン（座位）
骨盤前傾・腰椎過度前彎している．まずは，本人がセラピストの口頭指示にて修正できるかどうか試し，さらに徒手によって誘導することで中間位を覚えてもらう．

> **コツ　認知面を高める工夫**
> ・鏡を使用する
> ・画像や動画を撮り，それを患者にみてもらう
> ・声がけを利用して細かく指示を出す
> ・腰椎を前彎したり後彎したり動かして，腰椎がどのように動いているかを患者に確認してもらう
> ・セラピストが患者の腰部，骨盤に手を置き，徒手的に正しい位置に誘導する
> 上記の工夫を行うことにより，より患者自身に認知してもらうことが可能になる．

2 腰椎を中間位にし，それを保つ練習

腰椎の中間位を保つ座位姿勢がどのようなものか患者が理解したら，次はいろいろな姿勢から中間位に戻ることを練習する．例えば，骨盤最大後傾位（猫背のような姿勢）から，患者自ら中間位に戻る，腰椎最大伸展位の状態から中間位に戻る，などである．

> **Evidence　慢性腰痛患者は，腰部の固有感覚が低下している可能性がある[12]**
> 非特異的腰痛患者は，屈曲パターン・伸展パターンともに運動覚や位置覚の能力が低下しており，さまざまな姿勢から中間位に戻すことが難しいことが報告されている[11]．よって，このようなMotor control障害を有している腰痛患者に対するエクササイズは，固有受容器に対するアプローチとしても有効である．

3 中間位を保ちながら簡単な動きを加える

中間位を保ちながら四肢を動かすことで，腰椎中間位での安定化の練習になる．

【安定化の練習】
▶ 中間位を保ちながら膝の伸展を行う（図5）．
▶ 中間位を保ちながら股関節の屈曲を行う（図6）．
▶ 中間位を保ちながら上肢挙上を行う（図7）．
▶ 胸椎（上部体幹）が動かないようにしながら，骨盤を前傾・後傾する．
▶ 腰椎（下部体幹）が動かないようにしながら，胸椎を屈曲・伸展させる．

中間位を保ちながら簡単な動きを加える

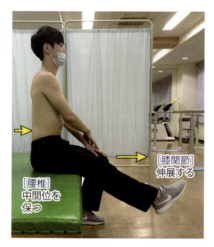

図5 ● 中間位を保ちながら膝の伸展を行う

腰椎を常に中間位に保ちながら膝伸展を行う．代償が入っていないかセラピストは注意深く観察・評価する必要がある．

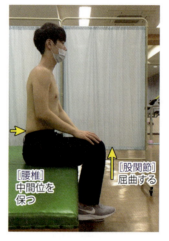

図6 ● 中間位を保ちながら股関節屈曲を行う

腰椎を常に中間位に保ちながら股関節屈曲を行う．屈曲角度はそれほど大きくなくてよい．代償動作として，腰椎屈曲位になってしまわないように注意深く観察・評価する．

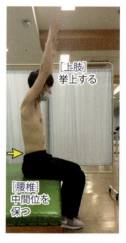

図7 ● 中間位を保ちながら上肢挙上を行う

腰椎を常に中間位に保ちながら上肢挙上を行う．代償動作として，腰椎伸展運動が出現しやすいため，注意深く観察・評価する．

すべての動作にて，正しく行えているかどうかを常にセラピストはフィードバックする必要がある（図8〜10）．

セラピストによるチェックポイント

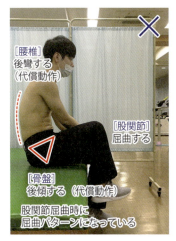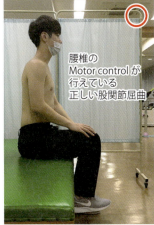

図8 ● 屈曲パターンの代償（股関節屈曲時）

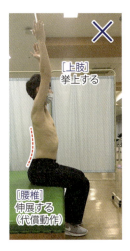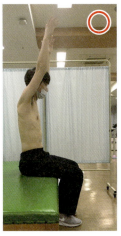

図9 ● 伸展パターンの例（上肢挙上時）

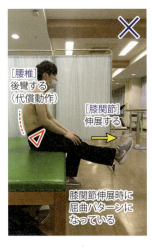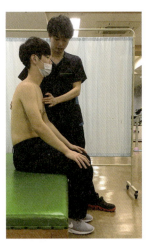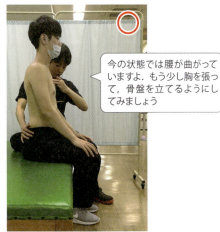

図10 ● 屈曲パターンの代償（膝伸展時）と介入例

4 さまざまな環境で練習を行う

紹介したMotor control練習をさまざまな環境面で行う．適切な難易度を提供するには，セラピストがどの難易度で患者に代償動作が出現してしまうかを適切に評価し，適切な難易度を提供することが重要である．

【難易度が低い順】
① ベッドを高く＋タオルを敷いて骨盤中間位をとりやすいように補助（図11）
② ベッドを高くしたのみ（図12）
③ ベッドを低くする（通常の高さ，図13）
④ バランスボールにて（図14）
などと変化させていくことでさまざまな難易度をつくり出すことが可能である．

さまざまな環境で行うMotor control練習

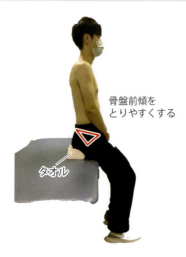

図11 ● ベッドを高くし，タオルを入れた状態
ベッドを高くし，タオルを臀部の下に入れ，骨盤の安定性を高めている．

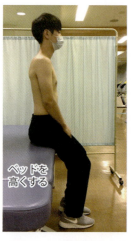

図12 ● ベッドを高くした状態
タオルがない分，難易度は上がる．

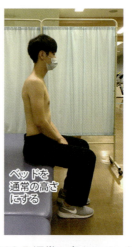

図13 ● 通常の高さのベッド
ベットを通常の高さにすることで，中間位を保つことがより難しくなる．

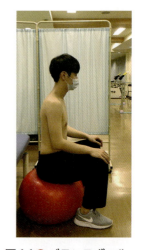

図14 ● バランスボール
支持基底面をより不安定にすることでさらに難易度を上げている．

4）立位姿勢での静的Motor controlへの介入

　　立位姿勢での介入も基本的には座位姿勢と同様な考え方である．鏡・写真・動画などで患者へのフィードバックを頻回に行う．ほとんどの患者は自分の姿勢が正しくまっすぐになっていると感じていたり，自分の姿勢を想像できていないため，その認識を変化させることが重要である．

【具体的介入のアイディア】
- ▶鏡・画像を使用し，現在の姿勢をみてもらう．
- ▶セラピストが徒手的に中間位に誘導し，中間位を体験してもらう．
- ▶その状態を患者自身に保ってもらう．
- ▶さまざまな姿勢から立位中間位に戻ってもらう．

5）その他の静的な運動

■1 四つ這い位での練習

　　四つ這い位にて骨盤・腰椎の中間位を保持する（図15a）．屈曲パターンでは腰椎後彎（図15b），伸展パターンでは腰椎過伸展・骨盤前傾になっていることが多い．口頭指示または徒手により修正を行って中間位で保持する練習を行う．

【難易度設定の例】
① バランスボールにて補助（図16a, b）
② バランスボールなし（図16c）
③ 補助をしながら上肢挙上（図16d）
④ 上肢，下肢挙上（図16e, f）
⑤ 動的なMotor control練習に移行

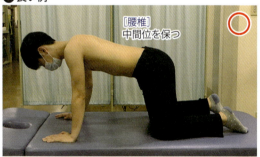
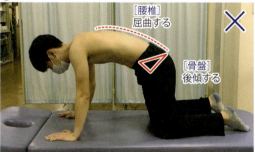

図15● 四つ這い位で腰椎中間位を保持する練習

四つ這い位での練習

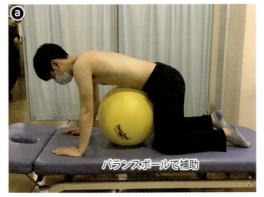
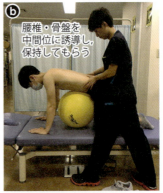
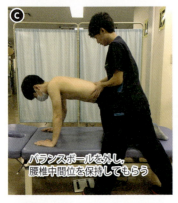
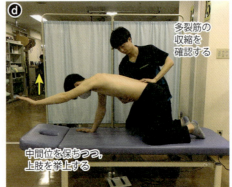
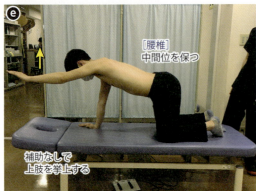
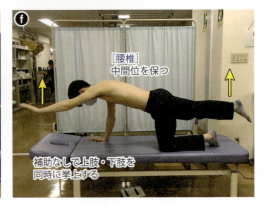

図16● 四つ這い位での練習
d) 多裂筋の収縮を確認したり，骨盤・腰椎の代償が発生しないよう指示しながら行う．
e) 近くで観察し，口頭もしくは徒手でフィードバックを行う．
f) 腰椎中間位を保つことができているか観察し，代償が入っている場合は口頭・徒手にてフィードバックを行う．

2 腹臥位で下肢を挙上

腹臥位になり，腰椎中間位を保ったまま下肢を挙上（伸展）を行う（図17）．

注意!! よく見られる代償動作
下肢と同時に腰部伸展の動きが出現してしまう（図18）．

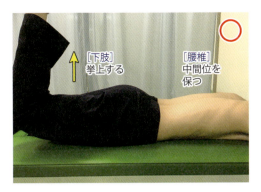

図17 ● 腹臥位で下肢を挙上

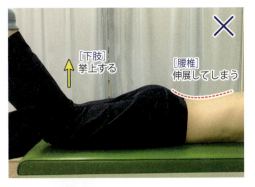

図18 ● 伸展パターンで見られる代償動作
movie ❹

動的な動きへのMotor control介入（第2段階：連合段階）

　静的状態で座位姿勢を保てるようになってきたら，次に腰椎中間位を保ちながら行う動的練習にすすむ．

　目的は，非効率な動的アライメントを修正し，中間位で制御しながら動的な動きを行えるようにすることである．

1 腰椎中間位を保ちながら起立・着座の練習（sit to stand to sit）

　動的なMotor controlの介入として，腰椎中間位を保ちながら座位から立位，立位から座位を行う練習を紹介する．この場合もセラピストは充分なフィードバックを行いながら，どの動きで代償動作や疼痛が出現するのかを注意深く評価し，指導する．

> 【難易度設定の例】
> ①ベットを高くする，かつタオルを丸めて敷いて骨盤中間位を取りやすいようにする
> ②ベットを高くしたのみ
> ③ベッドを低くする（通常の高さ）
> ④バランスボールを使用する

　上記の順番で行うことで難易度設定が可能である．どの難易度から始めるかは，評価にて代償動作が出現した段階の前の段階から始めていくのがよい（図19）．

> ⚠注意!! よく見られる代償動作
> ● 屈曲パターンの場合
> 　離殿する際に，骨盤が前傾せずに体幹（腰椎）を屈曲させてしまう．
> ● 伸展パターンの場合
> 　離殿する際に，骨盤の前傾の代わりに（または同時に）腰椎を過伸展してしまう（図20）．

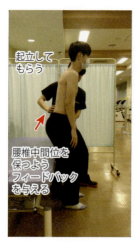

図19 ● 腰椎を中間位に保ちながら
動的Motor control練習（起立・着座） movie ⑤

座位で中間位を保てていることを確認し，そのまま立位になってもらう．そのときにセラピストは徒手にて中間位維持するように誘導し，フィードバックを行なっていく．

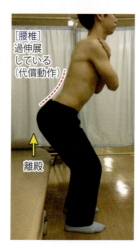

図20 ● 注意すべき代償動作（伸展パターン）
movie ⑥

2 四つ這い位での動的練習

四つ這い位での介入方法を紹介する．
① 四つ這い位から，腰椎は中間位に保ったまま，手の位置は変えずに殿部を踵に近づけるように（正座をするように）動いていく（図21，22）．
② 四つ這い位から，胸椎を動かさないように保ったまま，骨盤の前傾・後傾を行う．セラピストが骨盤・腰部を補助・誘導しながら行っていく．

⚠注意!! **よく見られる代償動作**

● 屈曲パターンの場合
腰椎が中間位を保てずに，早い段階で屈曲（腰椎後彎，骨盤後傾）してしまう（図23）．

● 伸展パターンの場合
腰椎が中間位を保てずに，早い段階で伸展（腰部過進展，骨盤前傾）してしまう（図24）．

四つ這い位での動的練習

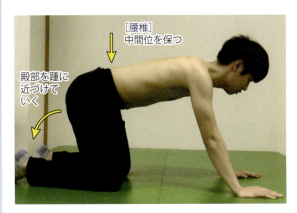

図21 ● 四つ這い位にて腰椎中間位を制御しながらのMotor control練習 movie ❼

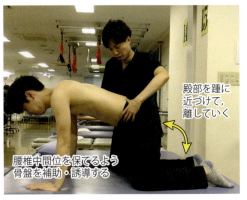

図22 ● 腰部から股関節屈曲動作の介入 movie ❽

セラピストは骨盤を補助し，股関節屈曲を行う際に腰椎が中間位を保てるように誘導・制御する．患者に疼痛が出現していないことを確認し，徒手と口頭でもフィードバックしながら，徐々に補助を少なくしていく．

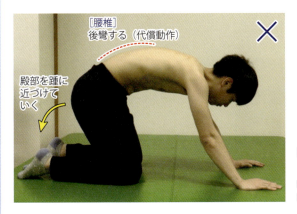

図23 ● 四つ這い位から正座（屈曲パターン） movie ❾

四つ這い位から股関節屈曲を行っていく際に早い段階で腰部が屈曲してしまう．

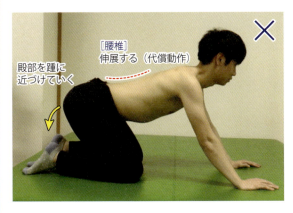

図24 ● 四つ這い位から正座（伸展パターン） movie ❿

3 立位での動的練習

腰椎中間位を保ったまま，股関節を屈曲して骨盤を前傾し，前傾位から立位に戻ってくる（前にテーブルなどの支えを置く）．テーブルの高さを変化させることによって難易度の変更が可能である（図25）．

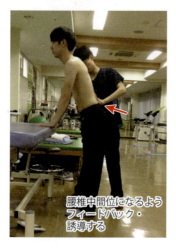

図25 ● 立位から股関節屈曲のMotor control練習

movie ⑪

セラピストは腰椎中間位を保つように徒手および口頭で補助しながら練習していく．行えるようになってきたら徐々に補助を減らしていく．

自立段階での具体的介入

負荷・スピード・複雑さを上げていくことでさらにレベルの高いエクササイズが可能である．この段階での介入を行う際には，第2段階での動きが獲得できていることが必要である．

【例】
▶ 重りを持った状態で，腰椎中間位を保持しながら座位と立位をくり返す
▶ ゴルフ・ボート漕ぎなど，特定のスポーツ動作中での練習
▶ サッカーボールを蹴る動作
▶ 不安定な支持面での練習

例えば，ゴルフでは，腰椎中間位を保ちながら体幹の回旋をする必要があり，サッカーボールを蹴る動作では，腰椎中間位を保ちながら股関節屈曲する必要がある．

①不安定な支持面でのMotor control練習（図26）
②片足でのMotor control練習（起立，図27）

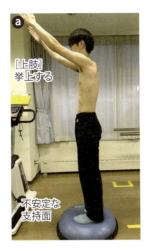
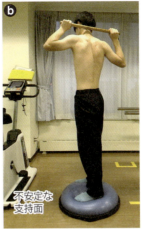

図26● 不安定な支持面でのMotor control練習
自立段階では、不安定な支持面でMotor control練習を行うことでよりレベルの高い介入が可能である．
a) 腰椎中間位を保ったまま上肢を挙上する．
b) 腰椎中間位を保ったまま体幹を回旋する．

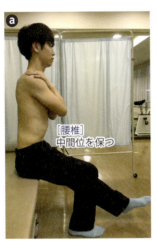
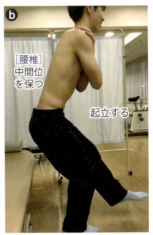

図27● 片足立ちでのMotor controlの介入（起立）
腰部中間位を保ちながら片足で起立する．

おわりに

　Motor control障害は**動きの障害**であるため，動きを改善させることを目的とする．そのためにはセラピストの細かいフィードバックが重要であり患者の痛みが出現している動きを評価し，それを患者に正しくわかりやすく伝えながら介入をしていくことが必要である．そうすることでMotor controlを修正・改善していく事が可能となり，患者の訴えの改善につながる．

　また，動きの改善を行うためには，短期間での効果を望むよりも，ある程度の期間を見込んで介入計画を立てることが重要である．

■ 文献

1）O'Sullivan P：Diagnosis and classification of chronic low back pain disorders: maladaptive movement and motor control impairments as underlying mechanism. Man. Ther, 10：242-255, 2005
2）「Human performance」（Filtts PM & Posner MI），Belmont, Calif., Brooks/Cole Pub. Co., 1967
3）Aasa B, et al.：Individualized low-load motor control exercises and education versus a high-load lifting exercise and education to improve activity, pain intensity, and physical performance in patients with low back pain: a randomized controlled trial. J Orthop Sports Phys Ther, 45：77-85, 2015
4）O'Sullivan P：Lumbar segmental 'instability': clinical presentation and specific stabilizing exercise management. Man Ther, 5：2-12, 2000
5）O'Sullivan P：It's time for change with the management of non-specific chronic low back pain. Br J Sports Med, 46：224-227, 2012
6）Wand BM & O'Connell NE：Chronic non-specific low back pain - sub-groups or a single mechanism? BMC Musculoskelet Disord, 9：11, 2008
7）Nachemson A：Back pain : delimiting the problem in the next millennium. Int J Law Psychiatry, 22：473-490, 1999
8）Cholewicki J, et al.：Stabilizing function of trunk flexor-extensor muscles around a neutral spine posture. Spine (Phila. Pa. 1976), 22：2207-2212, 1997
9）Gardner-Morse M, et al.：Role of muscles in lumbar spine stability in maximum extension efforts. J Orthop Res, 13：802-808, 1995
10）「腰痛に対するモーターコントロールアプローチ」（齋藤昭彦/訳），医学書院，2008
11）O'Sullivan P, et al.：The effect of different standing and sitting postures on trunk muscle activity in a pain-free population. Spine (Phila. Pa. 1976), 27：1238-1244, 2002
12）Sheeran L, et al.：Spinal position sense and trunk muscle activity during sitting and standing in nonspecific chronic low back pain: classification analysis. Spine (Phila. Pa. 1976), 37：E486-495, 2012

第5章 腰痛のClassificationにもとづいた介入

4 Movement障害に対する介入

▶movie

谷口英一

Point

- Movement障害に対し，適切な治療アプローチを選択する．

関節モビライゼーション 腰椎分節の低可動性	**治療アプローチ** ● 関節モビライゼーション（振幅運動）を用いた治療 ● マリガンコンセプトを用いた治療
筋に対するアプローチ 筋の伸張性低下や過剰収縮による可動域制限	**治療アプローチ** ● ストレッチ ● 等尺性収縮後弛緩（PIR）
ホームエクササイズ セラピストによる介入により改善された可動性や伸張性を維持・改善する	**治療アプローチ** ● セルフ椎間関節モビライゼーション ● マリガンコンセプトを用いたセルフモビライゼーション ● セルフストレッチ ● 患者自身によるホームエクササイズを指導する

基本戦略

　Movement障害への介入では腰部の可動性を改善させることが目的となる．腰椎分節（関節自体）に問題がある場合は**関節モビライゼーション**，脊柱起立筋などグローバル筋に問題がある場合は筋に対するアプローチを選択する．さらに，ホームエクササイズを処方することで，患者自身が問題点を明確に理解し，主体的に治療に取り組むことが可能となる．いかなる場合も適切な評価により可動性低下の原因や問題点を明確にすることが重要である（**第4章-4**参照）．また，運動恐怖感などにより，過剰なグローバル筋群の収縮を認めている場合は，患者に問題となっている現象をわかりやすく説明し，患者の動きを補助しながら動いてもらうだけで改善する場合もある．

> **Evidence 評価にもとづく治療が重要！**
> 腰痛患者に対し，分節を選択して関節モビライゼーションを実施した際と分節を特定せずに行う関節モビライゼーションを比較した場合，分節を選択した関節モビライゼーションの方がより改善するとの報告[1]がある．評価により分節を特定することで介入の効果が高まることが示唆される．

関節モビライゼーション

1 関節モビライゼーションの基礎

関節モビライゼーションとは，**除痛**や**可動域改善**を目的に行われる他動運動である．腰椎に対する関節モビライゼーションの場合には**副運動**（主に滑り）を改善させるために**振幅運動**や**持続的伸張**が用いられる．関節モビライゼーションの適用や手技の選択は，特定の診断名ではなく所見にもとづき決定されるべきである．

関節モビライゼーションの代表的な禁忌としては，悪性腫瘍（癌），骨粗鬆症，脊髄・馬尾神経の損傷などのRed flagsをもつ疾患（第2章-1参照）である．関節モビライゼーションを実施する際に注意が必要なケースとして，関節リウマチ，脊椎すべり症，妊婦，不安定性などがあげられる[2]．

2 関節モビライゼーションを用いた治療

1）振幅運動

関節の副運動の改善のため後方から前方への滑り（posterior-anterior：PA）を行う．

痛みが左右対称な場合や棘突起周囲に限局している場合，屈曲・伸展の制限を伴う場合は**正中PA**や**頭側滑り**を行う．痛みが左右どちらかに限局している場合や側屈や回旋時に片側への可動域制限が著明な場合は**片側PA**（主に椎間関節をターゲット）を行う．

関節モビライゼーションを実施する際の基準として**グレード**が存在するが（表1），痛みが著明な場合には主にグレードⅠ・Ⅱを用い，痛みが少なく可動域制限の改善を目的とする場合にはグレードⅢ，Ⅳを用いる．

関節モビライゼーションは1セットを**2Hz**（1秒間に2回のペース）で振幅運動を**1分間**実施する．実施後には必ず**効果判定**を行い，実施前と比べ痛みの消失もしくは完全に可動域制限が改善していればそれ以上は行わないが，まだ症状が残存している場合は1日につき**最大5セット**まで実施する．

表1●グレードの定義

グレードⅠ	可動域開始位置の近くでの小さな振幅運動
グレードⅡ	こわばりや筋スパズムが生じない位置での大きな振幅運動
グレードⅢ	こわばりや筋スパズム内での大きな振幅運動
グレードⅣ	こわばりや筋スパズム内での小さな振幅運動

1 正中PA

【手順】
① 患者に腹臥位になってもらう．
② セラピストはPAを行う分節の真横に立ち，利き手の手根部橈側を棘突起（例：L4/5に問題がある場合はL4棘突起）に垂直に当て，非利き手を重ね合わせる．
③ セラピストは痛みの強さや可動域制限に応じてグレード（表1）を調整し，垂直方向に振幅運動をくり返しモビライゼーションを実施する（図1）．

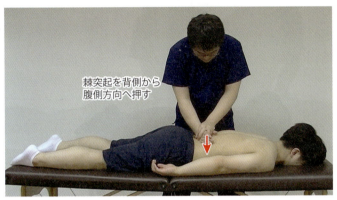

棘突起を背側から腹側方向へ押す

図1 ● 正中PA　movie ⑫

> **memo** 最終域で残存する可動域制限に対する関節モビライゼーション
> 腰椎中間位での関節モビライゼーションだけでは屈曲や伸展の最終域での可動域制限が残存してしまうことがある．そのような場合には，図1の正中PAを腰椎屈曲位もしくは伸展位で実施する．屈曲制限を改善したい場合には，腹部の下に枕やタオルを入れ（図2）腰椎を屈曲位にした状態で正中PAを実施する．反対に伸展制限を改善したい場合には，胸部の下に枕やタオルを入れ（図3）腰椎を伸展位にした状態で正中PAを実施する．

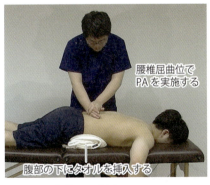

腰椎屈曲位でPAを実施する
腹部の下にタオルを挿入する

図2 ● 屈曲位での正中PA

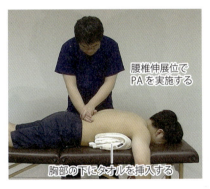

腰椎伸展位でPAを実施する
胸部の下にタオルを挿入する

図3 ● 伸展位での正中PA

> **コツ** 不要な痛みを出さずに正中PAを実施するコツ
>
> 急性期で痛みが強い患者や棘突起周囲が過敏な患者の場合，棘突起に対して豆状骨を当ててモビライゼーションを実施すると不要な痛みを生じることが多い（図4a）．そのため，豆状骨より少し遠位の軟部組織が豊富な部位（第5中手骨近位部）を当てて軟部組織をクッションにすることで不要な痛みを誘発せずにモビライゼーションを実施することができる（図4b）．
>
>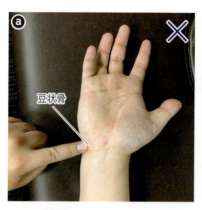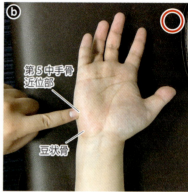
>
> 図4 ● 不要な痛みを出さずに正中PAを実施するコツ
> a）豆状骨を棘突起に当てPAを実施すると痛みが出やすい．
> b）第5中手骨近位部を当てPAを実施すると痛みが出にくい．

2 片側PA

【手順】
① 患者に腹臥位になってもらう．
② セラピストはPAを実施する椎間関節の真横に立ち，両母指を伸展位で揃えて指先を椎間関節部に当てる（図5a）．
③ セラピストは痛みの強さや可動域制限に応じてグレードを調整し，垂直方向に振幅運動をくり返しモビライゼーションを実施する（図5b）．

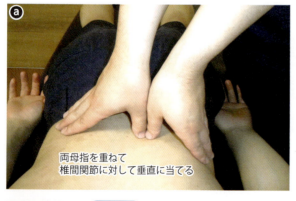 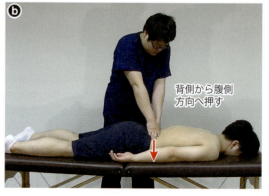

図5 ● 片側PA　movie ⑬

3 頭側滑り

【手順】
① 患者に腹臥位になってもらう．
② セラピストは頭側滑りを行う分節の真横に立ち，利き手の手根部橈側を上位腰椎棘突起（例：L4/5に問題がある場合はL4棘突起）に当て，非利き手で仙骨を固定する．
③ セラピストは痛みの強さや可動域制限に応じてグレードを調整し，椎間関節面を意識しながら頭側方向に振幅運動をくり返しモビライゼーションを実施する（図6）．

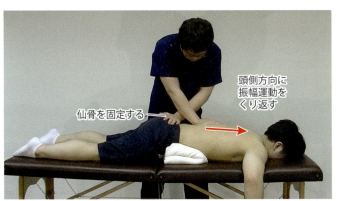

図6 ● 頭側滑り　movie⑭

2) マリガンコンセプトを用いた治療

　一般的な関節モビライゼーションは患者自身が受動的かつセラピスト単独の治療として行われるが，マリガンコンセプトでは患者が症状を訴える実際の姿勢と動作を評価し，セラピストが関節の位置異常を修正しながら自動運動を用いてモビライゼーションを実施する[3]．痛みが強い患者や円背を有する高齢者など，腹臥位がとれない場合にも実施することができ，一般的なモビライゼーションでは行わない荷重位での治療や自動運動を伴うことにより非常に効果的だが，患者の自動運動により**椎間関節面が変化する**ため実施に際しては注意が必要である．ここでは腰痛に対するマリガンコンセプトを用いた代表的な治療である **SNAGS**：sustained natural apophyseal glides（**持続的椎間関節自然滑走法**）を解説する．

> **memo マリガンコンセプトを上手に用いるための基本原則**
>
> マリガンコンセプトでは基本原則を示す独自の略語がある．実施するうえでのポイントが示されている「CROCKS」と実施中の望ましい反応を示す「PILL」がある．これらを意識することで最適な治療を実施することが可能である（表2，3）．
>
> 表2 ● CROCKS
>
> | | |
> |---|---|
> | contraindications | 禁忌 |
> | repetitions | 反復 |
> | over-pressure | オーバープレッシャー |
> | communication and cooperation | コミュニケーションおよび協力 |
> | knowledge | 知識 |
> | sustain, skill, sense and subtle | 持続，技術，センスおよび繊細さ |
>
> 表3 ● PILL
>
> | | |
> |---|---|
> | pain-free | 無痛 |
> | instant effect | 即効性 |
> | long | 後述と併せて長く |
> | lasting | 効果が持続する |

1 屈曲制限に対するSNAGS（立位）

【手順】
① 患者に脊柱中間位で立位になってもらう（転倒防止のためにテーブルや椅子などを支えにさせる）．
② セラピストは患者の側方に立ち，利き手の手根部橈側を皮膚のたるみを除去した状態で棘突起（例：L4/5に問題がある場合はL4棘突起）に引っ掛けるように当て，非利き手で骨盤を固定する．
③ セラピストは椎間関節面を意識し，上方滑りを加えたまま（必ず開始肢位に戻る際にも）患者はゆっくり屈曲を6〜10回くり返す（図7）．
④ 効果判定を行い，最大3〜5セット実施する．

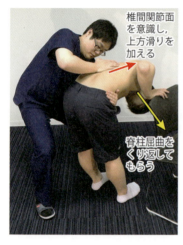

図7 ● 屈曲制限に対するSNAGS（立位）
movie ⑮

2 屈曲制限に対するSNAGS（座位）

【手順】
① 患者に脊柱中間位で座位になってもらう．
② 〜④は 1 立位と同様に行う（図8）．

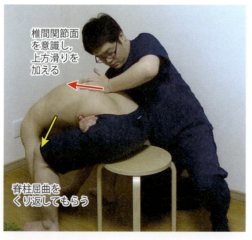

図8 ● 屈曲制限に対するSNAGS（座位）
movie ⑯

> **コツ** **不要な痛みを出さずにSNAGSを行うコツ：椎間関節面を意識する**
>
> SNAGSを実施中は常に上方滑りを加えたまま自動運動をくり返す必要がある．腰椎の椎間関節面は椎体に対して直角であるため荷重位で脊柱中間位から開始する際には，天井方向に滑りを加えるが，脊柱屈曲45°になれば45°方向へ滑りを加える方向を変えないといけない（図9）．椎間関節面を意識せずにSNAGSを行うと関節の滑りではなく圧迫が加わりやすくなるため注意が必要である．

ⓐ 脊柱中間位
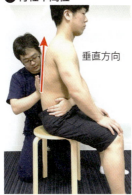
垂直方向

ⓑ 脊柱屈曲45°
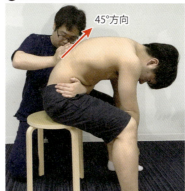
45°方向

ⓒ 脊柱屈曲90°
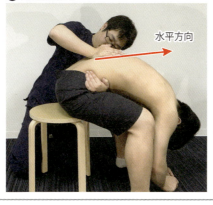
水平方向

図9 ● 不要な痛みを出さずにSNAGSを行うコツ
腰椎に対して常に直角方向に上方滑りを加えたまま前屈をしてもらう．

❸ 伸展制限に対するSNAGS（立位）

【手順】
① 患者に脊柱中間位で立位になってもらう（転倒防止のためにテーブルや椅子などを支えにさせる）．
② セラピストは患者の側方に立ち，利き手の手根部橈側を皮膚のたるみを除去した状態で棘突起（例：L4/5に問題がある場合はL5棘突起）に引っ掛けるように当て，非利き手で骨盤を固定する．
③ セラピストは椎間関節面を意識し，上方滑りを加えたまま（必ず開始肢位に戻る際にも）患者は伸展をゆっくり6〜10回くり返す（図10）．
④ 効果判定を行い，最大3〜5セット実施する．

❹ 伸展制限に対するSNAGS（座位）

【手順】
① 患者に脊柱中間位で座位になってもらう．
② 〜④ は❸立位と同様に行う（図11）．

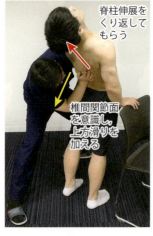

図10 ● 伸展制限に対するSNAGS（立位）
movie ⑰

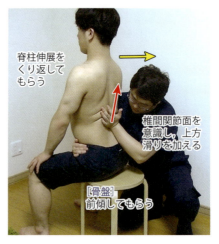

図11 ● 伸展制限に対するSNAGS（座位）
movie ⑱

> **コツ** 伸展制限に対するSNAGS（座位）のコツ
> SNAGSでは患者自身による自動運動を行う必要があるが，純粋な伸展運動を行うと後方に転倒（特に座位時）しそうになる患者もいる．そのような場合，体幹の伸展運動ではなく骨盤前傾運動を指示すると，運動連鎖を用いて腰椎を選択的に伸展させることが可能であり，安全にSNAGSを実施することができる．

筋の伸張性低下に対する具体的介入

1 ストレッチ

　　Movement障害に対する介入では関節の低可動性に対するアプローチだけではなく，筋の伸張性を改善し腰部の可動性を改善させることも重要である．また，慢性腰痛に対するストレッチは他の運動療法と比べて最も疼痛を軽減させるとの報告があり[4]，ストレッチ自体の除痛効果も期待できる．

1) 脊柱起立筋群に対するストレッチ

【手順】
①患者に背臥位になってもらう．
②セラピストは患者の側方に位置し，反対側の肩と膝を支える．
③セラピストは患者の膝を操作し，腰椎を屈曲・回旋させ20秒間ストレッチを行う（図12）．

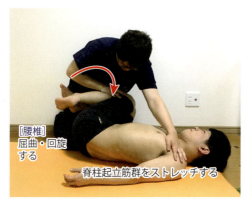

図12● 脊柱起立筋群に対するストレッチ

2 等尺性収縮後弛緩（PIR）

　　等尺性収縮後弛緩（PIR：post isometric relaxation）は伸張させたい筋を3割程度の軽い負荷で3～10秒間等尺性収縮[5]をさせた後，伸張を行う方法である．筋の伸張制限はもちろん，トリガーポイントなど筋自体の痛みに対しても有効である．

1) 屈曲制限に対するPIR

　　ターゲットは脊柱起立筋群である．

【手順】
①患者に座位になってもらう．
②セラピストは患者の後方に立ち，両手で患者の両肩甲骨を固定する．

③セラピストは患者を屈曲方向に押し，患者は息を吸いながら3割程度の力で伸展方向に押し返す（等尺性収縮，図13a）．
④患者は息を吐きながら屈曲し，伸筋群を伸張させながら新たな屈曲可動域へ移行する．これを3回くり返す（図13b，c）．

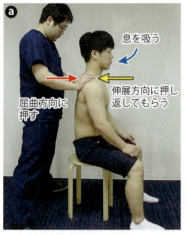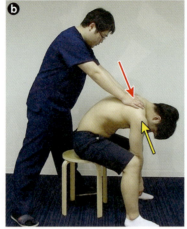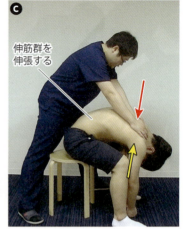

図13 ● 屈曲制限に対するPIR movie⑲

2）伸展制限に対するPIR

ターゲットは腹筋群である．

【手順】
①患者に座位になってもらう．
②セラピストは患者の後方に立ち，両手で患者の両肩前面を固定する．
③セラピストは患者を伸展させるように引き，患者は息を吸いながら3割程度の力で屈曲方向に引き返す（等尺性収縮，図14a）．
④患者は息を吐きながら軽く伸展し屈筋群を伸張させる（図14b）．これを3回くり返す．

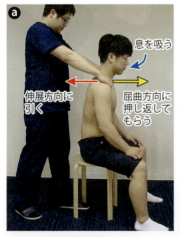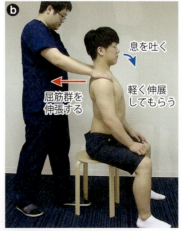

図14 ● 伸展制限に対するPIR movie⑳

3）回旋制限に対するPIR　例）右回旋制限

ターゲットは腹斜筋などである．

【手順】
①患者に座位になってもらう．
②セラピストは患者の後方に立ち，右手は右肩前面，左手は左肩後面を固定する．
③セラピストは患者を右回旋方向に引き，患者は息を吸いながら3割程度の力で左回旋方向に押し返す（等尺性収縮）（図15a）．
④患者は息を吐きながら右回旋し，左回旋筋群を伸張させながら新たな回旋可動域へ移行する．これを3回くり返す（図15b）．

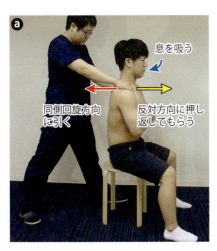
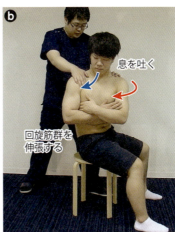

図15● 回旋制限に対するPIR　movie㉑

ホームエクササイズ

　Movement障害はホームエクササイズも重要である．**ホームエクササイズ**を適切に実施してもらうためには，患者教育が特に重要となる．患者の腰痛の原因が関節の硬さなのか？筋の伸張性低下なのか？を分かりやすく伝え，理解してもらうことが重要である．患者自身が形式上ホームエクササイズを行っていても効果が出ない場合も多い．そのような場合，患者の理解不足により正しく行えていない可能性が高く，効果判定を含め来院時（特に初期）には正しくメニューを遂行できているか，回数やセット数が適切かを必ず確認する．改善までに期間を要することが予想される場合には，初回のホームエクササイズ指導時にどれくらいの期間が必要かをあらかじめ伝え，根気強く継続する必要性を説明することが重要である．

1　セルフ椎間関節モビライゼーション

　屈曲制限，伸展制限，側屈制限に対して，各運動に必要な椎間関節の滑りをそれぞれ行う．

1) 屈曲セルフモビライゼーション

【手順】
① 患者に座位になってもらう．
② 患者は体幹を屈曲しながら足首をつかみ，引き寄せるようにし最終域までゆっくり脊柱を屈曲させる（図16）．
③ 10回を1セットとし1日に3セット実施する．

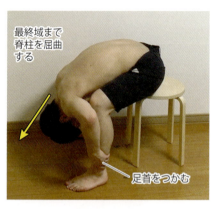

図16 ● 屈曲セルフモビライゼーション

2) 伸展セルフモビライゼーション

【手順】
① 患者に腹臥位になってもらう．
② 両肩の横に手をつき，下肢を軽度外転位とし背部や下肢は完全に脱力する．
③ 患者は上肢の力だけで肘関節伸展を行い，ゆっくり脊柱を完全伸展させる（図17）．
④ 10回を1セットとし1日に3セット実施する．
＊伸展制限が残存する場合には手の下にタオルなどを入れて最終伸展を促す（図18）．

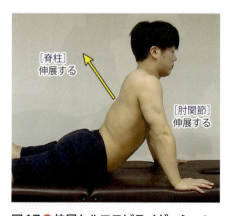

図17 ● 伸展セルフモビライゼーション

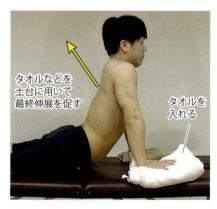

図18 ● 伸展セルフモビライゼーション（完全伸展）

3) 側屈セルフモビライゼーション

【手順】
①患者に立位になってもらう．
②両下肢を軽度外転位とし，骨盤に手を当てる．
③両肩を水平に保ちながら骨盤を左右に水平移動させ，腰椎を側屈させる（図19）．
④10回を1セットとし1日に3セット実施する．

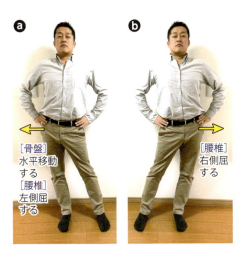

図19●側屈セルフモビライゼーション

4) キャットドッグ

【手順】
①患者に四つ這い位になってもらう．
②上肢（肩関節）と下肢（股関節）がともに体幹と直角になるようにする．
③脊柱を反らせるように全体的に伸展（腰椎前彎）させる（図20a）．
④脊柱を丸めるように全体的に屈曲（腰椎後彎）させる（図20b）．

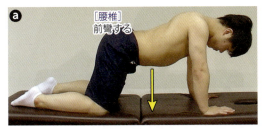

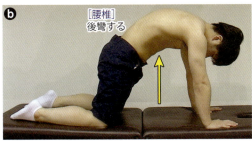

図20●キャットドッグ

2 マリガンコンセプトを用いたセルフモビライゼーション

　一般的な関節モビライゼーションは受動的な治療のためホームエクササイズとして用いることは難しいが，マリガンコンセプトでは自動運動を用いるためホームエクササイズとしても実施することができる．その際は問題のある分節を説明してきちんと理解してもらい，セラピストが行うSNAGS同様にベルトやタオルなどを棘突起に引っ掛けて制限のある自動運動を行う．

1) セルフ屈曲SNAGS（立位）

【手順】
① 患者に脊柱中間位で立位になってもらう．
② 下肢は股関節軽度外転位とし，皮膚のたるみを除去した状態でベルトやタオルを棘突起（例：L4/5に問題がある場合はL4棘突起）に引っ掛けるように当てる（図21a）．
③ 椎間関節面に沿うように，上方滑りを加えたまま（必ず開始肢位に戻る際にも）患者はゆっくり屈曲を6〜10回くり返す（図21b）．
④ 1日に3〜5セット実施する．

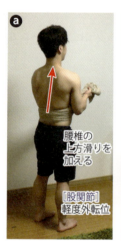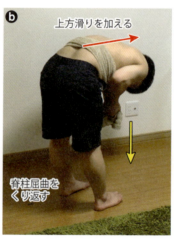

図21 ● セルフ屈曲SNAGS（立位）
movie ㉒

2）セルフ屈曲SNAGS（座位）

【手順】
①患者に脊柱中間位で座位になってもらう．
②〜④は**1）立位**と同様に行う（図22）．

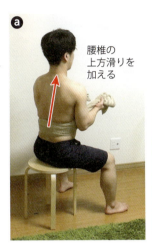
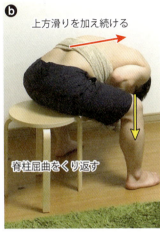

図22●セルフ屈曲SNAGS（座位） movie㉓

3）セルフ伸展SNAGS（立位）

【手順】
①患者に脊柱中間位で立位になってもらう．
②下肢は軽度外転位とし，皮膚のたるみを除去した状態でベルトやタオルを棘突起（例：L4/5に問題がある場合はL5棘突起）に引っ掛けるように当てる（図23a）．
③椎間関節面に沿うように，上方滑りを加えたまま（必ず開始肢位に戻る際にも）患者はゆっくり伸展を6〜10回くり返す（図23b）．
④1日に3〜5セット実施する．

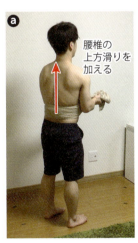
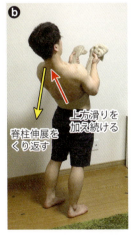

図23●セルフ伸展SNAGS（立位） movie㉔

4) セルフ伸展SNAGS（座位）

【手順】
① 患者に脊柱中間位で座位になってもらう．
② 股関節は外転位とし，皮膚のたるみを除去した状態でベルトやタオルを棘突起（例：L4/5に問題がある場合はL5棘突起）に引っ掛けるように当てる（図24a）．
③〜④は 3) 立位と同様に行う（図24b）．

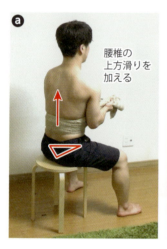
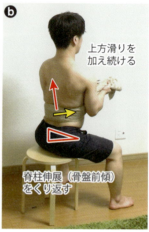

図24 ● セルフ伸展SNAGS（座位） movie㉕

3 セルフストレッチ

代償動作に注意し，対象となる筋の伸張を選択的に行う．セルフストレッチは呼吸を止めず，強い痛みが出ない程度に伸張を行う．職場や外出先でもできるように，さまざまなバリエーションを提案すべきである．

1) 腹筋群セルフストレッチ

各方法で腹筋群の伸張を行う．
[方法]
▶ 腹臥位でパピーポジションとなり20秒間伸張を行う（図25a）．
▶ 背臥位で腰部にタオルやクッションを入れたまま上肢を挙上し20秒間伸張を行う（図25b）．

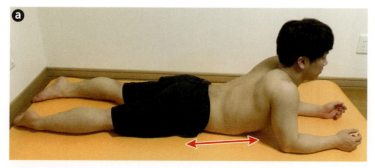

図25 ● 腹筋群ストレッチ
（次ページに続く）

（続き）

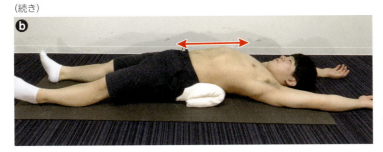

図25● 腹筋群ストレッチ

2) 背筋群セルフストレッチ

各方法で背筋群の伸張を行う．

[方法]
▶ 背臥位で膝を抱えるように腰部を屈曲させ20秒間伸張を行う（図26a）．
▶ 背臥位で下肢を屈曲・回旋させ背筋群に対し20秒間伸張を行う（図26b）．

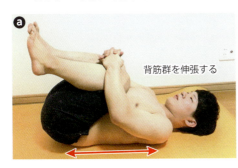 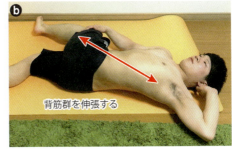

図26● 背筋群ストレッチ

3) 側腹筋群セルフストレッチ

各方法で側腹筋群の伸張を行う．

[方法]
▶ 座位になり上肢挙上位で棒やタオルを把持したまま側屈を行い20秒間伸張を行う（図27a）．
▶ 側臥位で側腹部にタオルやクッションを入れ，上肢外転と下肢伸展により側腹筋群に対し20秒間伸張を行う（図27b）．

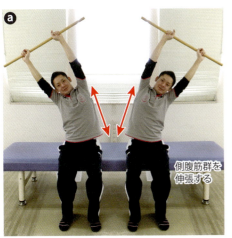 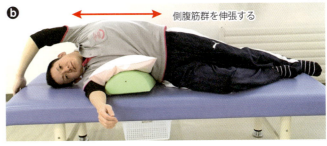

図27● 側腹筋群ストレッチ

■ 文献

1) Donaldson M, et al：A Prescriptively Selected Nonthrust Manipulation Versus a Therapist-Selected Nonthrust Manipulation for Treatment of Individuals With Low Back Pain: A Randomized Clinical Trial. J Orthop Sports Phys Ther, 46：243-250, 2016
2)「メイトランド脊椎マニピュレーション」(Maitland GD, 他/編, 赤坂清和, 他/監訳), エルゼビア・ジャパン, 2008
3)「The Mulligan Concept of Manual Therapy Textbook of Techniques 1st edition」, (Wayne Hing, et al eds), Churchill Livingstone, 2015
4) Hayden JA, et al：Systematic review: strategies for using exercise therapy to improve outcomes in chronic low back pain. Ann Intern Med, 142：776-785, 2005
5) 伊藤俊一, 他：痛みに対する徒手療法――ストレッチング. MB Med Reha, 79：61-67, 2007

第5章 腰痛のClassificationにもとづいた介入

5 中枢性感作由来の腰痛に対する介入

田中克宣, 西上智彦

Point

- 中枢由来の腰痛患者には, 運動療法だけではなく患者教育を併用し, 段階的に負荷を上げながらアプローチする.

Step 1 痛みに関する患者教育	⋯⋯	● 痛みに対する考え方の是正
Step 2 cognition-targeted トレーニング	⋯⋯	● 目標設定 ● 運動による感覚入力
Step 3 cognition-targeted トレーニング	⋯⋯	● 恐怖の伴う動作への対応 ● 適度なストレスの負荷

段階的に負荷アップ

基本戦略

中枢性感作(central sensitization : **CS**)の要素が強い腰痛患者に対する介入では, 運動療法だけでは不十分で, 患者教育の併用が必須となる. 患者教育で痛みへの考え方を是正した後, 患者自身の腰痛に対する認知へのアプローチを行う (cognition-targeted トレーニング). 患者の訴えを傾聴しながら細かいフィードバックを行い, 患者自身で治療していくというスタンスが重要である. また, 読書療法が有効な場合もある (第5章-6参照).

> **Evidence** 慢性腰痛患者では, 運動療法に神経生理学的な患者教育を組合わせた方が有益![1]
>
> 慢性腰痛患者を, Motor controlやストレッチ, 有酸素運動などの運動療法のみを実施する群と, 運動療法に神経生理学的教育を組合わせた群の2群にランダムに分けて介入した結果, 後者は3カ月後の疼痛強度が運動療法のみの群に比べて有意に減少し, 能力障害や運動恐怖などにも効果を認めた. このことからも, 患者教育として患者自身の痛みの捉え方にも介入することが有効であるといえる.

Step 1：患者教育

1 なぜ患者教育が重要なのか？

　　　CSは下降性の疼痛抑制系や疼痛促進経路の過活動など，脳の機能障害を引き起こして抑制と促進のバランスが崩れるのに加え，脳内での変調された感覚処理を伴う[2]．日常生活での刺激も過敏に感じたりしてしまい，必要な刺激も「悪い刺激」や「悪くする刺激」として捉えてしまう．そのため，過剰に運動に対して恐怖心を抱いたり，過度に腰部を保護しようとしたり，痛みに対するネガティブな思考（破局的思考）が増大してしまう（**第4章-5参照**）．この状態で単に活動量の増加を促しても効果は期待できず，むしろ悪化させてしまう可能性が高い．そのため，まずは患者自身の痛みに対する誤った認識や考え方を是正することが必要となる．

2 心理社会的要因の評価

　　　患者に説明するにあたり，患者自身が現時点で腰痛をどのように捉えているかを知らなければならない．そのため，心理社会的要因を評価する必要がある（詳細は**第4章-5参照**）．
　　　CSの影響の大きい腰痛患者では，通常では痛みを誘発しない動作で痛みを誘発したり，必要以上に動作を回避したりすることがよくみられる．心理社会的要因の評価や問診から，運動恐怖が強いために動けていないのか，不安・抑うつが強いのかなど患者特性を評価して治療の参考にする．

> **memo　なぜ神経生理学的な説明が必要なのか？**
> 誤った知識の是正が1番の目的であるが，「心理的要因」と聞くとネガティブな印象を受ける患者が多く，現在感じている痛みはすべて精神面から来ているものと言われているように誤解されてしまう危険性が高い．そのような誤解が生じると，治療に強い拒否反応を示される可能性がある．特に不安・抑うつが強く，ネガティブな単語に過敏に反応する患者では注意が必要である．患者の反応を見ながら，科学的な根拠から組織損傷がすなわち痛みではないということを理解してもらうことが重要である．

3 CS由来の腰痛に対する患者教育の実際

　　　患者教育は理論的根拠にもとづいて実施されなければならず，セラピスト自身の痛みに対する知識も求められる（**第1章-4参照**）．患者への説明は理解しやすくイラストなどを用いながら説明するとよいだろう．

1) 急性の侵害受容メカニズムとCSプロセスについて

　　　まず基本的な急性の侵害受容メカニズムの説明を行い，それをもとにCSが影響している際

の刺激受容の違い（図1）を説明する．その際に，CSの評価として使用するCSI（central sensitization inventory）[4]，**第4章-3参照**）も用いて，痛み刺激だけでなくさまざまな刺激に過敏であり，閾値以下の刺激でも痛みとして感じてしまう可能性が高いことを説明する．この際，CSIの得点に応じてCS重症度（CS severity level [5]，**第4章-3 表1**）についても言及する．

【急性の侵害受容メカニズムの説明例】

「（図1を見せながら）これは神経を簡単にあらわしたイラストです．神経には，圧迫や熱などの危険な刺激に反応する受容器とよばれるものがあります．この受容器が刺激に反応すると信号が発生し脳へと伝達されます．信号の強さは刺激の強さに比例し，一定の強さを越えると痛みとして感じることになります．例えば，皮膚が負傷したり，高温のお湯に触れたりすると強い信号が送られ，痛みとして感じます．」

【CSが影響している際の刺激受容の説明例】

「このCSIという質問票は，いろいろな刺激に対してどれくらい敏感になっているのかを評価するものです．CSIで高得点であることは，刺激に対して神経が過敏になっている状態を示します．ただこれは神経が損傷しているわけではなく，刺激を脳に伝えるボリュームのツマミが大きい状態になっている状態だと思ってください．

（図1，2を見せながら）つまり，この図のように受けとった情報を大きく伝えている状態になっています．そうなると，（図3を見せながら）普通の刺激でも痛みとして感じてしまいます．そのため，このボリュームを少しずつ小さくしていくために，小さめの刺激から少しずつ慣れていき，正しく情報を伝えられるようにしなければなりません．」

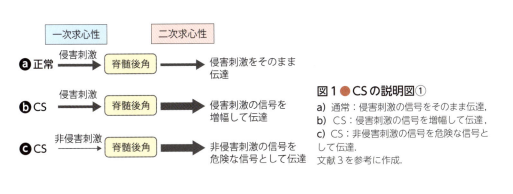

図1 ● CSの説明図①
a) 通常：侵害刺激の信号をそのまま伝達．
b) CS：侵害刺激の信号を増幅して伝達．
c) CS：非侵害刺激の信号を危険な信号として伝達．
文献3を参考に作成．

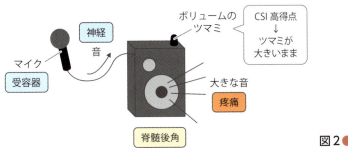

図2 ● CSの説明図②

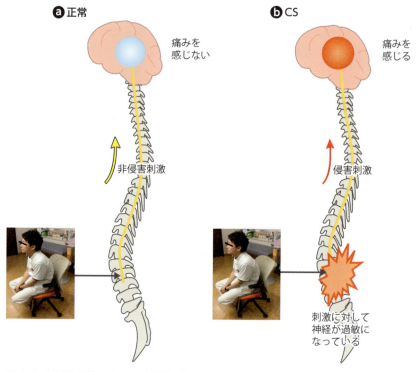

図3 ● 中枢性感作における刺激伝導

2) 運動恐怖の影響の説明

　多くの患者は，1度疼痛を引き起こすと防御的な動作をとる（例えば，疼痛逃避性の姿勢や異常動作パターンなど）．また，慢性腰痛患者では体幹の前屈や伸展など，特定の動作に対して恐怖を感じていることが多い．急性期ではこのような動作が疼痛を誘発していたかもしれないが，慢性期になると多くがすでに安全な動作（疼痛を引き起こさない動作）となっているにもかかわらず恐怖感が残存している場合が多々ある[6]（恐怖回避モデル，**第1章-4**参照）．問題は長期間の疼痛記憶でそのような動作が危険や脅威と結びつくことである．CSの影響が大きい腰痛患者は，"脅威・危険"と感じさせないように運動や刺激に曝露していくことが重要であり，痛みの認知をターゲットとした介入を行う．

Step 2, 3：cognition-targeted トレーニング

　痛みの認知をターゲットとした運動療法はいくつかの原則に準ずる．これらはNijs[7]らが提唱しており，参照してほしい．
- 目標設定
- 運動での感覚への対応
- 恐怖の伴う動作への対応
- ストレスの利用

表1 ● SMARTの原則

specific	measurable	achievable	realistic	time-targeted
明確	測定可能	達成可能	現実的	目標期間

1 目標設定

　目標設定で重要なのは，セラピストが提言しながら，最終的には患者自身が自己決定するということである．この目標設定に応じて運動プログラムを設定する．目標はSMARTの原則で設定する（表1）．

> **memo　なぜ目標の自己決定が推奨されるのか？**
> 患者主体で自身の状態をコントロールすることが重要で，他者に設定された目標よりも自身で設定した目標の方が運動への動機付けや患者自身の治療結果の予期の改善が期待できる．受動的ではなく能動的に治療に参加することが患者の認知の是正には有効である．

2 運動による感覚入力

　基本的には患者が恐怖や不安を感じにくい動作を選択しながら介入する．重要なのは患者の認知をターゲットとすることである．そのため，運動中だけでなく運動後にどのように感じたかを聴取し，また，実施する運動によって痛みが増強する，つらさが増すなど，「運動後にどうなるだろうか」という患者自身が運動前に予想する感覚（運動のイメージ）についても聴取する．

> **【例】**
> **運動前**「今から座った状態で体を前屈する運動を一緒にやろうと思います．これは今の腰にとって危険でいけないことだと思いますか？それとも簡単にできそうですか？（危険だと思うという返答であれば）なぜこの運動が危険だと思うのですか？」
> **運動中**「腰にはどのような感覚がありますか？ 痛みを助長していますか？ 伸びているなという感覚がありますか？」
> **運動後**「実際に動かしてみてどうでしたか？ 実施する前に思っていた感覚と違いはありますか？」

> **コツ　患者の認識を引き出す工夫**
> ・患者の発言があった後すぐに正しい情報を提供して修正するのはNGである．
> ・誤った認識であっても，なぜそのように感じるのかを聞くようにする．
> ・「確かにそうですね」など，共感を示しながら傾聴する．

実際のトレーニングとしては，必要に応じてMotor control練習（**第5章-3参照**）やsensorimotor retraining（感覚運動再教育）[8,9]などを実施する．ここでは具体的な例の1つとして**sensorimotor retraining**を示す．

sensorimotor retrainingはsensory retraining（感覚再教育）とmotor retraining（運動再教育）から構成される．双方とも段階的に難易度をあげていく（**表2**）．

1) sensory retraining

sensory retrainingでは，患者の腰部にシールを貼って任意の番号をマークし刺激を加え，刺激された部位を患者に同定させることからはじめる．シールを貼られた自身の背中の画像を見ながら回答するのが視覚フィードバックありの条件である（**図4**）．その後，プローブで背部

表2● sensorimotor retrainingプログラム

stage	感覚再教育	運動再教育
1	場所の識別	左右の識別
	刺激の場所の特定	Recognize（アプリ）*
	視覚フィードバックあり	背中の左右どちらかの識別
	視覚フィードバックなし	イメージ出現間隔の短縮
2	場所と刺激のタイプ	動作のイメージ
	刺激の場所の特定	手本の動画を用いる
	プローブサイズの特定	小さな範囲の動作
	刺激場所の増加	全可動域の動作
3	筆跡感覚の訓練	ローカル筋群の等尺性収縮
	文字を認識	腹横筋
	大きさを増加	腰部多裂筋
	方向を増加	骨盤底の共同収縮
	書くスピードを増加	運動の分離
4	筆跡感覚の訓練	小さな範囲の動作のフィードバック
	3文字の言葉の識別	鏡を用いた視覚フィードバック
	大きさを増加	体節間の触診（患者自身）
	方向を増加	伸縮性のテープによる触覚フィードバック
	書くスピードを増加	再定位の訓練
	文字を重複させて書く	外的な反応に注意した動き
5	筆跡感覚の訓練	全可動域の動作のフィードバック
	簡単な足し算	鏡を用いた視覚フィードバック
	大きさを増加	体節間の触診（患者自身）
	方向を増加	伸縮性のテープによる触覚フィードバック
	書くスピードを増加	再定位の訓練
	数字の重複を増加	外的な反応に注意した動き

＊Neuro Orthopaedic Institute, 19 North St, Adelaide City West, South Australia 5000, Australia
文献8より引用．

に文字を書きその筆跡を同定させたり，数字を書いて足し算をさせたりして難易度を段階的にあげていく．難易度は文字を書くスピードや大きさ，文字数によっても調整する（表2）．

2) motor retraining

motor retrainingの初段階では，Recognizeなどのアプリを用いるとよい．Recognizeは左右どちらかに屈曲・回旋・屈曲および回旋した画像がランダムに表示され，患者はどちらに屈曲もしくは回旋しているのかをできるだけ早く回答するものである．画像自体も回転や反転されて提示される．次の段階で動画を見て運動のイメージを行ったあと，実際に筋収縮の練習を行う．ここでは，仰臥位にて呼吸を用いながら腹横筋の収縮練習や伏臥位にて多裂筋の収縮練習を実施する（第5章-3参照）．また，ブリッジ動作や座位での骨盤前後傾運動を用いて共同収縮・運動の分離の練習を行う．その後，鏡を用いた視覚フィードバックや伸縮性テープを用いた触覚フィードバックを利用して動作を獲得していく．このように動作の難易度を段階的にあげながら運動の再教育を行う（表2）．

3 恐怖が伴う運動への対応

患者それぞれ恐怖と感じる動作が異なるため，個人個人に合わせたプログラムが必要となる．この段階では，前段階で獲得した動作をADLの動作に当てはめて練習を行う必要があり，恐怖の少ないADL動作から段階的に練習していくべきである．

目標達成に必要な日常生活動作の恐怖階層性の評価としてphotograph series of daily activities（PHODA）[10]を使用する．日常生活のなかで行う複数の運動に関する写真を提示し，その運動がどのくらい身体に有害かを0（全く有害でない）〜100（きわめて有害）の間で，順番に並べさせる．この階層性の評価にもとづき，有害性が低い運動から実施していく．

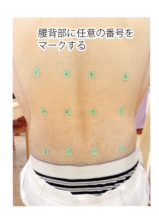
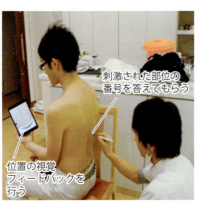

図4 ● sensory retrainingでの刺激場所とタイプの識別課題
プローブの大きさの識別も課題に入れる．

4 適度なストレスの負荷

　患者が避けていた動作であればあるほど，患者にとってストレスのかかる動作となる．ストレスはコルチゾールやアドレナリンの脳内での取り込みを促進し，脳内神経シナプスの長期増強を促進するため運動学習に重要であるが，ストレスの増加はCSを増強させ，恐怖記憶強化を引き起こす可能性もあるため注意する．CSを増強させないストレスになるよう患者の運動時の身体的反応や訴えの表現に注意を向け，バランスをとりながら実施していく．

おわりに

　CSの影響が強い腰痛患者には，段階的にくり返し動作・運動に曝露することで恐怖を軽減させ，再学習と安全な動作獲得をめざす．神経が過敏になっている状態で刺激の感覚入力が行われると，逆に運動恐怖が助長され悪化を招く危険性が高い．運動療法を実施する段階においても，痛みの認知に対する適切なフィードバックを行いながら実施していくことが重要で，セラピスト自身の痛みに対する知識・コミュニケーション能力が求められる．

文献

1) Bodes Pardo G, et al：Pain Neurophysiology Education and Therapeutic Exercise for Patients With Chronic Low Back Pain：A Single-Blind Randomized Controlled Trial. Arch Phys Med Rehabil, 99：338-347, 2018
2) Staud R, et al：Brain activity related to temporal summation of C-fiber evoked pain. Pain, 129：130-142, 2007
3) Nijs J, et al：How to explain central sensitization to patients with 'unexplained' chronic musculoskeletal pain：practice guidelines. Man Ther, 16：413-418, 2011
4) 田中克宜，他：日本語版 Central Sensitization Inventory (CSI) の開発：言語的妥当性を担保した翻訳版の作成．日本運動器疼痛学会誌，9：34-39，2017
5) Neblett R, et al：Establishing Clinically Relevant Severity Levels for the Central Sensitization Inventory. Pain Pract, 17：166-175, 2017
6) Lethem J, et al：Outline of a Fear-Avoidance Model of exaggerated pain perception--I. Behav Res Ther, 21：401-408, 1983
7) Nijs J, et al：A modern neuroscience approach to chronic spinal pain：combining pain neuroscience education with cognition-targeted motor control training. Phys Ther, 94：730-738, 2014
8) Wand BM, et al：Managing chronic nonspecific low back pain with a sensorimotor retraining approach：exploratory multiple-baseline study of 3 participants. Phys Ther, 91：535-546, 2011
9) Wälti P, et al：Short-term effect on pain and function of neurophysiological education and sensorimotor retraining compared to usual physiotherapy in patients with chronic or recurrent non-specific low back pain, a pilot randomized controlled trial. BMC Musculoskelet Disord, 16：83, 2015
10) Leeuw M, et al：Measuring perceived harmfulness of physical activities in patients with chronic low back pain：the Photograph Series of Daily Activities--short electronic version. J Pain, 8：840-849, 2007

第5章 腰痛のClassificationにもとづいた介入

6 心理社会的要因の影響が強い場合の介入

齋藤 雄, 三木貴弘

Point
- 患者自身で疼痛コントロールができるよう, 患者の理解に合わせて適切なアプローチを選択する.

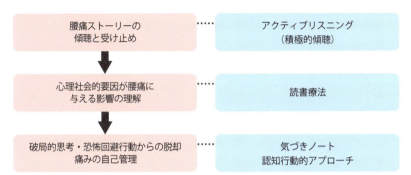

基本戦略

1 患者教育

　心理社会的要因の影響が強い腰痛患者に対する介入の大きなポイントは, 患者自身が「心理社会的要因で腰痛が悪化・遷延する可能性がある」という正しい理解をすること, 破局的思考に陥っている**歪んだ認知の改善**, それに伴う**恐怖回避行動からの脱却**である. そのためには「患者の意識改革」が必須となる. 患者の意識改革のためには, 正しい知識の獲得のための**患者教育**が必要になる. 患者教育の内容については, **第5章-1, 5**を参照してほしい.

　本邦の腰痛診療ガイドライン2012[1]においては,「小冊子などを用いた患者教育は, 腰痛の自己管理に有用である」をGradeA(行うよう強く推奨する, 強い根拠にもとづいている)としており, 同じく「認知行動療法は, 亜急性または慢性腰痛の治療に有用である」もGradeAとなっている. これらのことからも, 心理社会的要因の影響が強い患者に対しての治療の戦略で最も大切になるのは, 患者自身の**気づき・意識改革・自己効力感の獲得**であり, この3点を達成することで, 患者が**痛みの自己管理**ができるようになることを最大の目標とする.

2 腰痛ストーリーの傾聴（アクティブリスニング）

心理社会的要因の影響が大きい患者に対する治療介入の第1段階として，患者が現在もっている**腰痛ストーリー**を傾聴する．これは，文字通り現在の腰痛がどのように発症し，どのくらいの期間患っているのか，どのような治療を今まで行ってきたのかというストーリーを話してもらうことであるが，それに加え「現在の腰痛がある状態をどう感じているか，今日までの腰痛ストーリーに対してどう思っているか」を聴取することが大切である．

腰痛ストーリーを傾聴することは，問診（**第3章-1参照**）で情報を得ることと類似しているが，あくまで**傾聴**することに重きを置く必要があり，例え患者の発言が矛盾していたり誤った知識などが聞かれたとしても，その時点では指摘やアドバイスをすることはせず，常に聞き手に回ることがポイントになる．

このときに重要になるのが**アクティブリスニング**（積極的傾聴）である．アクティブリスニングは，1957年に米国の臨床心理学者であるCarl Rogersが提唱した，相手の言葉を進んで傾聴する姿勢や態度を指す用語であり，ストレスを軽減させ，信頼関係をつくることができるとされている[2]．患者の発言や訴えに対して，「それは大変でしたね」「よくここまで頑張って耐えてきましたね」と共感する姿勢が大切になり，今後のアプローチを円滑に進めるための第1歩となる．

関係性を築き上げていく過程のなかでセラピストと患者が「治す側」と「治してもらう側」の関係になることは避けたい．慢性腰痛の患者は，「早く治してほしい」「誰かがこの痛みを何とかしてくれる」という他者への依存がみられ[3]，自身で痛みを解決していけるだろうかという自己効力感が低下している場合が多いため「治す側」と「治してもらう側」という上下の関係性は患者の自立心や自己効力感を奪い，より治療者に依存させる可能性がある．コミュニケーションを図るなかで，セラピストによる「一緒に治していきましょう」「お手伝いをします」といった，あくまで患者に自立してもらうための**後方支援**という立場が大切になる．

> **Evidence** 治療者の対応が治療成績に影響する
> 治療者が患者に対して積極的な励ましや共感をすることで治療成績に影響があるという報告が古くから存在する．Thomas KB [4] は，ポジティブな対応を受けた患者とネガティブな対応を受けた患者では，ポジティブな対応を受けた患者の方が改善率が高かったとしている．また，Udén A [5] はポジティブな内容の情報を与えることは，脊椎に問題を抱えている患者に対してよい影響をおよぼし，患者はより普段の生活を送ろうとするようになるため，患者に情報を伝えるときは言葉を慎重に選ぶ必要があるとしている．

> **コツ** 患者とのコミュニケーション方法って？
> 患者とコミュニケーションをとる際，「バーバルコミュニケーション」と「ノンバーバルコミュニケーション」の2つが存在する．バーバルコミュニケーションは，言葉を使った「言語的コミュニケーション」を指し，ノンバーバルコミュニケーションは言葉を使用せず，頷きや姿勢，表情などを用いた「非言語的コミュニケーション」を指す．アクティブリスニングはこれら2つの方法を上手く用いて行う必要があり，相手に共感の姿勢を示す場合は，発言に対して大きく頷き，返答する声のトーン・視線・表情・相槌のしかた・患者と位置関係（身体の向き）などにも注意して行うことが大切になる．

3 読書療法

1) 読書療法とは

　心理社会的な影響が強い非特異的腰痛の患者や，自身の腰痛が器質的な問題と信じ込んでいる患者に対して，セラピストが正しい知識を提供し理解してもらうことが最善であるが，臨床ではその時間をつくることは困難な場合が多い．そこで実践しやすいのが**読書療法**である．

　読書療法とは，根拠にもとづく情報が書かれた書物を読み，患者のもつ誤った信念の修正や意識改革を促し，その後の自身での疼痛コントロール・自己効力感の獲得が円滑になる．また，現在各国においても読書療法を推奨する報告が多数ある（Evidence 参照）．

> **Evidence 読書療法の効果**
> 各国で読書療法を推奨する報告がある．
>
> **表1● 読書療法がもたらす影響**
>
> | author | 内容 |
> |---|---|
> | Udermann BEら[6] | 慢性腰痛患者に読書療法を通して患者教育を行うことで，患者の行動を変えることができ，腰痛の軽減，再発頻度の減少，腰痛の消失に有効である |
> | Burton AKら[7] | 恐怖回避行動の信念が強い患者に対して小冊子を用いた患者教育を行ったところ，多くの患者に臨床的な改善がみられた．腰痛に関する正しい情報・アドバイスが患者の信念に臨床的に重要な改善を示した |
> | Cherkin DCら[8] | 理学療法やカイロプラクティックを受けた患者と，小冊子だけの使用で最小限の介入を受けた患者との差は，前者の方がわずかだけよい結果であり，小冊子のみでも前者に近い効果を得られた |
> | Henrotin YE[9] | 正しい情報は，腰痛に対して予防的効果・治療効果をもたらす．さらに治療者からの助言が小冊子の信頼度を高め，患者の誤った信念をシフトさせるのに効果的である |

2) 本の選び方

　現在，日本においても腰痛について医療従事者以外の人でも理解しやすいように書かれている書物が数多く出版されている（memo 参照）．そのなかからどの本を患者に薦めるべきであるかは，エビデンスにもとづく内容になっているか，一般の人が理解しやすい内容になっているかをセラピストが一読し判断する必要がある．

> **memo** **患者教育のための読書療法に推奨される書籍**
>
> 1)「サーノ博士のヒーリング・バックペイン」ジョン・E. サーノ／著，長谷川淳史／監訳，浅田仁子／訳，春秋社，1999
> ⇒ニューヨーク大学医学部教授のジョン・E. サーノ博士による本書の原著である「Healing Back Pain」は**痛みと感情の関係**といった新たな視点で書かれ，全米で数十万人の腰痛患者を救ったといわれている．読書療法の先駆けとなった本の翻訳版である．
>
> 2)「心はなぜ腰痛を選ぶのか」ジョン・E. サーノ／著，長谷川淳史／監訳，浅田仁子／訳，春秋社，2003
> ⇒上記1)の続編．後半はやや専門的な知識を要する箇所もあるが，いわゆる心身症を腰痛などと関連付けて解説している．
>
> 3)「腰痛は〈怒りである〉普及版」長谷川淳史／著，春秋社，2002
> ⇒痛みと不快な感情やストレスとの間に密接な関係があり，怒りや不安などの負の感情から腰痛が生じる原因が一般の人でも理解できるようわかりやすく説明されている．本邦における読書療法の先駆けとなった本である．
>
> 4)「人生を変える幸せの腰痛学校」伊藤かよこ／著，プレジデント社，2016
> ⇒「世界初！読んで治す，腰痛改善のための物語」を謳い，自身の腰痛経験などを通して書かれた1冊．ストレスなどから腰痛が悪化する原因，本邦の腰痛診療ガイドライン2012においてもGradeAとされている「認知行動療法」を用いての腰痛治療を物語形式で解説しており，本を読むのが苦手な方でも読みやすくなっている．
>
> 5)「腰痛放浪記」夏樹静子／著，新潮文庫，2003
> ⇒作家である夏樹静子氏が自身で体験した，3年間にわたる原因不明の激しい腰痛の闘病記．作家の仕事を続けるため激痛に耐えながらあらゆる治療を行っては上手くいかず，破局的思考・恐怖回避行動に陥り，奇跡的な回復を遂げるまでが書かれている．治療者の態度や接し方が，患者に大きな影響を与えることが，この本では浮き彫りになっている．
>
> 6)「腰痛のナゼとナゾ」菊地臣一／著，メディカルトリビューン，2011
> ⇒長年腰痛治療や研究に深く携わってきた医師による，世間で飛び交っている誤った「腰痛の常識」に対してエビデンスとともに解説している1冊．一般の方でも理解しやすいよう簡潔に書かれており，特に腰痛についてテレビやインターネットなどで集めた誤った情報や知識をもつ患者におすすめしたい．
>
> 7)『「腰痛持ち」をやめる本』松平 浩／著，マキノ出版，2013
> ⇒こちらも長年腰痛治療，研究に深く携わってきた医師によって書かれた本である．心理社会的なストレスが腰痛に与える影響について，運動器の機能不全と脳の機能不全の2つの視点から解説しており，エビデンスにもとづく情報が一般の方でもわかりやすく書かれている．

3) 患者へのフィードバック

　　読書療法を通して正しい知識を得られると，患者によっては「まさに自分もこの破局的思考や恐怖回避行動になっていたな」と自身で気づくことができ「これからはネガティブに考えず

に前向きに生活していく必要がある」と自ら破局的思考や恐怖回避行動から脱却していくことができる場合も多くみられる．セラピストはその際，患者の行動に対して「前向きに考えられるようになりましたね」「これからは自分自身で痛みを管理できるように頑張りましょう」などと，患者が自己効力感を得られるような声かけを行うことで，患者は腰痛が生じても不安感をもたず痛みに対峙し，回復へ向かうことが可能となる（**第1章-4 図4**参照）．ただし，患者が自ら破局的思考や恐怖回避行動から脱却する兆候が見受けられたからといってゴール達成とするべきではない．患者によっては，腰痛の原因すべてを「心理社会的な問題」として捉えてしまいがちで，そのことが原因で慢性化・遷延する可能性がある（**第4章-5**参照）．心理社会的な影響の軽減と，機能的な問題に対してのアプローチを並行するためにも，患者の思考や行動をモニタリングし，身体機能に対しての評価は継続する必要がある．

4 認知行動的アプローチ

　読書療法を通して心理社会的要因についての情報を患者が得られたら，自身の陥っている破局的思考や恐怖回避行動からの脱却と痛みの自己管理が次のステップになる．自己効力感の高い患者は，読書療法だけで自ら回復へ向かっていく場合も多く見受けられるが，心理社会的要因が腰痛に影響を与えることは理解できても，自分自身だけでは破局的思考や恐怖回避行動から抜け出せない患者も往々に存在する．そのような患者に対しての介入方法で現在最も有効的とされているのが**認知行動療法**である．腰痛に対する認知行動療法の効果は各国で多くの報告がある[10〜12]．

　認知行動療法とは，従来心理療法として精神科医によって行われていたものである．ヨーロッパの腰痛ガイドラインにおいても，認知行動療法は慢性腰痛に対して効果の期待できる治療法とされており，腰痛患者が，「腰痛があるから何もできない」「腰痛のある自分はダメな人間だ」といった考え方の歪みを認知し，「腰痛があるけどできることがある」「腰痛は人生をダメにする悪い病気ではない」という肯定的な考え方に自ら気づき変わっていく療法である．

---

column

正しい情報だけで腰痛が改善!?

　1997年にオーストラリアのビクトリア州で大規模なマルチメディアキャンペーンが実施された．一般市民に対して，テレビ，ラジオ，新聞，ポスター，看板，『The Back Book』という小冊子などを用いて「腰痛があっても安静にせず日常生活を続け，積極的に運動を行い，仕事を休まず続けよう」といった積極的な広報が行われた．また，医師に対しても「腰痛を過度に医療の対象にしたり，不必要な検査や治療をしたりするのはやめよう」といった主張を大々的に広く訴えかけた．その結果，キャンペーンを実施していないニューサウスウェールズ州と比較したところ，欠勤日数が減少し，労災申請が15％減少，医療費も20％減少し，33億円の経済効果があった．

　このキャンペーンは，Buchbinder[13]らによって報告され，2001年にvolvo賞を受賞したことからも，正しい情報が腰痛患者を減らし，破局的思考や恐怖回避行動に陥っている日々の生活を改めることで，腰痛を改善していくことができると明らかとなった．

1) 気づきノートとは

　この認知行動療法の概念にもとづいたアプローチ法として，臨床の場でも使用できるのが**気づきノート**である．

　気づきノートは，日記形式で記載してもらうが，腰痛だけでなくそれ以外の体調や，腰痛が生じたときの状態・状況，自分が考える発生した要因，そのときの気持ちや考えなど，気づいたことやそのときの思考と行動を自由に記載してもらう．これは，認知行動療法の「人間の認知は，状況や出来事によって決まるのではなく，それらをどのように解釈するかによって決まる」といった考えにもとづいている．その書かれた内容を通し，破局的な思考や恐怖回避行動に陥っている点，認知の歪み（**第4章-5 表4**参照）をもっている点をセラピストと一緒に確認し，**メタ認知**を促し自身が心理社会的な影響で悪化させてしまっている可能性がある点に気づいてもらう（memo参照）．また，その点に対して「どのような思考・認知過程をふみ，行動すればよいのか」を患者とセラピストが一緒に1つ1つ考え，自己効力感を高められるよう患者の選択した思考・行動・認知の方法を具体的に修正していく．このときも一方通行のアドバイスではなく，患者自身に考えさせる必要があり，あくまで「自分で管理していく」という姿勢が大切である．

> **memo　メタ認知とは？**
> 1976年にアメリカの心理学者であるFravellによって提唱された用語である．「**認知過程に関する自分の知識を指す**」としており，自身の認知活動（感情や思考，記憶など）を第三者的に捉え，自分自身の認知した過程をもう一人の自分が客観的に観察しコントロールすることを意味する．このメタ認知能力は，客観的に自身の認知過程をモニタリングすることでそれまでに至った経緯を認識・吟味することができ，その結果さまざまな認知活動を自身で制御できることが可能になる．
> 破局的思考・恐怖回避行動に陥っている患者においても，このメタ認知を促し，自身が陥っている思考や行動を自己モニタリングさせることで「気づき」を促すことが腰痛の改善への近道といえるだろう．

2) 気づきノートによる認知行動的アプローチ（表2, 3）

■1 気づきノートの記入法

①**状況・状態，自分の思い・考え，合理的な思考・すべき行動**の3つに分け，腰痛が生じたときのことを書き示してもらう（**表2**）．

表2 ● 記入すべき内容

	状況・状態	自分の思い・考え	合理的な思考・すべき行動
記入すること	・痛みの部分や質 ・何をしているときに起きたか ・時間帯 ・腰痛以外に身体に起きた不調（耳鳴り，めまいなど）はないか	・腰痛が生じたときどのような気分であったか ・何が原因で腰痛が生じたと考えるか ・なぜそのような行動をしたのか	・マーキングした箇所に対して，どのように考えれば（行動すれば）よかったか

②「状況・状態」と「自分の思い・考え」に対して，セラピストが「破局的思考，恐怖回避行動，認知の歪み」が見受けられる箇所にマーキングを行う．それぞれ色を変えて行うと患者が理解しやすく，認知の歪みに対しては「認知の歪み10パターン」のどれに属するかまで考えられると「合理的な思考・すべき行動」につなげやすい．また，悪い点だけでなくよい思考や行動などに対してもマーキングする．

③マーキングした箇所に対して，1つずつ患者に「どのように考えれば（行動すれば）よかったか」を一緒に考え，その結果を「合理的な思考・すべき行動」の欄に患者が記載する．また，よかった点に対しては褒めながらフィードバックするとよい．

表3は実際に臨床において筆者が患者と一緒に行った気づきノートをもとにしている．

表3●気づきノートの例

日付	状況・状態	自分の思い・考え	合理的な思考・すべき行動
○月1日	朝起きると腰が痛い．ここ最近雨が続いているからなおさら強くなっている気がする． 今日は久しぶりの休みで買いものに行く予定であったが，雨も降っているし外には出ず家で横になっていた．	昨日仕事で重いものをもったから痛くなったと思う．私は前々から天気が悪いと悪化するのでそういう日はあまり動かず大人しくしていたほうがよい（**結論の飛躍，レッテル貼り**）． これ以上悪化すると困るので，腰を休ませるためにも1日横になっていた．	重いものをもった経験は今までも何度も経験しているが，痛くならないこともあった．ひょっとすると持ち方に問題があったのかもしれないから，正しいもち方を習って練習をしてみる． 天気が原因で活動を制限してしまいがちだが，まだ天気と痛みの関係は科学的に証明されてはいないらしい．天気によってその日の活動を決めつけずに生活をしてみる．動かないで安静にしているのは腰痛によくないらしい．予防のために動かないようにするのはやめて，これからはできる範囲で少しずつ動いてみる．
○月2日	今日は天気がよかったので久しぶりに外に出てジョギングをした． している最中はとても気持ちがよかったが，夕食を食べる頃になると腰が重くなるような感じがした（**結論の飛躍**）． 悪化するのが怖いのでその日はお風呂にゆっくり温まって早めに寝た．温めると少し和らいだ気がした．	運動がよいと聞いたので外に出て歩いてみたが，やはり腰が痛くなってしまった． やはり私の腰は人と違ってかなり弱く，治ったと思っても完全に治るまでは無理をするべきではなかった（**すべき思考**）． 次の日も仕事だしまた痛くなると怖いから早めに寝て腰を休ませた． 温めると少しよくなったが，どうせ気休めにしかなってない気がする（**マイナス思考**）．	ジョギングをしたら腰が痛くなってしまったが，ジョギング自体は行えていた．もし痛くなったのであれば運動をやめるのではなく，距離を短くしてウォーキングにしてみるなどのレベルを下げて行ってみる． 「痛い」と言ったが，言われてみてよく考えたら「痛い」というより「重くなった」という方が正確だった．これからは表現のしかたにも注意してみる． 温めるとよくなったことを気休めと思わずに素直に受け止めてみる．
○月3日	仕事で荷物を運ばなくてはならず，腰が痛いからとも言えずにしかたなく行った． 重い物もあり，途中から腰が痛くなりはじめたが結局全部自分でやった．午後から痛みが強くなった． 友達から来月みんなで旅行に行こうと誘われたが，旅行中に痛みが出るとみんなに迷惑がかかるので断った．	本当はやりたくなかったが断ることもできずやってしまった結果，案の定痛くなった（**結論の飛躍**）． あの荷物運びのせいで痛くなったと思うとイライラしてしかたなかった（**結論の飛躍**）． 友達との旅行も，長時間歩く自信もないし旅行中に酷くなっても困るから断った． 前はよく行っていたが，もう行けないのだろうか．断り続けてると誘われなくなると思った（**レッテル貼り，結論の飛躍**）．	重い荷物を運んだせいで痛くなったと思ってイライラしたが，運んでいるときは痛みがなかったし，できないと思ったけど全部自分で運べていた．もし痛くなるのが怖かったら素直に言って違う人に頼むこともできた． 誘われた旅行を，自信がないだけで断ってしまってしまったが，今の自分の状態を友達に相談して長時間歩かないようにもできたかもしれないし，それを聞いてから判断すればよかった．誘われなくなることが怖くてマイナス思考になっていたが，腰がよくなれば自分から誘うことだってできる．

―：破局的思考　―：恐怖回避行動　―：認知の歪み　―：ポジティブ因子

太字：セラピストの解釈であり，実際には記入しない．

❷「合理的な思考・すべき行動」記入のコツ

　科学的な根拠にもとづく情報を提示して，患者自身に考え言葉にしてもらうことが必要である．また，その際に読書療法で使用した本などを用いて行えると患者はなお理解しやすくなる．注意したいのは，患者に対しての押し付けにならないことである．患者から「そう言われても，頭ではわかっていても怖くてできない」などの発言が聞かれた状況であれば，患者はまだその思考や行動に至るまでになっていないと判断し，その場合は段階をふむ必要がある．

　例えば，「運動をする方がいいとはわかったけど，怖くていきなりウォーキングなんてできない」と訴えがあった場合，セラピストは「そうですね，いきなりは怖いですよね．そうしましたら，近くのコンビニまでの往復であればできそうですか？」とレベルを下げた具体的な提案をしたり，「どのくらいの運動なら安心してできそうですか？」というように患者自身に投げかけ答えてもらったりする．恐怖感や不安感の強い患者に対していきなり高いレベルを提示すると，患者はそれを拒絶し信頼関係の破綻にもつながりかねない．あくまで患者自身が安心して納得できる段階をふんでいくことが大切であり，その段階をクリアできたときにそれを褒めながら喜びを一緒に共有し，同じような手順で次の段階へ進んでいき，成功体験を増やしていく．

　このように段階を追った**成功体験**を築き上げていくことで患者は徐々に自信を獲得し，自分で乗り越えていけたという自己効力感の獲得へとつながっていく．また，それと同時に腰痛の正しい知識をもち合わせることで，歪んだ認知・破局的思考・恐怖回避行動からの脱却，再び腰痛が生じた際にそれらに陥ってしまう可能性を阻止することができる．

おわりに

　非特異的腰痛の改善には，心理社会的要因の影響に関する知識のみでなく，患者のRed flags（第2章-1）や腰痛に対する運動療法（第5章-2～4）などの理解と実施も必要となる．本稿で提示した介入方法は，心理社会的な影響の強い患者に対する介入方法であり，この方法だけですべてが解決することではないことは理解しておくことが大切である．心理社会的な影響を最小限に抑え，運動療法を並行して腰痛の改善に努めていく必要がある．

■ 文献

1）「腰痛診療ガイドライン2012」（日本整形外科学会・日本腰痛学会/監，日本整形外科学会診療ガイドライン委員会・腰痛診療ガイドライン策定委員会/編），pp54-56，南江堂，2012
2）Mathias JM：Active listening lowers stress, builds confidence. OR Manager, 32：14-15, 2016
3）Misterska E, et al：Chronic pain coping styles in patients with herniated lumbar discs and coexisting spondylotic changes treated surgically: Considering clinical pain characteristics, degenerative changes, disability, mood disturbances, and beliefs about pain control. Med Sci Monit, 19：1211-1220, 2013
4）Thomas KB：General practice consultations: is there any point in being positive? Br Med J (Clin Res Ed), 294：1200-1202, 1987
5）Udén A：[Choose the words carefully! Information with a positive content may affect the patients with spinal problems so they dare to live a normal life]. Lakartidningen, 93：3923-3925, 1996
6）Udermann BE, et al：Can a patient educational book change behavior and reduce pain in chronic low back pain patients? Spine J, 4：425-435, 2004
7）Burton AK, et al：Information and advice to patients with back pain can have a positive effect. A randomized controlled trial of a novel educational booklet in primary care. Spine (Phila Pa 1976), 24：2484-2491, 1999

8) Cherkin DC, et al：A comparison of physical therapy, chiropractic manipulation, and provision of an educational booklet for the treatment of patients with low back pain. N Engl J Med, 339：1021-1029, 1998
9) Henrotin YE, et al：Information and low back pain management: a systematic review. Spine（Phila Pa 1976）, 31：E326-E334, 2006
10) Hoffman BM, et al：Meta-analysis of psychological interventions for chronic low back pain. Health Psychol, 26：1-9, 2007
11) Spinhoven P, et al：Catastrophizing and internal pain control as mediators of outcome in the multidisciplinary treatment of chronic low back pain. Eur J Pain, 8：211-219, 2004
12) Linton SJ & Nordin E：A 5-year follow-up evaluation of the health and economic consequences of an early cognitive behavioral intervention for back pain: a randomized, controlled trial. Spine（Phila Pa 1976）, 31：853-858, 2006
13) Buchbinder R, et al：2001 Volvo Award Winner in Clinical Studies: Effects of a media campaign on back pain beliefs and its potential influence on management of low back pain in general practice. Spine（Phila Pa 1976）, 26：2535-2542, 2001

第6章 ケーススタディ

Case 1 長時間の立位で腰痛が生じる症例

三木貴弘

1 症例の基本情報

症例
- （カルテ上の）診断名：腰椎椎間板症
- 年齢：20歳
- 性別：女性
- 職業：大学生
- 医師からの情報：長時間の立位，動いたりすると腰に痛みが出現する．画像所見では特に問題になりそうな部分はなく，保存療法にて経過を見たい．Red flags などの危険な所見はない．

2 評価

1) 現病歴および主観的評価

問診票を参照（図1）．

2) 客観的評価

❶ 神経学的機能低下検査
- SLRテスト：陰性．
- ラセーグ徴候：陰性．

❷ 立位姿勢
- 矢状面：胸椎後彎，腰椎過前彎，骨盤過度に前傾（後彎－前彎姿勢）．
- 前額面：著明な特徴なし．
- 座位姿勢：骨盤後傾位，腰椎後彎位．

❸ 自動運動
- 前屈：可動域制限なし，疼痛なし．
- 後屈：可動域制限なし，疼痛を認める（ズキっとするような痛み，NRS 4〜5/10）．
- 側屈：可動域制限なし，疼痛なし．
- 回旋：可動域制限なし，疼痛なし．

❹ 疼痛誘発テスト
- 棘突起間の圧痛検査：L4/5に疼痛あり．
- 脊柱スプリングテスト：L4/5に疼痛あり．

職業：学生（大学生）．
スポーツ・趣味：高校生まで新体操を習っていた．現在は特にスポーツはしていない．
身体活動レベル：運動習慣は特になし．
ボディーチャート

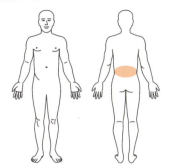

- 背部に局所的なズキっとする痛み．
- 痛みは常にあるわけではなく，ふとしたときに出現する（NRS 6/10）．
- 痺れ・麻痺・下肢放散痛などなし．

現病歴
- 1カ月前に腰痛発症．特に思い当たる受傷機転はないが，高校生のときにも同じ症状が出現したので，親の勧めもあり今回はすぐに病院を受診した．
- X線，MRIでは特別な異常は見つからず（医師情報）．
- 学業が忙しいときは腰が痛む傾向がある気がする．

既往歴（関連するもの，過去の治療を含む）
- 新体操を行っていたときに腰痛出現あり．そのときは投薬治療のみ行い1カ月ほどで症状緩和した．交通外傷やその他の筋骨格系疾患の既往はなし．

症状の傾向

悪化動作・要因	軽減動作・要因
・長時間の立位（2時間以上で痛み増加）．	・寝ているとき．
・腰を反る．	・寄りかかって座っているとき．
・重いものをもち上げたとき．	

24時間での変化
- **朝**：そこまで痛くない．
- **日中**：授業が多い日は1日の終わりに腰痛が悪化する．
- **夜**：疲れているときは，寝ているときもズキズキするような痛みが生じることがある．

機能的制限
- 長時間の立位（2時間以上立ち続けると痛みが増加する）．
- 腰を反る（疼痛が出現する）．

一般的健康状態
- 心疾患，内部疾患などの既往歴はなし．

服薬（その効果）：なし．
画像所見（日付/病態所見）：異常なし（今回の診察にて）．
Red flags：骨折，腫瘍などを疑わせる情報なし．
体重の変化：変わりなし．
癌の既往歴：なし．
脊髄・馬尾症候群（膀胱直腸障害）：なし．
心理社会的要因
- **ストレス**：あまり感じていない．
- **睡眠**：毎日8～9時間程度寝ているが，学業が忙しいときは少ないときもある．
- **不安**：特になし．「なんとかなるでしょう」と思っている．
- **うつ**：なし．
- **スクリーニング質問紙**（STarT Backスクリーニングツール）：低リスク（総合1/9）．

ゴール・期待：これから先痛みが出現しないようにしたい．
信念・考え（belief）：新体操をしていたときも痛みが出ていたが自然と治ったので，今回もそこまで深刻に考えていない．ただ痛いのは嫌なので，この機会に治したい．

図1 ● 問診票

5 他動運動テスト
- L4/5に過剰運動性を認める．

6 筋機能検査
- 腹横筋：機能不全を認める．
- 多裂筋：機能不全を認める．

7 運動制御検査（Motor controlテスト）
- 立位での股関節屈曲：正常．
- 立位での骨盤傾斜：骨盤単独での傾斜が不可能（骨盤を前傾させようとすると腰椎過伸展および疼痛が出現）．
- 片脚立位：正常．
- 端座位での膝伸展：正常．
- 四つ這い位での骨盤前後移動：骨盤前方移動の際に，腰痛の過剰な伸展動作が認められ，疼痛も出現する．開始肢位の四つ這い位の姿勢が腰椎伸展位，骨盤過前傾位となっている．
- 腹臥位での膝屈曲：膝屈曲直後より腰椎の過剰な伸展動作が認められ，疼痛も出現する．

8 骨盤の疼痛誘発テスト
- 5つすべてにおいて陰性（distractionテスト，posterior thrustテスト，pelvic torsionテスト，compressionテスト，sacral thrustテスト）．

9 心理的要因および中枢性感作の質問用紙
- 不安感とうつ傾向の検査（**HADS**）：うつ 0/21，不安感 3/21
- 運動恐怖感の検査（**TSK**）：5/68
- 疼痛の破局的思考の検査（**PCS**）：10/52
- 中枢性感作の検査（**CSI**）：12/100

3 腰痛のClassification

図2より，本症例は以下のように分類することができる．

- ▶非特異的腰痛
- ▶分類：Motor control 障害（伸展パターン，L4/5）
- ▶心理社会的要因の影響：最小限

4 介入方針

Motor control障害への介入（**第5章-3**）を参照．

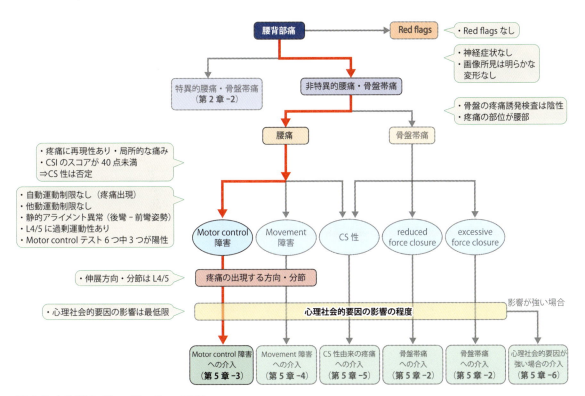

図2 ● 本症例の Classification の流れ

第6章 ケーススタディ

Case 2 腰部の動きが硬く，動かすことへの恐怖感が強い症例

三木貴弘

1 症例の基本情報

- （カルテ上の）診断名：L4/5椎間板ヘルニア
- 年齢：55歳
- 性別：男性
- 職業：エンジニア
- 医師からの情報：画像ではL4/5の椎間板にやや膨隆を認めるが，症状とは無関係だと考えている．脊柱の動きが固いので，その部分が気になる．Red flagsなどの危険な所見はない．

2 評価

1）現病歴および主観的評価

問診票を参照（図1）．

2）客観的評価

1 神経学的検査
- SLRテスト：陰性．
- ラセーグ徴候：陰性．

2 姿勢評価
- 立位姿勢
  - ▶矢状面：平背姿勢（flat back）．
  - ▶前額面：著明な特徴なし．

3 自動運動テスト
- 前屈：腰部（L3–5あたり）に疼痛あり，可動域制限を認める．
- 後屈：可動域制限なし，疼痛なし．
- 側屈：可動域制限なし，疼痛なし．
- 回旋：左回旋時に腰部（L3–5あたり）に疼痛あり，両側への回旋時に可動域制限が認められる．

4 疼痛誘発テスト
- 棘突起間の圧痛検査：違和感なし，疼痛なし．

職業：会社員（主にパソコン業務）．
スポーツ・趣味：ジムにてトレーニング．
身体活動レベル：以前は運動をしていたが，腰が痛くなってからは運動習慣は特になし．
ボディーチャート

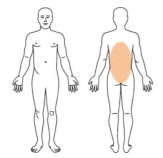

- 両背部に重だるいような痛み．
- 痛みは常にあるわけではないが，朝起きたとき，仕事終わりには NRS 5〜6/10，腰を曲げる際には NRS 6〜7/10．
- 痺れ・麻痺・下肢放散痛などなし．

現病歴
- 数年前に腰痛発症．特に思い当たる受傷機転なし．ある朝起きたときに腰痛に気づくも，そのうち治ると思いそのままにしておくが数カ月経っても軽減せず，近所の整形外科受診．MRI にて右側 L4/5 椎間板ヘルニアと診断される．リハビリオーダーにて腰部マッサージ，コアスタビリティの指導などを受けるも改善せず，数カ月後に通院をやめる．
- ここ数カ月，腰痛の頻度・強度ともに悪化しており，前回とは違った病院（当院）来院．
- 最近腰が痛いせいもあり運動は行っていない．
- 仕事が忙しいときは腰が痛む傾向がある気がする．

既往歴（関連するもの，過去の治療を含む）
- それ以前の腰痛の経験なし．交通外傷やその他の筋骨格系疾患の既往はなし．

症状の傾向

悪化動作・要因
- 職場：長時間の座位（1 時間以上で痛み増加）．
- 腰を曲げる・物をもち上げる．
- 朝起きた直後 30 分ほど．

軽減動作・要因
- 座位から立ち上がり，動き回ると改善するが，また仕事に戻ると痛みが戻る．
- ホットパックにより一時的に軽快する．

24 時間での変化
- 朝：起きた直後がとても痛い．
- 日中：仕事の日は 1 日の終わりに腰痛が悪化する．
- 夜：疲れているときは寝ているときもズキズキするような痛みが生じることがある．

機能的制限
- 長時間の座位（30 分以上座ると痛み増加）．
- 腰を曲げる，物をもち上げる．

一般的健康状態
- ここ 1 年で 15 kg の体重増加あり．通勤以外にはあまり外に出ることも少ない．
- ジムをやめたことで，食生活が乱れている気がする．
- その他心疾患，内部疾患などの既往歴はなし．

服薬（その効果）：痛みがひどいときにはロキソニン®を使用するが，普段は使わない．
画像所見（日付/病態所見）：1 年前に MRI にて軽度の L4/5 の椎間板ヘルニアと診断されたが，今回の診断にてヘルニアは非常に軽度であり，今回の腰痛に影響がある可能性は低い（医師情報）．
Red flags：骨折，腫瘍などを疑わせる情報なし．
体重の変化：1 年で 15 kg の体重増加（ジムをやめて身体的不活動によるもの）．
癌の既往歴：なし．
脊髄・馬尾症候群（膀胱直腸障害）：なし．
心理社会的要因
- ストレス：あまり感じていない．
- 睡眠：毎日 7 時間程度寝ているが，たまに 4 時間程度のときもある．
- 不安：このままよくならないのではという不安があるが，病院に来たので治ると思っている．
- うつ：気持ちが落ち込むことはあるが，それが自分の痛みに関連しているとは思わない．
- 運動恐怖感：痛くなりそうで動くことが怖い．最近は運動もしていないし，動きたくない．
- スクリーニング質問紙（STarT Back スクリーニングツール）：中リスク（総合 5/9）．

ゴール・期待：痛みを改善させるために必要なことを知りたい．痛みなく仕事をしたり日常を過ごしたい．
信念・考え（belief）：椎間板ヘルニアからきている痛みが腰痛を引き起こしていると考えている．以前マッサージやコアスタビリティを行ったが痛みがまだあるので，手術が必要なのかもしれない．できればそれは避けたいが，もし治らないのであればそれも必要かもしれない．

図 1 ● 問診票

- 脊柱スプリングテスト：L3/4，L4/5に違和感あり，わずかな疼痛あり．

5 他動運動テスト
- L3/4，L4/5に過小運動性を認め，また検査の最中にうまく力を抜くことができない．

6 筋機能検査
- 腹横筋：機能不全を認める．
- 多裂筋：検査時に脊柱起立筋群に過剰な収縮を認め，正確な検査ができない．

7 運動制御検査（Motor controlテスト）
- 立位での股関節屈曲：正常だが，脊柱起立筋群の過緊張を認める．
- 立位での骨盤傾斜：正常．
- 片脚立位：正常．
- 端座位での膝伸展：正常．
- 四つ這い位での骨盤前後移動：正常だが，脊柱起立筋群の過緊張を認め，疼痛が出現する．
- 腹臥位での膝屈曲：正常．

8 骨盤の疼痛誘発テスト
- 5つすべてにおいて陰性（distractionテスト，posterior thrustテスト，pelvic torsionテスト，compressionテスト，sacral thrustテスト）．

9 心理的要因および中枢性感作の質問用紙
- 不安感とうつ傾向の検査（HADS）：うつ 2/21，不安感 11/21
- 運動恐怖感の検査（TSK）：50/68
- 疼痛の破局的思考の検査（PCS）：25/52
- 中枢性感作の検査（CSI）：22/100

3 腰痛のClassification

図2より，本症例は以下のように分類することができる．

▶ 非特異的腰痛
▶ 分類：Movement障害（屈曲パターン，L3-5）
▶ 心理社会的要因の影響：運動恐怖感が強い

4 介入方針

運動恐怖感が強いことに留意しながら，Movement障害に対する介入（**第5章-4**を参照）に準じて実施する．

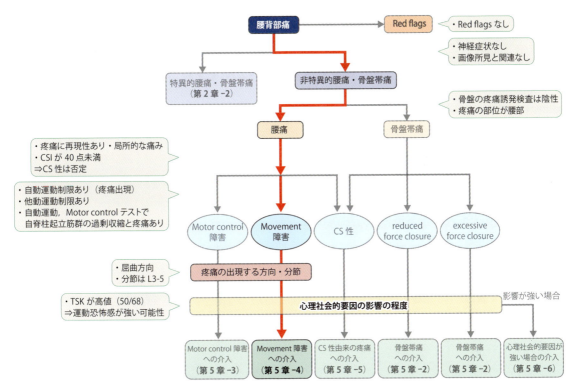

図2 ● 本症例のClassificationの流れ

第6章 ケーススタディ

Case 3 妊娠・出産後に腰背部に疼痛が出現した症例

三木貴弘

1 症例の基本情報

- **（カルテ上の）診断名**：腰椎椎間板症
- **年齢**：34歳
- **性別**：女性
- **職業**：無職（主婦）
- **医師からの情報**：画像所見では特に問題になりそうな部分はなく，保存療法にて経過を見たい．Red flagsなどの危険な所見はない．

2 評価

1）現病歴および主観的評価

問診票を参照（図1）．

2）客観的評価

❶ 神経学的検査
- **SLRテスト**：陰性．
- **ラセーグ徴候**：陰性．

❷ 姿勢評価
- 立位姿勢
  - ▶ **矢状面**：後彎-平坦姿勢（sway back）．
  - ▶ **前額面**：著明な特徴なし．
- **座位姿勢**：骨盤前傾位，胸椎および腰椎伸展（過前彎）位．

❸ 触診・視診
- 脊柱起立筋群，腹直筋の過剰な収縮を認める．

❹ 自動運動
- **前屈**：可動域制限なし，疼痛を認める（ズキっとするような痛み，NRS 7/10，右側仙腸関節部）．
- **後屈**：可動域制限なし，疼痛なし．
- **側屈**：可動域制限なし，疼痛なし．

職業：無職（主婦）．
スポーツ・趣味：特にスポーツ歴はなし．
身体活動レベル：運動習慣は特になし．
ボディーチャート

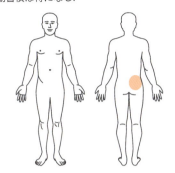

- 腰部から臀部にかけて局所的なずきっとする痛み（右側のみ）．
- 痛みは常にあるわけではなく，ふとした動作の際に出現する（NRS 7/10）．
- 痺れ・麻痺・下肢放散痛などなし．

現病歴
- 3カ月前に発症．特に思い当たる受傷機転ないが，先月に第2子を出産した．
- X線，MRIでは特別な異常は見つからず（医師情報）．
- 妊娠後期も痛みはあったが，出産後に特に痛みが強くなった．

既往歴（関連するもの，過去の治療を含む）
- 3年前の第一子出産の際も同じ部位に痛みがあったが，自然と痛みは感じなくなってきたので放っておいた．

症状の傾向

悪化動作・要因
- 子どもを抱っこしながら長時間の立位（30分以上で痛み増加）．
- 床に落ちているものを拾うとき．
- 子どもなどを抱きかかえたとき．

軽減動作・要因
- 寝ているとき．
- 左下肢に荷重して立っているとき．
- 寄りかかって座っているとき．

24時間での変化
- **朝**：日によるが痛みは強くない．
- **日中**：子どもを長い時間抱っこしているときは痛みが強い．
- **夜**：疲れているときは寝ているときもズキズキするような痛みが生じることがある．

機能的制限
- 痛みのため子どもを抱きかかえ続けることが難しい．
- 痛みのため床に落ちているものを拾えない．

一般的健康状態
- 心疾患，内部疾患などの既往歴はなし．

服薬（その効果）：なし．
画像所見（日付/病態所見）：異常なし（今回の診察にて）．
Red flags：骨折，腫瘍などを疑わせる情報なし．
体重の変化：ここ3年程度で20 kg程度増加した．
癌の既往歴：なし．
脊髄・馬尾症候群（膀胱直腸障害）：なし．
心理社会的要因
- **ストレス**：育児によるストレスは感じているかもしれない．
- **睡眠**：あまり眠れていない．2〜3時間おきに授乳のため起きざるえない．
- **運動恐怖感**：特に感じていない．
- **不安**：痛みはあるが，子育てで精一杯であまり考える余裕がない．
- **うつ**：特にあるとは思わない．
- **スクリーニング質問紙**（STarT Backスクリーニングツール）：低リスク（総合 1/9）．

ゴール・期待：痛みが出ないで子育てをしたい．
信念・考え（belief）：出産とこの痛みが関係あるとは思っていない．急激に太ったのが原因かもしれない．痛みがなぜ出ているかわからないので，それを知りたい．

図1 ● 問診票

- 回旋：可動域制限なし，疼痛なし．

5 疼痛誘発テスト
- 棘突起間の圧痛検査：疼痛なし．
- 脊柱スプリングテスト：疼痛なし．

6 他動運動テスト
- 正常．

7 筋機能検査
- 腹横筋：機能不全を認める．
- 多裂筋：機能不全を認める．

8 運動制御検査（Motor controlテスト）
- 立位での股関節屈曲：正常．
- 立位での骨盤傾斜：骨盤単独での傾斜が不可能（骨盤を前傾させようとすると腰椎過伸展および疼痛が出現する）．
- 片脚立位：正常．
- 端座位での膝伸展：正常．
- 四つ這い位での骨盤前後移動：骨盤前方移動の際に，腰椎の過剰な伸展動作を認め，疼痛も出現する．開始肢位の四つ這い位の姿勢が腰椎伸展位，骨盤過前傾位となっている．
- 腹臥位での膝屈曲：正常だが，脊柱起立筋群の過剰な収縮が認められる．疼痛は出現しない．

9 骨盤の疼痛誘発テスト
- 5つ中4つにおいて陽性．
  - ▶ distractionテスト：陽性．
  - ▶ posterior thrustテスト：左は陰性だが右は陽性．
  - ▶ pelvic torsionテスト：左は陰性だが右は陽性．
  - ▶ compressionテスト：左右ともに陰性．
  - ▶ sacral thrustテスト：陽性．

10 ASLRテスト
- 左側：全く難しくなく挙上が可能．疼痛なし．
- 右側：左側に比べ挙上が困難だと感じ，右側仙腸関節部に疼痛が出現．また，行った際に両側外腹斜筋と内腹斜筋の過剰収縮，腰部骨盤帯のねじれが観察できる．仙腸関節への外方からの圧迫にて症状が軽減する．

11 心理的要因および中枢性感作の質問用紙
- 不安感とうつ傾向の検査（HADS）：うつ 6/21，不安感 13/21
- 運動恐怖感の検査（TSK）：10/68
- 疼痛の破局的思考の検査（PCS）：15/52
- 中枢性感作の検査（CSI）：25/100

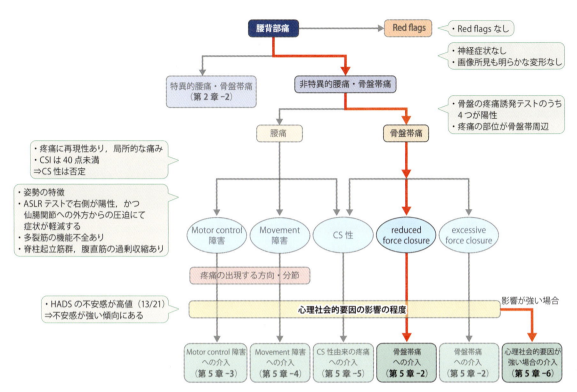

図2 本症例のClassificationの流れ

3 腰痛・骨盤帯痛のClassification

図2より，本症例は以下のように分類することができる．

▶ 非特異的骨盤帯痛
▶ 分類：reduced force closure
▶ 心理社会的要因の影響：不安感が強い

4 介入方針

骨盤帯痛障害への介入（**第5章-2**）と心理社会的要因が強い場合の介入（**第5章-6**）を組み合わせて実施する．

第6章 ケーススタディ

Case 4 痛みへの執着が強く，不安感が強い症例

三木貴弘

1 症例の基本情報

症例
- **（カルテ上の）診断名**：腰椎椎間板症
- **年齢**：35歳
- **性別**：女性
- **職業**：レジ打ち（パートタイム）
- **医師からの情報**：痛みを強く訴えていて，原因が不明．画像所見では問題なく，Red flagsなどの危険な所見は見つかっていない．

2 評価

1) 現病歴および主観的評価

問診票を参照（図1）．

2) 客観的評価

❶ 神経学的検査
- SLRテスト：陰性．
- ラセーグ徴候：陰性．

❷ 姿勢評価
- 立位姿勢
  - ▶**矢状面**：平背姿勢（flat back）．
  - ▶**前額面**：著明な特徴なし．
- 座位姿勢：骨盤後傾位，腰椎後彎位．

❸ 自動運動テスト
- 前屈：腰部全体に疼痛あり，痛みでほぼ曲げることができない．
- 後屈：腰部全体に疼痛あり，痛みでほぼ曲げることができない．
- 側屈：可動域制限なし，疼痛なし．
- 回旋：常にではないが，痛みが出現するときと出現しないときがある．

❹ 疼痛誘発テスト
- 棘突起間の圧痛検査：どの分節でも疼痛が出現する．

職業：レジ打ち（パートタイム）．
スポーツ・趣味：テレビを観ること．
身体活動レベル：運動習慣なし（運動は好きではない）．
ボディーチャート

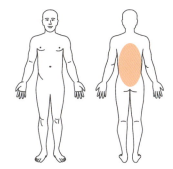

- 両背部に重だるいような痛み．
- 痛みは常にある（NRS 9～10/10）．
- 痺れ・麻痺・下肢放散痛などなし．

現病歴
- 10年前にぎっくり腰にて発症．その後何度か同じ症状を患い，今回も腰痛を発症した．
- いつ痛むのかがわからず，常に痛い気がする．
- 最近は寝ているときも痛む．

既往歴（関連するもの，過去の治療を含む
- 10年前から腰痛を何度も発症．顎関節症，片頭痛にて病院通院中．交通外傷やその他の筋骨格系疾患の既往はなし．

症状の傾向

悪化動作・要因
- 特に決まった動作はない．
- 寝ているとき．
- 朝起きた直後1時間ほど．

軽減動作・要因
- 何か集中しているときは痛みを感じづらい．

24時間での変化
- 朝：起きた直後がとても痛い．
- 日中：痛いときもあるし，痛くないときもある．
- 夜：疲れているときは寝ているときもズキズキするような痛みが生じることがある．

機能的制限
- 長時間の座位（1時間以上座ると痛みが増加する）．
- 腰を曲げる，物をもち上げる．
- 走ったり運動を行うこと．

一般的健康状態
- 睡眠不足．
- 片頭痛と顎関節症にて通院中．
- その他心疾患，内部疾患などの既往歴はなし．

服薬（その効果）：痛みが出るとすぐに投薬にて対処する．常に何かしらの薬は飲んでいる．
画像所見（日付/病態所見）：特に異常な構造的変化は認められない（医師情報）．
Red flags：骨折，腫瘍などを疑わせる情報なし．
体重の変化：10年前より徐々に体重が増えて，20 kgの体重増加．
癌の既往歴：なし．
脊髄・馬尾症候群（膀胱直腸障害）：なし．
心理社会的要因
- ストレス：仕事のことでストレスは常に感じていると思う．
- 睡眠：腰のことが気になり，眠れない．またそれ以外でも痛みがありそれも妨げになっている．
- 不安：このまま一生腰痛とつきあっていくことになると思っている．
- うつ：自分ではあまり感じていないが，気分の浮き沈みは激しいかもしれない．
- 運動恐怖感：どのような動きで痛いかわからないので，怖さはある．
- スクリーニング質問紙（STarT Backスクリーニングツール）：高リスク（総合 8/9）．

ゴール・期待：とにかく痛みをなくしたい．
信念・考え（belief）：何が痛みを引き起こしているのかわからず，不安になっている．痛いのがとにかく嫌だ．

図1 ● 問診票

- 脊柱スプリングテスト：どの分節でも疼痛が出現する．

5 他動運動テスト
- 明らかな過剰・過少運動性は認めない．

6 骨盤の疼痛誘発テスト
- 5つ中1つが陽性．
  - distraction テスト：陰性．
  - posterior thrust テスト：左右ともに陰性．
  - pelvic torsion テスト：左右ともに陰性．
  - compression テスト：左右ともに陽性．
  - sacral thrust テスト：陰性．

7 運動制御検査（Motor control テスト）
- 疼痛が強いため，未実施．

8 筋機能検査
- **腹横筋**：機能不全を認める．
- **多裂筋**：機能不全を認める．

9 心理社会的要因
- 不安感とうつ傾向の検査（HADS）：うつ 10/21，不安感 16/21
- 運動恐怖感の検査（TSK）：35/68
- 疼痛の破局的思考の検査（PCS）：37/52
- 自己効力感の検査（PSEQ-J）：20/60
- 中枢性感作の検査（CSI）：55/100

3 腰痛の Classification

図2, 3より，本症例は以下のように分類することができる．

- 非特異的腰痛
- 分類：CS性の腰痛
- 心理社会的要因の影響：強い（運動恐怖感，疼痛の破局的思考，不安感）

4 介入方針

- CS性腰痛に対する介入（**第5章-5**）と心理社会的要因が強い場合の介入（**第5章-6**）を組み合わせて実施する．

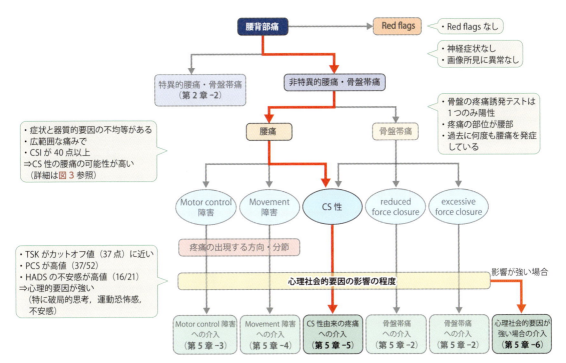

図2 ● 本症例のClassificationの流れ

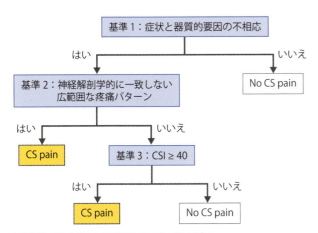

図3 ● CS由来の疼痛識別アルゴリズム

索引

●数字・ギリシャ文字●

24 hours behaviour 65

γニューロン 130

●欧　文●

A・B

active straight leg raise test ... 113
ASLR 113
associative stage 170
autonomous stage 170
back fire effect 72
belief 71
BS-POP 139
BS-POP 簡易質問票 141

C

central sensitivity syndrome
   122
central sensitization 205
central sensitization inventory
   .... 124, 207
CFT 153
Classification 50, 101
closed question 63
cognitive functional therapy
   153
cognitive stage 170
compression テスト 110
counter nutation 29
CROCK 191
CS 205
CSI 124, 207
CSS 122

D〜G

distraction テスト 110
dysfunction 102
excessive force closure
   .... 117, 164
fear-avoidance behaviour 67
fear-avoidance model 33, 145
force closure 109
form closure 108
gaenslen's テスト 110

H〜O

HADS 139, 140
inflare 29
motivational interviewing 72
Motor control 157, 169
Motor control 介入 159
Motor control 障害 101, 128
Motor control テスト 95
motor retraining 210
Movement 障害 101, 187
MRI 検査 44
nutation 29
open question 63
O'Sullivan の分類 102
outflare 29

P

P-A sacrum テスト 110
pain catastrophizing scale 144
pain catastrophizing scale 日本
   語版 144

索 引

pain self-efficacy questionnaire 146
patho-anatomical model 101
PCS 144
PCS日本語版 144
pelvic torsion テスト 110
PHODA 211
photograph series of daily activities 211
PILL 191
PIR 195
posterior pelvic pain テスト 110
posterior shear テスト 110
PSEQ-J 147, 148

Q～S

questionnaire 138
Red flags 36, 68
reduced force closure 115, 158
righting reflex 65, 72
sacral thrust テスト 110
sensorimotor retraining 210
sensory retraining 210
SLR テスト 79
SNAGS（座位）...... 192, 194
SNAGS（立位）...... 192, 194
STarT Back スクリーニングツール 57, 69
symptom behaviour 64

T～Y

Tampa scale for kinesiophobia 145
thigh thrust テスト 110
TSK-J 145, 146
wind up 現象 122
working alliance inventory 152
YAM 46
Yellow flags 56
YLDs 12

● 和 文 ●

あ・い

悪性腫瘍 39
アクティブリスニング 214
アライメント不良 33
アロディニア 122
痛み教育 171
痛みと運動の恐怖条件づけ 33

う

うつ症状 69
うつ病 15
運動学 27
運動機能 15
運動恐怖 206, 208
運動習慣 15
運動制御検査 95

え・お

栄養 15
エラスティックゾーン 128
横隔膜 161
黄色靭帯 19
横突間靭帯 19
横突起 18

か

外側陥凹狭窄	44
回避行動	33
外腹斜筋	21
画像所見	68
家族	35
カップリングモーション	27
過敏性	65
感覚検査	82
間欠跛行	45
寛骨	20
患者教育	151, 171, 213
関節モビライゼーション	187, 188

き

既往歴	64
危険因子	14
喫煙	15
気づきノート	218
ぎっくり腰	32
機能性疼痛	32
機能的制限	67
キャットドッグ	199
急性痛	31
急性腰痛	54
強直性脊椎炎	39
恐怖回避行動	67, 145
恐怖回避モデル	145, 208
胸腰筋膜	25
棘上靱帯	19
棘突起間の圧痛検査	89
棘間靱帯	19
筋機能検査	93
筋力検査	82

く・け

屈曲パターン	135
グレード	188
グローバル筋	174
グローバル筋群	131
血管性間欠跛行	45
現病歴	63

こ

後縦靱帯	19
後仙腸靱帯	20
後彎－前彎姿勢	83
後彎－平坦姿勢	83
ゴール	70
骨間仙腸靱帯	20, 111
骨粗鬆症	46
骨粗鬆症性椎体骨折	46
骨盤	20
骨盤帯	29
骨盤帯痛	107
骨盤ベルト	158, 164
コミュニケーション	152
固有感覚の低下	34
コルセット	60

し

自己記入式質問票	138
自己効力感	146
仕事	35
姿勢評価	82
自然経過	16
自動運動テスト	86
自動サブシステム	129
受動サブシステム	129

索 引

症状の傾向 …………………… 64	ストレス ……………………… 69	仙腸関節 ………………… 20, 30
職業性ストレス簡易調査票 … 143	ストレッチ …………………… 195	仙腸関節下部 ……………… 111
職業性ストレス簡易調査票（B項目） …………………… 142	スランプテスト ……………… 80	全方向パターン …………… 135
触診 ………………………… 111		
自立段階 …………………… 170	**せ**	**た**
侵害受容性疼痛 ……………… 32	生活習慣 …………………… 154	大腰筋 ……………………… 24
侵害受容メカニズム ………… 206	成功体験 …………………… 220	他動運動テスト ……………… 92
神経学的検査 ………………… 79	正中 PA …………………… 189	多裂筋 ……………… 25, 94, 173
神経コントロールシステム … 129	生物医学モデル ……………… 51	短後仙腸靭帯 ……………… 111
神経障害性疼痛 ………… 32, 123	生物心理社会モデル ………… 138	単純X線 …………………… 44
神経性間欠跛行 ……………… 45	生理的前彎 ………………… 84	
信条 ………………………… 71	脊髄症 ……………………… 37	**ち・つ**
身体イメージの異常 ………… 34	脊柱圧迫骨折 ……………… 37	恥骨結合 ……………… 20, 111
身体知覚異常 ………………… 35	脊柱管狭窄症 ……………… 44	遅発性神経麻痺 …………… 46
伸展パターン ……………… 135	脊柱感染 …………………… 37	中枢性感作 …………… 122, 205
信念 ………………………… 71	脊柱起立筋 ………………… 24	中枢性感作症候群 ………… 122
振幅運動 …………………… 188	脊柱スプリングテスト ……… 90	中枢性骨盤帯痛 ……… 114, 158
心理社会的要因 51, 69, 124, 138, 206	セルフストレッチ …………… 202	長後仙腸靭帯 ……………… 111
	セルフモビライゼーション … 200	腸腰靭帯 ……………… 21, 111
す	仙結節靭帯 ………………… 111	椎間関節 …………………… 18
睡眠 …………………… 15, 67	仙骨 ………………………… 20	椎間孔部狭窄 ……………… 44
スコッチテリアの首輪 ……… 47	前縦靭帯 …………………… 19	
	前仙腸靭帯 ………………… 20	

と

動機づけ面接	72
等尺性収縮後弛緩	195
頭側滑り	191
疼痛誘発テスト	89
特異的骨盤帯痛	108
特異的腰痛	13, 42
読書療法	215
徒手療法	158

な行

内腹斜筋	22
乳頭突起	18
ニュートラルゾーン	128
人間工学モデル	51
認知行動的アプローチ	217, 218
認知段階	170
認知の歪み10パターン	143
ノンバーバルコミュニケーション	214

は・ひ

バーバルコミュニケーション	214
破局的思考	33, 143
馬尾症候群	38
反射検査	82
尾骨	20
非特異的腰痛	12, 13, 49
肥満	15
病理解剖学モデル	101

ふ・へ

不安	206
不安感	139
フォローアップ	59
腹横筋	22, 93, 173
腹直筋	21
副突起	18
腹部大動脈瘤	38
服薬	68
並進運動	27
平背姿勢	83
変性すべり症	44
変性側彎症	44
片側PA	190

ほ・ま

膀胱直腸障害	43
ホームエクササイズ	197
補償問題	35
ボディーチャート	63
マネージメント	54, 150
マリガンコンセプト	191
慢性痛	31, 70

め・も

メタ認知	218
問診	62

や・ゆ

夜間時痛	66
有病率	14

よ

腰仙関節	20
腰仙靭帯	21
腰椎	18
腰椎骨盤リズム	29

索引

腰椎椎間板ヘルニア …………… 42
腰椎の回旋運動 …………… 28
腰椎の屈伸運動 …………… 27
腰椎の側屈運動 …………… 28
腰椎分離症 …………… 47
腰椎分離すべり症 …………… 47
腰痛ストーリー …………… 214
腰方形筋 …………… 23

抑うつ …………… 206
抑うつ状態 …………… 139

ら・り

ラセーグテスト …………… 79
ラポール …………… 70
梨状筋 …………… 166

リスクファクター …………… 36

れ・ろ

連合段階 …………… 170
ローカル筋 …………… 172
ローカル筋群 …………… 129, 131
肋骨突起 …………… 18

Profile

◆ 監修

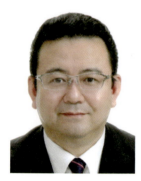

赤坂　清和　Kiyokazu Akasaka

所属：埼玉医科大学保健医療学部理学療法学科 教授
　　　埼玉医科大学大学院理学療法学 教授

経歴：1990年　金沢大学医療技術短期大学部理学療法学科 卒業
　　　1990年　整形外科米澤病院
　　　1993年　米国Wichita State University 卒業
　　　1994年　辰口芳珠記念病院
　　　1995年　緑ヶ丘病院，東北医療福祉専門学校，古川市立病院
　　　2000年　東北大学大学院医学系研究科修了 博士（障害科学）
　　　2000年　埼玉医科大学総合医療センター
　　　2001年　Mulligan Conceptの日本コース通訳・運営を開始
　　　2003年　埼玉医科大学短期大学理学療法学科 講師，准教授
　　　2006年　埼玉医科大学短期大学 教授
　　　2007年　埼玉医科大学保健医療学部理学療法学科 教授
　　　2010年　埼玉医科大学大学院理学療法学 教授

資格：専門理学療法士（運動器），認定理学療法士（運動器），Certified Mulligan Practitioner

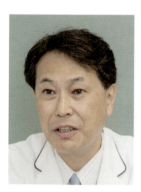

竹林　庸雄　Tsuneo Takebayashi

所属：札幌円山整形外科病院 院長
　　　札幌医科大学 臨床教授

経歴：1989年 3月　札幌医科大学医学部医学科 卒業
　　　1989年 4月　札幌医科大学整形外科学講座 研究生
　　　1998年 9月　米国Wayne州立大学Bioengineering Center 留学
　　　　　　　　　（Post-doctoral fellow）
　　　2002年 4月　札幌医科大学医学部整形外科学講座 助手
　　　2006年 9月　札幌医科大学医学部整形外科学講座 講師
　　　2012年11月　札幌医科大学医学部整形外科学講座 准教授
　　　2016年11月～札幌円山整形外科病院 院長

資格：日本整形外科学会専門医，日本整形外科学会リウマチ認定医
　　　医学博士（札幌医科大学），日本脊椎脊髄病学会評議員・指導医・認定医
　　　日本再生医療認定医

◆ 編集

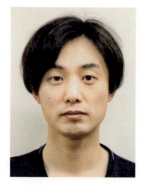

三木　貴弘　Takahiro Miki

所属：札幌円山整形外科病院リハビリテーション科 副主任

経歴：2008年　日本福祉リハビリテーション学院理学療法学科 卒業，人間総合科学大学 卒業
　　　2011年　Curtin University, Department of Health Science, Abbreviated Physiotherapy Course 留学
　　　2017年　北海道大学保健科学院博士課程前期課程 在学中

資格：理学療法士，Mulligan Practitioner, PEDro (Physiotherapy Evidence Database) rater

痛みの理学療法シリーズ

非特異的腰痛のリハビリテーション

2018年11月10日　第1刷発行		
2021年 3月25日　第2刷発行	監　修	赤坂清和，竹林庸雄
	編　集	三木貴弘
	発行人	一戸裕子
	発行所	株式会社　羊　土　社
		〒101-0052
		東京都千代田区神田小川町2-5-1
		TEL　　03（5282）1211
		FAX　　03（5282）1212
ⓒ YODOSHA CO., LTD. 2018		E-mail　eigyo@yodosha.co.jp
Printed in Japan		URL　　www.yodosha.co.jp/
ISBN978-4-7581-0233-9	印刷所	広研印刷株式会社

本書に掲載する著作物の複製権，上映権，譲渡権，公衆送信権（送信可能化権を含む）は（株）羊土社が保有します．
本書を無断で複製する行為（コピー，スキャン，デジタルデータ化など）は，著作権法上での限られた例外（「私的使用のための複製」など）を除き禁じられています．研究活動，診療を含み業務上使用する目的で上記の行為を行うことは大学，病院，企業などにおける内部的な利用であっても，私的使用には該当せず，違法です．また私的使用のためであっても，代行業者等の第三者に依頼して上記の行為を行うことは違法となります．

JCOPY ＜（社）出版者著作権管理機構　委託出版物＞
本書の無断複写は著作権法上での例外を除き禁じられています．複写される場合は，そのつど事前に，（社）出版者著作権管理機構（TEL 03-5244-5088，FAX 03-5244-5089，e-mail：info@jcopy.or.jp）の許諾を得てください．

乱丁，落丁，印刷の不具合はお取り替えいたします．小社までご連絡ください．

羊土社のオススメ書籍

クリニカルリーズニングで運動器の理学療法に強くなる！

相澤純也／監，
中丸宏二，廣幡健二／編

フローチャート・表を多用し，デキるPTの頭の中をビジュアル化！よく出会う症状・現象ごとに，原因を追求して効果を出すための思考プロセスを解説！多角的に仮説を考え，絞り込んでいくスキルが身につく！

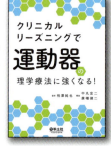

- 定価（本体4,900円＋税）　■ B5判
- 238頁　■ ISBN 978-4-7581-0218-6

クリニカルリーズニングで神経系の理学療法に強くなる！

相澤純也／監，
中村　学，藤野雄次／編

さまざまな要因が絡み合う神経系疾患に，デキるPTはどう立ち向かっているのか？脳がどう障害され，どのようなアプローチが有効かを考えるための思考プロセスを，フローチャートを用いて徹底解説！

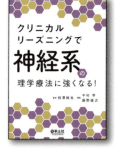

- 定価（本体4,900円＋税）　■ B5判
- 247頁　■ ISBN 978-4-7581-0220-9

クリニカルリーズニングで内部障害の理学療法に強くなる！

相澤純也／監，
田屋雅信，渡邉陽介／編

「栄養状態が悪い」「起こしていいのかわからない」「倦怠感が強い」等のよく出会う症状・現象へのアプローチをフローチャートと表で解説！各種の評価をふまえて多角的に仮説を立て，絞り込んでいく思考法が身につく！

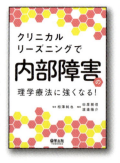

- 定価（本体5,200円＋税）　■ B5判
- 223頁　■ ISBN 978-4-7581-0219-3

解いて納得！身につける理学療法 内部障害の症例検討

エキスパートPTが出会った20症例の問題点と効果的なリハプログラム

玉木　彰／編
森沢知之，宮本俊朗／編集協力

臨床でよく出会う20症例を，エキスパートPTが解説．症例の概略と初期評価から「主要な問題点」と「最適な理学療法プログラム」を考える問題を解くことで，どんな患者さんに対しても適切な介入ができる応用力が身につく！

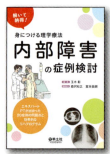

- 定価（本体4,300円＋税）　■ B5判
- 237頁　■ ISBN 978-4-7581-0226-1

発行　羊土社 YODOSHA
〒101-0052　東京都千代田区神田小川町2-5-1　TEL 03(5282)1211　FAX 03(5282)1212
E-mail：eigyo@yodosha.co.jp
URL：www.yodosha.co.jp/

ご注文は最寄りの書店，または小社営業部まで

羊土社のオススメ書籍

PT・OTのための 臨床研究 はじめの一歩

研究デザインから統計解析、ポスター・口述発表のコツまで実体験から教えます

山田 実／編著
土井剛彦, 浅井 剛／著

はじめての研究でも大丈夫！現役研究者の実体験と身近な例から「なにをすべきか」がわかります. 臨床業務と研究両立のコツ, 研究計画書, スライド・ポスター例などの付録も充実. 自分で研究を進める力が身につきます！

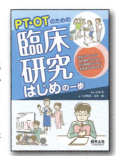

- 定価（本体3,200円＋税）　■ B5判
- 156頁　■ ISBN 978-4-7581-0216-2

リハに役立つ 論文の読み方・とらえ方

赤坂清和／監,
藤本修平, 三木貴弘／編

論文抄読会やステップアップのための自己学習,「論文を読むこと」が目的になっていませんか？論文の構成や統計知識の基本をおさえ, 情報を臨床に活かす能力が身につく！豊富な英単語と例文で英語論文も怖くない！

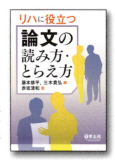

- 定価（本体3,600円＋税）　■ A5判
- 208頁　■ ISBN 978-4-7581-0247-6

PT・OTビジュアルテキスト
局所と全身からアプローチする 運動器の運動療法

小柳磨毅, 中江徳彦, 井上 悟／編

多彩な図表で治療技術を視覚化し,「知っている」から「できる」へ！部位別の構成で, 各部に共通する評価・治療を習得できる. 姿勢や運動連鎖といった全身の視点も解説. 操作技術向上につながる実習課題付き.

- 定価（本体5,000円＋税）　■ B5判
- 342頁　■ ISBN 978-4-7581-0222-3

PT・OTビジュアルテキスト
エビデンスから身につける 物理療法

庄本康治／編

痛みのしくみや関節可動域制限, 運動療法との関連, 適応や効果, 禁忌と注意点がエビデンスからわかる！国試対策に重要なポイントをアンダーラインで明示している他, 治療法をイメージできる25本の動画付き！

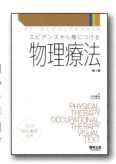

- 定価（本体5,200円＋税）　■ B5判
- 301頁　■ ISBN 978-4-7581-0221-6

発行 羊土社 YODOSHA
〒101-0052　東京都千代田区神田小川町2-5-1　TEL 03(5282)1211　FAX 03(5282)1212
E-mail : eigyo@yodosha.co.jp
URL : www.yodosha.co.jp/

ご注文は最寄りの書店, または小社営業部まで

羊土社のオススメ書籍

痛みの理学療法シリーズ
肩関節痛・頸部痛のリハビリテーション

村木孝行／編，
三木貴弘／編集協力

肩関節・頸部の治療で結果を出したいPTは必読！機能解剖・評価に基づく介入方略を示したうえで，治療手技を1ステップずつ丁寧に解説．難渋する症例，長期的治療が必要な症例にも対応できる力が身につく1冊！

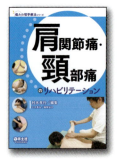

- 定価（本体5,200円＋税）　■ B5判
- 296頁　■ ISBN 978-4-7581-0230-8

リハに役立つ
検査値の読み方・とらえ方

田屋雅信，松田雅弘／編

各検査値の基準値をグラフ化し，異常値の原因・症状が一目でわかるよう工夫しました．リハスタッフが確認すべきこと，リハの中止基準，疾患ごとの検査値を丁寧に解説．case studyもあるので臨床ですぐ活かせる！

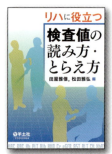

- 定価（本体3,400円＋税）　■ A5判
- 272頁　■ ISBN 978-4-7581-0227-8

リハビリに直結する！
運動器画像の見かた

河村廣幸／編

画像診断ではなく，理学療法のための画像の見かたがわかる入門書！画像の基本的な見かたはもちろん，損傷部位の類推，運動療法の適応・禁忌，リスク管理や予後予測まで，臨床に活かせる考えかたが身につく！

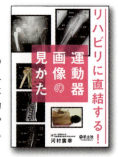

- 定価（本体4,800円＋税）　■ B5判
- 279頁　■ ISBN 978-4-7581-0223-0

メディカルスタッフのための
ひと目で選ぶ統計手法

「目的」と「データの種類」で簡単検索！適した手法が76の事例から見つかる，結果がまとめられる

山田 実／編，
浅井 剛，土井剛彦／編集協力

誰もが悩む「統計手法の選択」を解決！76の研究事例を「目的×データの種類」でマトリックス図に整理．適した手法がたちまち見つかる！その手法を使う理由の他，解析結果の記載例も紹介，学会発表にも役立ちます．

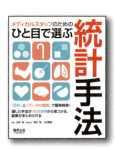

- 定価（本体3,200円＋税）　■ A4変型判
- 173頁　■ ISBN 978-4-7581-0228-5

発行　羊土社 YODOSHA
〒101-0052　東京都千代田区神田小川町2-5-1　TEL 03(5282)1211　FAX 03(5282)1212
E-mail：eigyo@yodosha.co.jp
URL：www.yodosha.co.jp/

ご注文は最寄りの書店，または小社営業部まで